최고의
당뇨병
식사 가이드

약이 되는 당뇨밥상
최고의 **당뇨병** 식사 가이드

펴낸날 초판 1쇄 2011년 8월 20일 | 초판 22쇄 2025년 2월 28일

지은이 세브란스병원 당뇨병센터장 차봉수
세브란스병원 영양팀 김형미 이정민 김혜진
CJ프레시웨이 서희정

펴낸이 임호준
출판 팀장 정영주
편집 김은정 조유진 김경애 박인애
디자인 김지혜 | **마케팅** 길보민 정서진
경영지원 박석호 박정식 유태호 신혜지 최단비 김현빈

기획 윤은숙 | **사진** 조은선·김범경 | **일러스트** 영수
인쇄 도담프린팅

펴낸곳 비타북스 | **발행처** (주)헬스조선 | **출판등록** 제2-4324호 2006년 1월 12일
주소 서울특별시 중구 세종대로 21길 30 | **전화** (02) 724-7664 | **팩스** (02) 722-9339
인스타그램 @vitabooks_official | **포스트** post.naver.com/vita_books | **블로그** blog.naver.com/vita_books

© 세브란스병원·CJ프레시웨이, 2011

이 책은 저작권법에 따라 보호를 받는 저작물이므로 무단 전재와 무단 복제를 금지하며,
이 책 내용의 전부 또는 일부를 이용하려면 반드시 저작권자와 (주)헬스조선의 서면 동의를 받아야 합니다.
책값은 뒤표지에 있습니다. 잘못된 책은 서점에서 바꾸어 드립니다.

ISBN 978-89-93357-60-8   13510

비타북스는 독자 여러분의 책에 대한 아이디어와 원고 투고를 기다리고 있습니다.
책 출간을 원하시는 분은 이메일 vbook@chosun.com으로 간단한 개요와 취지, 연락처 등을 보내주세요.

비타북스는 건강한 몸과 아름다운 삶을 생각하는 (주)헬스조선의 출판 브랜드입니다.

약이 되는 당뇨밥상

최고의 **당뇨병** 식사 가이드

세브란스병원 당뇨병센터장 차봉수 · 세브란스병원 영양팀 · CJ프레시웨이 지음

비타북스

서문

돌이켜보면 '그 많은 질병 중에서 당뇨병을 전공하게 된 것이 참 행운이구나' 하는 생각을 자주 한다. 당뇨병은 내과 전공의를 하면서 알게 되었지만, 시간이 지날수록 나를 더욱더 자극하기 때문이다. 타고난 체질이나 유전자의 영향을 주로 받는 질병이 있는가 하면 생활습관의 문제가 누적되어 비롯된 경우도 있다. 이 대표적인 두 가지 원인을 모두 합한 것이 당뇨병이다. 자기에게 주어진 체질(유전적인 소인)과 생활습관(환경적인 소인)이 맞물려 질병의 예후가 결정되는, 복잡하고도 다양한 모습을 보이는 것이 바로 당뇨병이다. 당뇨병은 올바른 지식과 노력을 통해 개선시킬 수 있는 질병이다. 나아가 더욱 건강해질 수 있는 질병이기도 하다.

일상의 환경 중 식사의 문제만큼 중요하면서도 그만큼 관심이 적은 것도 드물 것이다. 옛말에 '의식동원(醫食同原)'이라 하지 않았던가. 즉, 먹는 것과 건강은 뿌리가 같다는 뜻이다. 혈당이라는 중요한 에너지가 조절이 안 되는 당뇨병은 적절한 식사요법이 치료의 시작이자 가장 기본적인 요소라 할 수 있다. 살면서 잘 먹는다는 것이 얼마나 큰 행복인가. 아마 먹는 즐거움을 빼앗기지 않고는 이해하기 어려울 것이다. 당뇨병 환자들과 헤쳐온 오랜 시간과 사례를 통해 먹는 즐거움을 빼앗긴 분들에게 행복하고 즐거운 밥상을 차려드리고 싶다.

당뇨밥상에서는 일반적인 '맛'을 추구하기가 쉽지 않다고 한다. 하지만 내 몸의 건강을 위한 맛이라야 진정한 맛이라고 할 수 있다. 당뇨가 없는 사람들보다 더 건강한 삶을 보장해주는 식사라면 그 어떤 식사보다 더없이 맛있는 식사일 것이다.

〈최고의 당뇨병 식사 가이드〉의 발간 의도는 어떤 음식과 식사가 진정 건강을 위한 것인지를 제대로 알게 하고자 하는 것이다. 아는 만큼 보인다고 했다. 제대로 알고 실행하는 식생활 습관에서 건강은 지켜지고 회복될 것이다.

이 책이 만들어지기까지 연세 세브란스병원 당뇨병센터 팀원들, 세브란스병원 영양팀, CJ 프레시웨이의 공동 노력이 있었다. 이분들의 노력이 좋은 결과로 이어지기 바란다. 언제부터인가 나는 당뇨병 환자를 사랑하게 되었다. 좀 더 건강할 수 있도록 도와주고자 하는 마음에서 사랑이 비롯된 것 같다. 부족하나마 그동안 '꼭 전달하고 싶었던' 식사관련 이야기가 사랑하는 당뇨병 환자들에게 도움이 되기를 기대해본다.

세브란스병원 당뇨병센터장 차봉수 교수
세브란스병원 영양팀

당뇨병은 암, 뇌혈관질환, 심장질환 등과 더불어 한국인이 앓고 있는 주요 질환 중의 하나다. 전 세계적으로도 당뇨병 환자 수가 30년 만에 두 배 이상 늘어나 약 3억 4천만 명에 이르고 우리나라에도 500만 명에 이른다는 조사결과가 나오기도 했다. 당뇨병 환자는 뇌졸중, 심근경색 등의 위험이 커지고 우울과 불안 성향이 높아지는 경향을 보인다. 따라서 당뇨병 환자와 가족들은 환자의 혈당 조절과 심리적인 측면을 동시에 고려해야 하는 상황이다. 이렇게 전 국민 중 10%가 앓고 있을 정도로 당뇨병은 흔한 질환이 되었지만, 이들을 위한 체계적이고 실질적인 식단 제안서 또한 없었던 것이 현실이다.

건강 전문 미디어 헬스조선과 국내 최고의 의료진을 자랑하는 연세 세브란스병원, 암 치료 식단과 위암 수술 후 식단 등 전문 치료식을 꾸준히 개발해온 CJ프레시웨이 등 3개 기관이 각각의 전문 역량을 결집하여 〈최고의 당뇨병 식사 가이드〉를 발간하게 되었다.

이 책은 '건강한 밥상이 당뇨병 환자에게 최고의 치료'라는 전제하에 당뇨병 환자의 밥상도 얼마든지 푸짐하고 맛있을 수 있다고 제안한다. 당뇨병 식단에 대한 흔한 오해는 무엇인지, 당뇨병 환자들을 위한 올바른 식생활습관뿐만 아니라 어쩔 수 없이 튀긴 음식을 먹어야 할 때와 외식을 하고 싶을 때는 어떻게 해야 안전한지 등, 실질적인 상황을 기반으로 당뇨병 환자의 식생활 전반을 안내한다.

여러 관계자분의 노고로 출간하게 된 〈최고의 당뇨병 식사 가이드〉가 당뇨병과 그 환자들에 대한 이해를 높이고, 특히 당뇨병 환자들에게 올바른 식습관을 제시하는 지침서가 되어 '당뇨병 극복'의 든든한 동반자가 되기를 바란다.

CJ프레시웨이 대표이사 박승환

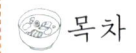 목차

머리말 4

01 당뇨밥상을 새로 차려라

12 당뇨밥상에 대한 오해와 진실
당뇨병엔 꼭 채식밥상이어야 할까? 12
적게 먹으면 혈당이 내려갈까? 14
당뇨밥상은 맛없는 밥상? 16
과일은 충분히 먹어도 괜찮다고? 16

- 당뇨상식 당뇨병은 타고 나기보다 만들어지는 병! 13
- 당뇨상식 당뇨 전 단계부터 혈당관리를 철저히! 14
- 당뇨상식 자가 혈당관리는 공복혈당을 중심으로 15
- 당뇨상식 제1형 당뇨병과 제2형 당뇨병 17

18 체중감량보다 건강을 생각해야 진짜 당뇨밥상
2kg만 줄일 수 있는 밥상이면 충분하다 18
체중과 활동량에 따라 하루 필요 열량은 달라진다 20
불필요한 간식만 줄여도 체중은 준다 21
영양 밸런스가 맞는 밥상이 최고의 당뇨밥상 23

- 당뇨상식 식품 영양성분 표시를 알면 건강과 혈당 모두 안전 22
- 당뇨상식 이왕이면 당지수가 낮은 당질 식품으로 선택하자 24

27 골라 먹는 재미가 있는 밥상이 혈당을 잡는다
식품교환표만 알면 날마다 밥상이 새롭다 27
밥 1공기 = 식빵 3장? 28
열량도, 영양도 나에게 딱 맞는 당뇨밥상 차리기 33

35 당뇨밥상은 먹는 습관도 중요하다
굶거나 폭식은 금물! 규칙적으로 먹는다 35
천천히, 꼭꼭 씹어 먹는다 36
물은 상태에 따라 적절히 마신다 36
술은 가능한 한 마시지 않는다 37

- 당뇨상식 저혈당도 고혈당만큼이나 무섭다 36
- 당뇨상식 당뇨병 3대 증상, 다음(多飮), 다식(多食), 다뇨(多尿) 37

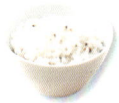
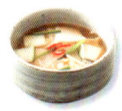
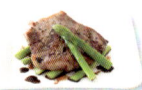

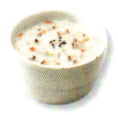
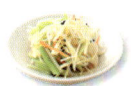

 약이 되는 당뇨밥상

40 맛은 살리고 혈당은 내려주는 조리법

식품 자체의 단맛을 최대한 활용한다 40
설탕이여 안녕! 이제 단맛은 저열량감미료 40
소금을 덜 쓰면서도 간이 맞는 음식 만들기 42
신맛을 이용하여 맛깔나는 요리 만들기 43

당뇨상식 무가당, 무설탕의 함정 41
당뇨상식 올리고당도 설탕과 똑같다 42

44 칼로리별 나만의 식단짜기

나만의 식단 짜기 1,600kcal 47
나만의 식단 짜기 1,400kcal 50
나만의 식단 짜기 1,800kcal 52
나만의 식단 짜기 2,000kcal 54

먹으면서 치료하는 맛있는 당뇨밥상 **아침상**

58 **아침·죽 상차림 1** 버섯소고기죽·쑥갓두부무침·콩나물장조림·나박김치
61 **아침·죽 상차림 2** 녹차죽·돼지고기새우젓조림·무갑장과·연근물김치
64 **아침·죽 상차림 3** 북어죽·근대된장무침·무나물소고기볶음·수삼나박김치
67 **아침·죽 상차림 4** 누룽지·소고기장조림·느타리버섯무침·약선물김치
70 **아침·빵 상차림 1** 잡곡빵토스트·나물햄버거스테이크·팽이버섯샐러드
73 **아침·빵 상차림 2** 프렌치토스트·알로에샐러드
75 **아침·빵 상차림 3** 모닝빵·채소오믈렛·어린잎채소샐러드
78 **아침·한식 상차림 1** 보리밥·들깨미역국·가자미구이·비름나물된장무침·실곤약미나리무침·깍두기
82 **아침·한식 상차림 2** 율무밥·순두부새우젓국·소고기죽순볶음·브로콜리무침·참나물겉절이·열무김치
86 **아침·한식 상차림 3** 수수밥·홍합살무국·닭살깨소스볶음·실파김가루무침·가시선·배추김치

먹으면서 치료하는 맛있는 당뇨밥상 **점심상**

- 92 점심·일품 상차림 1 도토리묵비빔밥·북어콩나물국·한방안심찜·백김치
- 95 점심·일품 상차림 2 청국장덮밥·느타리버섯국·오징어냉채·깍두기
- 98 점심·일품 상차림 3 닭가슴살두부비빔밥·시금치된장국·새우가지조림·배추김치
- 101 점심·면 상차림 1 김치메밀온면·데리야끼 닭다리살구이·오이피클
- 104 점심·면 상차림 2 냉라면·삼색전·밤조림·갓김치
- 107 점심·면 상차림 3 컬리플라워파스타·게살샐러드·오이피클
- 110 점심·한식 상차림 1 마늘흑미밥·임자수탕·도미곤약조림·부추콩가루찜·가지냉채·배추김치
- 114 점심·한식 상차림 2 곤드레나물밥·주꾸미지리·돼지고기통마늘조림·오이양파무침·깍두기
- 118 점심·한식 상차림 3 현미밥·해물된장찌개·닭쌈·중국식 호박굴소스볶음·배추겉절이
- 122 점심·한식 상차림 4 샤브샤브·배추김치

먹으면서 치료하는 맛있는 당뇨밥상 **저녁상**

- 126 저녁·일품 상차림 1 황태비빔국수·곤약뭇국·두부장떡·오이선·수삼나박김치
- 130 저녁·일품 상차림 2 낙지숙회덮밥·미역된장국·소고기캐비지롤·연근물김치
- 133 저녁·일품 상차림 3 콩나물밥·재첩국·조기찜·총각김치
- 136 저녁·일품 상차림 4 너비아니비빔밥·두부브로콜리냉국·모둠 채소숙회·배추김치
- 139 저녁·일품 상차림 5 쌀국수·월남쌈·닭꼬치구이·양파피클
- 142 저녁·한식 상차림 1 기장밥·호박된장국·수육파냉채·모둠 채소스틱 & 버섯쌈장·취나물볶음·배추김치
- 146 저녁·한식 상차림 2 수수밥·미역곤약냉국·동태콩나물찜·모둠 버섯전·우엉잡채·백김치
- 150 저녁·한식 상차림 3 검은콩현미밥·대구탕·깻잎채소말이·고구마순들깨무침·새송이볶음·깍두기
- 154 저녁·한식 상차림 4 팥밥·버섯전골·꼬막찜·애호박전·열무나물무침·총각김치
- 158 저녁·한식 상차림 5 보리밥·콩가루배추된장국·두부고기샌드·죽순새우볶음·치커리무침·오이김치

- 162 Special Page **저염 물김치** 나박김치·수삼나박김치·연근물김치·약선물김치
- 164 Special Page **저염 김치** 배추김치·오이김치
- 166 Special Page **피클** 오이피클·양파피클·무피클·버섯피클·파프리카피클

··· 일러두기 ·························

김치와 피클을 제외한 모든 음식은 1인분 기준이다.
여러 사람이 함께 먹을 때는 사람 수만큼 재료의 양을 늘린다.

03 빠른 치유를 위한 당뇨밥상

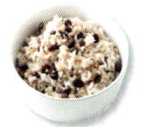

170 **열량은 낮으면서도 양은 푸짐한 조리법**
　　푸짐한 밥상을 책임지는 채소류, 버섯류, 해조류 삼총사 170
　　육류, 손질과 조리만 잘하면 착한 식재료 172
　　기름을 적게 사용할수록 밥상이 푸짐해진다 172
　　맛도 살리고 열량도 낮은 소스 만들기 174

　　　당뇨상식　식이섬유 덩어리 곤약, 열량은 제로 171
　　　당뇨상식　어쩔 수 없이 튀기거나 부쳐야 한다면? 173

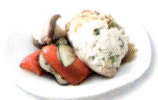

178 **집에서 먹는 것처럼 안전한 외식밥상**
　　안전한 외식밥상의 조건 178
　　외식밥상 추천 베스트 7 179

　　　당뇨상식　정말 자장면이 먹고 싶다면? 180
　　　당뇨상식　명절날 식사 요령 181

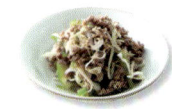

언제 어디서나 건강하게 먹는 도시락

184　도시락 1　사색주먹밥 · 소고기볶음 · 깻잎달걀말이 · 양배추겉절이
188　도시락 2　연어캘리포니아롤 · 닭가슴살샐러드 · 무피클
191　도시락 3　치킨버거 · 두부브로콜리샐러드 · 옥수수구이 · 파프리카피클
194　도시락 4　보리밥 · 두반장돼지고기무침 · 황태포구이 · 채소꼬치 · 배추김치
198　도시락 5　오곡밥 · 동태전 · 모둠 나물볶음 · 총각김치
201　도시락 6　차조밥 · 적어구이 · 소고기연근조림 · 케일겉절이
204　도시락 7　수수밥 · 맥적 · 뱅어포볶음 · 도라지오이무침 · 열무김치

저당지수(Low GI)를 활용한 원 플레이트 요리

210　원 플레이트 요리 1　현미밥 · 닭가슴살두부스테이크와 구운 채소 · 곤약누들샐러드 · 버섯피클
213　원 플레이트 요리 2　대구살비빔밥 · 새우다시마쌈 · 모둠 채소스틱 · 배추김치
216　원 플레이트 요리 3　보리밥 · 안심스테이크 · 무구절판 · 강낭콩샐러드 · 오이피클

220　Special Page　음료 만들기
223　Special Page　간식 · 음료수 · 술의 열량

01
당뇨밥상을 새로 차려라

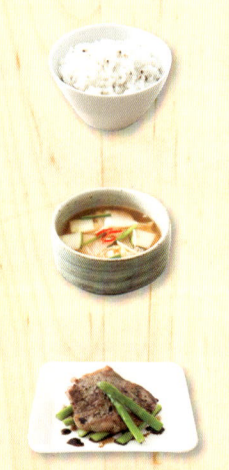

" 지금껏 알려진 당뇨밥상은 지나치게 기준이 까다롭고, 잘못 알려진 부분도 많다.
진정한 당뇨밥상은 먹는 즐거움을 뺏는 밥상이 아니라
혈당 조절은 물론 건강을 되찾을 수 있는 행복한 밥상이다. "

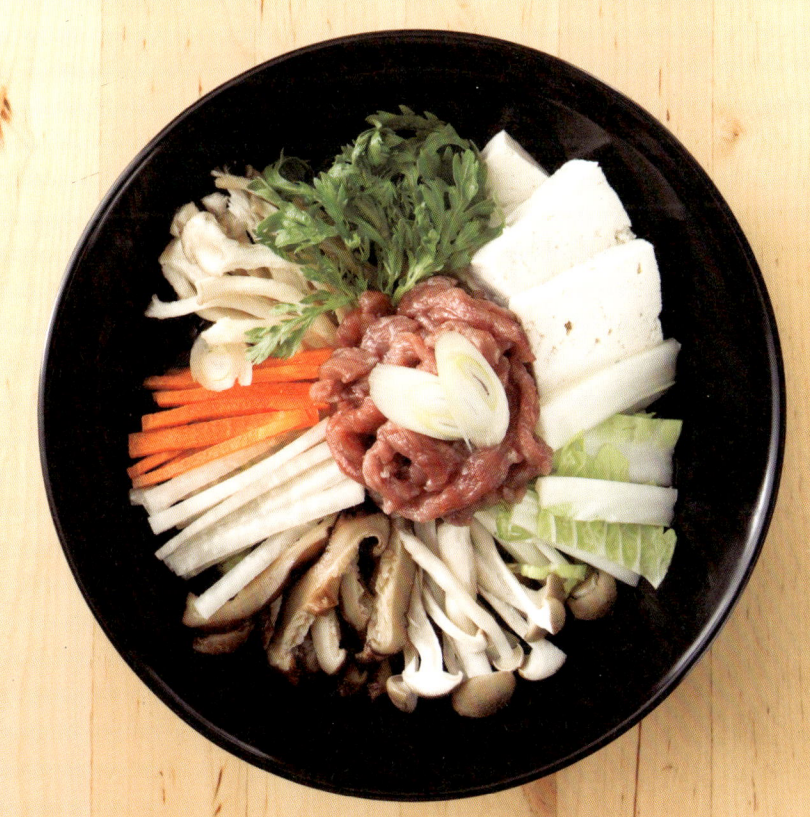

당뇨밥상에 대한 오해와 진실

당뇨병 진단을 받으면 대부분 풀이 죽는다. 단 음료수, 단 빵류, 사탕, 갈비, 삼겹살, 치킨, 피자 등 입에 착착 달라붙는 맛있는 음식들은 혈당을 올리는 주범이라 멀리해야 하고, 심지어 밥조차도 먹고 싶은 만큼 양껏 먹어서도 안 되기 때문이다. 정말 혈당을 관리하려면 이제껏 먹어왔던 맛있는 밥상과 이별해야 하는 것일까? 지금껏 알려진 당뇨밥상은 지나치게 기준이 까다롭고, 잘못된 부분도 많다. 진정한 당뇨밥상은 먹는 즐거움을 뺏는 밥상이 아니라 혈당 걱정 없이 맛있게 먹을 수 있는 행복한 밥상이다. 당뇨밥상을 제대로 이해하면 얼마든지 맛있고 행복한 밥상을 매일 마주할 수 있다.

당뇨병엔 꼭 채식밥상이어야 할까?

최근 각종 방송 매체와 기사를 통해 현미밥과 채식으로만 비만이나 각종 성인병을 고쳤다는 사람들에 대한 보도가 심심치 않게 들려오고 있다. 생활습관병인 당뇨병에 걸리게 되면 많은 사람들이 일단 밥상을 채식으로 바꿔야겠다고 결심을 한다.

고기에 들어 있는 동물성 지방은 당뇨병을 비롯한 각종 성인병의 원인인 비만을 불러오는 주범임은 확실하다. 그렇지만 동물성 지방을 피하자고 고기를 아예 먹지 않는다면 건강에 더 큰 문제가 생길 수 있다.

우리 몸에 꼭 필요한 필수아미노산은 고기에 풍부 | 음식물을 소화시키고 생명을 유지하는 데 가장 중요한 역할을 하는 각종 효소와 많은 세포들이 단백질 성분으로 구성된다. 단백질을 합성하는 데 없어서는 안 되는 '필수아미노산'은 반드시 음식물을 통해서만 공급된다. 게다가 저장기간이 24시간 정도밖에 되지 않아 하루라도 음식으로부터 필수아미노산이 공급되지 않으면 신체 기능상 문제가 생길 수 있다. 우리 몸을 이루는 재료가 부족하여 효소와 세포들이 만들어지지 않으므로 면역력 저하 등 신체 기능상 문제가 생기는 것이다.

이처럼 우리 몸에 꼭 필요한 '필수아미노산'은 생선, 달걀, 유제품에도 있지만 고기만큼 질 좋은 아미노산이 풍부하게 들어 있는 음식은 드물다. 그러니 무조건 기름기가 걱정된다고 고기를 입에 대지 않는다면 혈당을 잡으려다 오히려 건강을 해칠 수 있음을 알아두자.

단백질은 풍부하면서 지방이 적은 고기가 안전 | 아무 고기나 마음껏 먹어도 괜찮을까? 고기는 종

구분	고기 종류	단백질(g)	지방(g)
저지방	닭고기(껍질, 기름 제거 살코기) 돼지고기(기름기 전혀 없는 살코기) 소고기(사태, 홍두깨 등), 오리고기, 칠면조	8	2
중지방	돼지고기(안심), 소고기(등심, 안심), 소고기(양지)	8	5
고지방	개고기, 돼지갈비, 돼지족, 돼지머리, 삼겹살, 소꼬리	8	8

고기 40g을 기준으로 했을 때 고기 종류별 단백질과 지방 함유량

류에 따라 단백질과 지방 함량이 다르다(표 참조). 표를 보면 고기 부위별, 종류별로 단백질 함유량은 별 차이가 없지만, 지방 함유량은 큰 차이가 있는 것을 알 수 있다. 지방 함유량이 많다는 것은 그만큼 열량이 높다는 것을 의미한다. 기름기가 거의 없게 껍질을 제거한 닭고기 40g의 열량은 약 50kcal인데, 지방이 많은 갈비는 똑같은 양이라도 열량은 약 100kcal에 달한다.

어떤 고기를 먹어야 하는지 답은 나왔다. 지방이 적게 함유된 고기, 혹은 같은 고기라도 지방이 적은 부위를 먹어야 한다. 껍질을 벗긴 닭고기, 닭가슴살, 순 살코기 모두 지방이 적으므로 안심하고 먹어도 좋다.

고기 섭취량은 연령에 따라 조금씩 차이가 있는데, 65세 이상을 기준으로 했을 때 하루에 순 살코기로 100~200g 정도 먹으면 적당하다. 매일 순 살코기만으로 단백질을 섭취하기보다는 두부, 생선, 달걀, 콩 등과 같이 다양한 식품을 함께 섭취하는 것이 건강에 더 유리하다.

당뇨병은 타고 나기보다 만들어지는 병!

당뇨상식

포도당을 세포 속으로 운반해주는 인슐린은 췌장에서 만들어진다. 췌장이 적절한 양의 인슐린을 생산하지 못하거나, 인슐린이 충분하게 생산된다 해도 제 기능을 발휘하지 못하게 되면, 포도당이 세포 속으로 들어가지 못해 혈액 속에 포도당이 과도하게 많아진다. 이런 상태가 바로 '당뇨병'이다.

당뇨병은 유전적인 요인에 의해 생기는 경우도 있지만, 대부분 잘못된 식습관과 생활습관 때문에 생긴다. 우리나라는 약 20여 년 전부터 당뇨병 환자가 급속도로 증가하는 추세인데, 이는 경제성장과 함께 식습관과 생활습관이 변한 것과 밀접한 관련이 있다. 산업발전과 식품산업의 발전으로 채소와 발효식품, 잡곡밥 중심의 소박했던 밥상이 기름지고 열량이 높은 음식들과 인스턴트 식품 중심의 밥상으로 변했다. 게다가 자동차와 가전제품이 발달하면서 운동량이 대폭 줄었다. 섭취하는 열량은 크게 늘었는데 운동량이 줄어드니, 남는 열량이 많아질 수밖에 없다.

음식을 많이 먹으면 우리 몸에 과하게 포도당이 흡수되고, 흡수된 포도당을 처리하기 위해 인슐린이 그만큼 바빠진다. 췌장은 인슐린을 생산하느라 지치게 되고, 점점 포도당 처리능력을 잃게 된다. 이처럼 당뇨병은 식습관과 생활습관의 영향을 많이 받는다. 당뇨병을 관리할 때 식사요법과 생활요법을 강조하는 것도 다 이런 이유 때문이다.

당뇨 전 단계부터 혈당관리를 철저히!

혈당이 정상 혈당보다는 높지만 당뇨병 진단 기준에는 미치지 못하는 경우가 있다. 정상 혈당은 공복혈당이 70~99mg/dl, 식후 2시간 혈당이 140mg/dl 미만이어야 한다. 공복혈당이 126mg/dl 이상, 식후 2시간 혈당이 200mg/dl 이상이면 당뇨병이라 진단할 수 있다. 공복혈당은 말 그대로 공복 상태의 혈당을 의미한다. 공복혈당은 밤사이, 적어도 8시간 동안 금식한 후 측정해야 정확하므로 보통 아침에 일어나 식사하기 전에 잰다. 식후혈당이란, 식사를 시작하는 시점을 기준으로 2시간 후에 측정한 혈당을 의미한다.

그런데 공복혈당이 정상보다 높은 100mg/dl 이상이지만 당뇨병 진단 기준인 126mg/dl 미만인 경우엔 '공복혈당장애', 식후혈당이 140mg/dl 이상이지만 200mg/dl을 넘지 않을 경우에는 '내당능장애'로 진단한다. 두 가지 상태가 같이 나타나거나 둘 중 한 가지가 선행하는 경우도 있으나, 둘 중 한 가지만 있어도 당뇨 전 단계에 해당한다.

당뇨 전 단계는 아직 당뇨병이 아니라고 안심하는 사람들이 있다. 하지만 방심은 금물이다. 당뇨 전 단계는 당뇨병으로 진행하는 과정으로 인슐린의 생산이 적어지거나, 그 기능을 잃어가는 기간이다. 그대로 방치하면 점점 상태가 악화돼 결국 당뇨병이 올 수 있으므로 당뇨 전 단계부터 혈당관리를 철저히 하는 것이 좋다.

진단	공복혈당	식후혈당
정상	70~99mg/dl	140mg/dl 미만
당뇨병	126mg/dl 이상	200mg/dl 이상
공복혈당장애	100~125mg/dL	·
내당능장애	·	140~199mg/dl

당뇨병 진단 기준

적게 먹으면 혈당이 내려갈까?

당뇨병이 생겼다는 것은 어떤 이유에서든 인슐린에 문제가 생겼음을 의미한다. 췌장이 인슐린을 충분히 만들어내지 못할 수도 있고, 인슐린이 충분히 분비된다 해도 포도당을 제대로 운반하지 못할 수도 있다. 이런 상태에서 음식을 많이 먹으면 시간이 지나도 혈액 속의 포도당이 정상 수준 이상으로 혈액에 남아 있게 된다. 음식량을 적절히 조절해야 하는 이유가 여기에 있다.

하지만 당은 혈당을 올리는 주범이기 이전에 우리 몸에 필요한 에너지를 공급하는 중요한 영양소이므로 당이 부족하면 건강에 적신호가 켜진다. 혈당관리에도 좋지 않다. 지나치게 식사량을 제한하면 혈당이 너무 내려가 저혈당이 올 수 있다. 갑자기 의식을 잃고 병원에 실려오는 당뇨병 환자 중 이런 경우가 생각보다 많다.

그렇다면 포도당이 혈액에 전혀 없어도 되는 걸까? 그렇지 않다. 포도당은 일정 수준 혈액에 녹아 있으면서 우리 몸에 필요한 에너지를 그때그때 공급해주어야 한다. 특히 뇌, 적혈구, 신경 세포는 포도당만을 에너지로 사용한다. 굶거나, 오랜 시간 음식을 먹지 않고 활동하면 혈액 속의 포도당이 에너지원으로 계속 사용되면서 소모된다. 소모된 포도당을 지속적으로 보충해주지 않으면 공복감을 느끼다가, 현기증 또는 등에서 땀이 나거나 손 떨림 증세를 거쳐 급기야는 혼수상태에까지 이를 수 있다.

이러한 증세를 저혈당 증세라고 한다. 특히 인슐린 주사를 맞거나 당뇨약을 먹는 경우, 식사를 거르거나 식사를 충분히 하지 못하는 경우에 갑자기 혈당이 내려가 저혈당이 올 수 있다. 혈당은 너무 높아서도 안 되지만, 저혈당이 자주 생기는 것도 건강에 적신호가 될 수 있다. 항상 정상 수준으로 혈당을 유지하는 것이 중요하다. 인슐린이 감당하지 못할 정도로 많이 먹지만 않으면 된다. 뿐만 아니라 식사량을 대폭 줄여 억지로 배고픔을 참으면 스트레스 때문에 혈당이 더 올라갈 수도 있다. 결론은, 규칙적으로 적정량의 식사를 맛있게, 행복하게 하면 혈당 걱정은 하지 않아도 된다는 것이다.

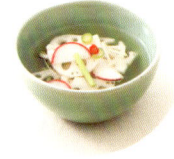
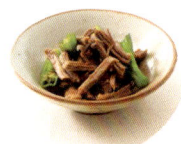

자가 혈당관리는 공복혈당을 중심으로

자가 혈당을 측정하면서 스스로 혈당을 관리하고자 할 때는 공복혈당을 우선적으로 봐야 한다. 식후혈당은 식사량과 음식 종류에 의해 영향을 많이 받으므로 잴 때마다 차이가 날 수 있다. 따라서 공복혈당이 일정하게 잘 유지되면서 식후혈당이 조금 들쑥날쑥하다면 너무 민감하게 반응하지 않아도 된다. 다만 공복혈당은 병원에서 잴 때보다 집에서 자가 측정기로 측정한 값이 조금 낮게 나올 수 있으므로 공복혈당이 정상치보다 조금이라도 높게 나온다면 좀 더 적극적으로 혈당을 관리해야 한다.

당뇨상식

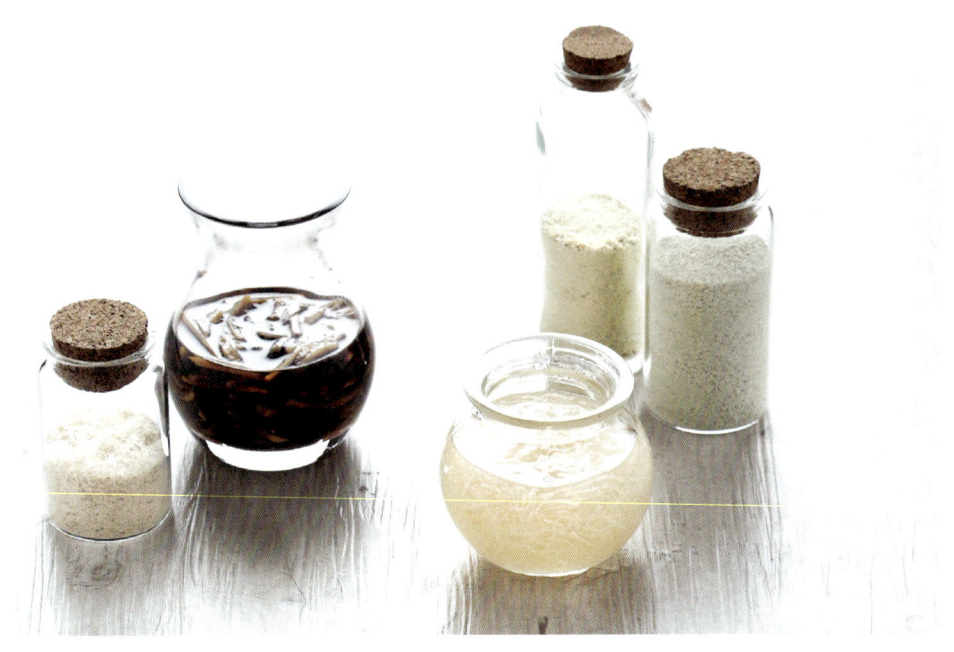

당뇨밥상은 맛없는 밥상?

　당뇨밥상뿐만 아니라 건강밥상이 맛이 없게 느껴지는 이유는 소금과 설탕을 충분히 사용하지 않기 때문이라 해도 과언이 아니다. 달고 짠 음식은 당뇨병에 좋지 않다. 특히 단 음식은 혈당을 직접적으로 올리므로 경계해야 한다. 단맛에 길들여질수록 더 강한 단맛을 찾게 되므로 음식을 만들 때 설탕, 올리고당 등 단맛을 내는 조미료를 최소한으로 사용하는 것이 좋다. 대신, 단맛을 내면서도 혈당에 직접적인 영향을 주지 않는 저열량감미료를 사용하면 맛있는 당뇨밥상을 차릴 수 있다.

　소금은 직접적으로 혈당을 올리지는 않으므로 설탕만큼 엄격하게 제한하지 않아도 괜찮다. 음식의 맛을 포기하면서까지 소금 사용량을 줄일 필요는 없다. 그렇지만 소금은 고혈압을 비롯한 각종 합병증을 일으키는 데 결정적인 역할을 하므로 필요 이상으로 많이 섭취해서는 안 된다. 특히 몸이 자주 붓는다면 각별히 조심해야 한다. 몸이 붓는다는 것은 필요 이상의 소금이 배출되지 못하고 체내에 남아 있다는 증거이므로 소금 섭취를 줄여야 한다. 다행히 요즘에는 소금을 덜 쓰면서도 맛있게 요리할 수 있는 방법이 많이 개발되었다. 또한 짠맛은 그대로 유지하면서도 소금의 주성분인 나트륨은 대폭 줄인 소금도 시중에서 판매되고 있으니 더 이상 '당뇨밥상 = 맛없는 밥상'이라는 등식은 성립하지 않는다.

과일은 충분히 먹어도 괜찮다고?

　과일에 대해서는 말이 많다. 어떤 사람은 과일이 당도가 높아 먹지 말아야 한다고 하고, 어떤 사람은 과일 역시 채소와 마찬가지로 비타민과 무기질, 섬유질이 풍부하므로 먹어도 괜찮다고 한다. 과연 어느 쪽 말이 맞는 걸까?

분명 과일의 당분은 혈당을 빨리 올린다. 그렇지만 과일의 당분은 단순당이 아닌 다당류 형태여서 설탕과 같은 단순당처럼 혈당을 급격히 올리지는 않으므로 혈당이 잘 조절될 때는 적당히 먹어도 괜찮다. 단, 혈당이 조절되지 않을 때는 조심해야 한다. 혈당이 잘 조절되지 않는 환자들을 보면 거의 예외 없이 과일을 보약으로 알고 많이 섭취하는 경우가 많다. 과일을 많이 섭취해 혈당이 오르는 것도 문제지만 혈당이 높아지면 단 음식이 더욱 당긴다는 게 더 큰 문제다. 그러니 과일을 먹더라도 적당한 양만큼만 먹는 것이 좋다.

일반적으로 하루에 과일 섭취는 사과 1/3쪽 또는 딸기 7개 또는 배 1/4쪽 또는 귤 작은 것 2개 또는 바나나 중간 크기 1/2개를 1~2회 정도로 나누어 먹는 것이 바람직하다. 토마토는 원래 채소지만 당뇨에서는 과일에 속한다. 토마토는 당분 함량이 다소 낮으므로 다른 과일에 비해 여유 있게 섭취할 수 있다.

언제 먹는가도 중요하다. 보통 과일은 식사를 한 후 디저트로 많이 먹는다. 식사를 하면 당을 처리하기 위해 인슐린이 바빠진다. 여기에 과일을 추가로 먹으면 인슐린의 부담이 더 커져 그만큼 당을 빨리, 효율적으로 처리하기가 어려워진다. 따라서 과일은 식후보다는 식간에 먹는 것이 좋다. 하지만 꼭 과일을 충분히 먹고 싶을 때는 음식 중 탄수화물의 섭취를 줄이고 그 부분을 과일로 대체하여 섭취하는 것도 방법이다.

제1형 당뇨병과 제2형 당뇨병

당뇨병은 크게 제1형 당뇨병과 제2형 당뇨병으로 구분할 수 있다. 제1형 당뇨병은 인슐린을 분비하는 췌장의 베타세포가 여러 가지 이유로 파괴되어 결국은 인슐린을 거의 만들어내지 못하는 유형이다. 제1형 당뇨병은 제2형 당뇨병에 비해 식습관과 생활습관보다는 가족력(혹은 유전적 요인), 바이러스 감염, 자가면역체계의 이상이 원인이 되는 경우가 많다. 제2형 당뇨병은 제1형과는 달리 인슐린을 생산하지만 그 양이 불충분하거나, 분비된 인슐린이 제 기능을 하지 못하는 유형이다. 전체 당뇨병 환자 중 90% 이상이 제2형 당뇨병에 속한다.

제2형 당뇨병의 경우, 대부분 먹는 당뇨약으로 혈당 조절을 시작한다. 하지만 인슐린 분비가 절대적으로 부족한 제1형 당뇨병은 인슐린 주사가 혈당 조절에 가장 중요한 치료방법이 된다. 제1형 당뇨병일 때도 식사요법이 필요하냐는 질문을 받는 경우가 있는데, 당연히 그렇다. 식사요법을 병행하지 않을 경우에는 인슐린 주사량을 때마다 조절해야 하는데, 일상생활을 하면서 결코 쉬운 방법이 아니다. 또한 식습관이 불규칙하면 고혈당과 저혈당이 반복되면서 혈당 조절이 어려워진다. 제1형 당뇨병의 치료에 인슐린 주사가 절대적인 만큼 인슐린 용량에 따라 잘 조절될 수도 있으나 더 쉽게 저혈당이 올 수 있음을 알아야 한다. 뿐만 아니라 외부에서 공급된 인슐린 양보다 식사량이 적으면 저혈당 증세로 인해 더 위험할 수 있다. 따라서 당뇨병은 약 또는 인슐린으로 치료를 하더라도 규칙적이고 적정량의 식사요법이 반드시 병행되어야 한다.

당뇨상식

체중감량보다 건강을 생각해야 진짜 당뇨밥상

당뇨밥상과 다이어트 밥상이 비슷하다고 생각하는 사람들이 많다. 사실 당뇨밥상과 다이어트 밥상은 태생적으로 닮을 수밖에 없다. 둘 다 비만과 싸워야 하는 숙명을 안고 있기 때문이다. 살이 찌면 인슐린이 제 힘을 발휘하지 못하는 인슐린 저항성이 커지므로 혈당을 조절하기 위해서는 체중을 감량하는 것이 좋다. 하지만 체중감량이 당뇨밥상의 제1의 목표가 되어서는 안 된다. 당뇨밥상은 혈당 조절뿐만 아니라 건강까지 챙길 수 있는 밥상이어야 한다.

2kg만 줄일 수 있는 밥상이면 충분하다

비만은 당뇨의 주범이다. 에너지로 쓰이지 못하고 축적된 지방이 인슐린의 작용을 방해하기 때문이다. 따라서 체지방을 줄이면 그만큼 혈당을 관리하기가 쉬워진다.

표준체중을 목표로 한 무리한 다이어트는 금물! | 체중을 얼마만큼 줄여야 할까? 보통은 표준체중을 유지하는 것이 가장 좋다고 말한다. 표준체중을 구하는 방식은 여러 가지가 있지만 보통 키와 체질량지수를 이용한 방법을 많이 사용한다. 표준 체중 범위는 체질량지수가 20~23에 해당하는 체중을 의미한다. 23~25는 과체중, 25 이상은 비만, 20 이하는 저체중에 해당한다.

체질량지수 = 체중(kg)/(신장(m)×신장(m))
예를 들어 키가 160cm이고 체중이 60kg이라면 체질량지수는?
체질량지수 = 60/(1.6×1.6) = 23.4

표준체중(kg) 범위
키(m)×키(m)×20~23(체질량지수)

이 공식에 의하면 키 160cm인 여성의 표준체중은 1.6×1.6×20~23=51.2~58.9kg, 즉 51kg에서 59kg 정도로 유지하는 것이 좋다. 그런데 당뇨병이 있는 사람들은 대부분 표준체중보다 5~10kg 이상 체중이 더 나가는 경우가 많다. 당뇨병은 주로 40~50대에 많이 발생하는데, 나이 든 분들이 표준체중을 유지하기 위해 5~10kg 정도 감량하기는 현실적으로 어렵다. 무리한 체중 감량으로 스트레스가 쌓이면 살이 빠져도 혈당관리는 더 어려워질 수 있다. 비만보다 스트레스가 혈당에 더 많은 영향을 미치기 때문이다. 따라서 표준체중을 유지할 수 있으면 좋지만 스트레스를 받으면서까지 무리하게 살을 뺄 필요는 없다.

현실적인 체중감량 목표를 세우는 것이 중요 | 그렇다고 비만을 방치해도 괜찮다는 얘기는 아니다. 지나치게 체중이 많이 나가는 경우에는 살을 빼는 것이 좋다. 다만 무리하게 목표를 잡아 스트레스에 시달리지 말고 현실적인 목표를 세우는 것이 중요하다는 뜻이다. 이제까지 많은 당뇨 환자들의 사례를 종합해보았을 때, 약 2kg 정도만 체중을 감량해도 혈당 관리에 큰 도움이 된다고 본다.

보통 비만일 경우 5kg을 감량하거나 전체 체중의 5% 정도를 줄일 것을 권한다. 이론적으로는 매우 바람직하지만 문제는 현실성과 실현 가능성이라고 생각한다. 2kg은 조금만 노력하면 누구나 뺄 수 있는 수준이므로 감량 목표가 이 정도라면 누구나 스트레스 받지 않고 체중을 감량할 수 있을 것이다.

또한 당뇨 환자들의 경우, 표준체중보다는 20세 때의 체중을 기준으로 목표 체중을 잡는 것이 좋다. 20세 때의 체중에 비해 20% 이상 증가하지 않도록 조절하면 크게 걱정하지 않아도 된다. 예를 들어, 키가 160cm인 50대 여성의 20세 때 체중이 50kg이었다면 최고 체중이 60kg를 넘지 않도록 하면 된다는 얘기다.

지방? 꼭 나쁜 것만은 아니다 | 우리 몸에 저장된 지방은 고농도의 에너지원이다. 따라서 적절한 지방량은 생명체가 살아가는 데 필요한 에너지 보관 창고의 역할을 한다. 실제로 65세 이상에서 무리한 체중감량은 오히려 다른 질병을 불러오거나 사망률을 높일 수 있다고 알려져 있다. 단기간에 체중을 줄이기 위해 무리하게 식사량을 제한하면 신체는 줄어든 에너지를 최대한 절약하기 위해 신체의 기능을 제한하게 된다. 이런 경우 가장 문제가 되는 것이 면역계와 생식계 기능이 저하되는 것이다. 마른 사람이나 체중이 줄어든 경우에 감기를 달고 지내게 되는 것이 그 이유라고 생각하면 된다.

또 체중과 함께 연관되는 것이 근육량이다. 즉, 실제로 운동량이 많은 사람들은 그와 동반해 지방량도 늘어날 수 있는데, 이런 경우는 건강 면에서 큰 문제가 되지 않는다. 체중이 좀 많이 나가더라도 근육량이 많은 사람이 체중은 적게 나가면서 상대적으로 배만 나온 사람보다 더 건강할 수 있다는 말이다. 그러니 적정한 운동으로 근육량을 유지하면 체중이 조금 더 나가더라도 조금은 편안한 마음으로 내 몸에 지방을 허용할 수 있다.

체중과 활동량에 따라 하루 필요 열량은 달라진다

살이 찌는 이유는 간단하다. 우리 몸이 필요로 하는 열량보다 더 많은 열량을 섭취하기 때문이다. 따라서 하루에 필요한 열량만큼만 섭취하면 최소한 더 이상 살이 찌는 것은 막을 수 있다. 조금 더 노력해 하루 필요 열량보다 조금씩만 덜 먹어도 살은 빠진다.

대체 하루 필요 열량은 얼마나 될까? 하루 필요 열량은 어느 정도가 적절하다고 딱 잘라 말하기 어렵다. 하루 필요 열량은 나이, 성별, 활동 정도, 생활습관에 따라 달라지고, 같은 사람이라도 매일의 상황에 따라 필요 열량이 달라질 수밖에 없기 때문이다.

일반적으로는 현재 체중이 표준체중 범위에 있는 경우, 체중 1kg당 남자는 30~35kcal, 여자는 25~30kcal 정도 섭취할 것을 권한다. 비만한 경우에는 계산한 값에서 500~1,000kcal 정도 적게 먹고, 저체중인 경우에는 500kcal 정도를 더 섭취하면 된다.

구분	정상 체중	비만	저체중
남자	현재 체중×30~35kcal	(현재 체중×30~35kcal) -500~1,000kcal	(현재 체중×30~35kcal) + 500kcal
여자	현재 체중×25~30kcal	(현재 체중×25~30kcal) -500~1,000kcal	(현재 체중×25~30kcal) + 500kcal

하루 필요 열량

이해를 돕기 위해 예를 들어보자. 키가 170cm, 몸무게가 80kg인 남자는 하루에 얼마만큼의 열량을 섭취하는 것이 좋을까? 우선 체중을 살펴보자. 이 남자의 표준체중은 57.8~66.5kg으로 현재 체중은 비만이다. 따라서 체중을 줄이는 것이 필요하므로, 위의 표에 의한 방법으로 현재 체중에 30~35kcal을 곱한 값, 즉 2,400~2,800kcal에 500~1,000kcal을 뺀 1,900~2,300kcal 가량이 하루 필요 열량이다.

또한 활동량에 따라서도 하루 필요 열량이 달라진다. 일반적으로 활동량이 많으면 보통일 때보다 1kg당 5kcal를 더 섭취하고, 적으면 1kg당 5kcal를 덜 섭취하면 무난하다.

구분	보통 활동 (교사, 학생, 외판원)	심한 활동 (운동선수, 농부, 육체노동자)	가벼운 활동 (사무직, 가사노동)
남자	현재 체중×30~35kcal	보통 활동 때보다 1kg당 5kcal 추가	보통 활동 때보다 1kg당 5kcal 감소
여자	현재 체중×25~30kcal		

활동량에 따른 하루 필요 열량

하루 필요 열량보다 체중 변화가 더 정확한 기준 | 하루 필요 열량을 알아보았지만 이 열량 계산치는 어디까지나 기본을 제시해주는 수치라고 생각하는 것이 좋다. 앞에서 소개한 기준에 의해 정확한 하루 필요 열량을 구하기란 사실상 불가능하다. 예를 들어, 활동량만 봐도 일상의 활동량과 강도는 사람마다 다르고 체중과 근육량에 따라서도 달라질 수 있다. 같은 운동량도 상황에 따라 그 효과가 달라진다. 즉, 1시간 걷는 운동에 소모되는 열량도 어쩌다가 한 번 한 경우와 일주일에 3~4회씩 규칙적으로 한 경우가 다르다. 규칙적인 운동은 근육의 미토콘드리아 양을 증가시켜 같은 운동의 효과를 증가시키기 때문이다. 따라서 자기에게 필요한 열량을 기준으로 적정한 식사량을 섭취하는 것은 좋지만 과도하게 스트레스를 받는 것은 좋지 않다.

적절한 하루 필요 열량을 잘 유지하고 있는지는 체중이 말해준다. 계산한 열량보다 초과해서 먹는다 해도 체중이 잘 유지되면 문제없으나 적게 먹는데 체중이 늘면 본인에게 많은 열량인 것이다. 반면, 적게 먹는 것 같은데 체중이 증가한다면 필요 열량과 섭취 열량의 균형이 안 맞는 것으로, 본인도 모르게 많은 열량을 먹거나, 혹은 활동량이 줄었거나 하여 열량을 적게 사용하고 있지는 않은가 살펴볼 필요가 있다. 따라서 하루 필요 열량에 너무 연연해하지 말고 장기적으로 체중의 변화를 살펴보면서 먹는 양과 활동량을 조절하는 것이 더 의미가 있다.

불필요한 간식만 줄여도 체중은 준다

하루 필요 열량만큼만 먹는다는 것이 어렵게 느껴질 수도 있지만 생각만큼 어렵지 않다. 필요 이상의 열량을 섭취하게 만드는 주범은 밥상에 올라온 음식이 아니라 대부분 아무 생각 없이 먹는 간식이기 때문이다. 간식으로 즐겨 먹는 과자, 빵, 음료수 등의 열량은 상상을 초월한다. 과자 1봉지만 해도 대부분 500kcal를 훌쩍 넘고, 웬만한 빵도 1조각에 200~300kcal, 무심히 마시는 음료수의 열량도 보통 200kcal 이상이다. 만약 세 끼 식사 외에 과자 1봉지, 빵 1개, 음료수 1개를 먹었다면 금방 1,000kcal가 넘는다. 이런 간식만 멀리해도 불필요한 열량을 크게 줄일 수 있다.

당뇨상식

식품 영양성분 표시를 알면 건강과 혈당 모두 안전

시중에는 참 많은 식품들이 가공되어 판매되고 있다. 천연식품보다는 못하지만 가공식품이라고 다 몸에 나쁜 것만은 아니다. 다행히 요즘은 식품에 대한 정보를 한눈에 알 수 있도록 포장지에 '영양성분'을 표시해놓았기 때문에 조금만 주의 깊게 살펴보면 옥석을 가려낼 수 있다.

영양성분

① 1회 제공량 1개(70g)	총 2회 제공량(140g)	
② 1회 제공량당 함량		%영양소 기준치 ③
④ 열량	200kcal	
탄수화물	40g	12%
당류	20g	
단백질	5g	8%
지방	10g	20%
포화지방	9g	60%
트랜스지방 ⑥	2g	
⑤ 콜레스테롤	60mg	20%
나트륨	300mg	15%
⑦ 칼슘	15mg	2%
⑦ 비타민	10mg	10%

① **1회 제공량 1개(70g), 총 2회 제공량(140g)** 이 제품의 1회 제공량은 1개(70g)이고, 1봉지에는 1회 분량 2개가 들어 있다는 의미이다.

② **1회 제공량당 함량** 제품의 열량 및 영양은 모두 1회 제공량을 기준으로 한다. 이 점에 주의해야 한다. 특히 과자와 같은 간식거리는 더욱 더 그렇다. 1회 제공량을 기준으로 한 열량이 전체의 열량인 줄로 잘못 알았다간 엄청난 열량을 섭취할 위험이 크다.

③ **%영양소 기준치** 하루에 섭취해야 할 영양소의 기준을 100으로 할 때, 이 식품을 통해 얻는 영양소의 비율을 나타낸다. 예를 들어, 탄수화물의 경우 1회 분량을 먹으면 하루에 섭취해야 할 탄수화물 양의 12%를 섭취하게 되는 것이다.

④ **열량** 1회 제공량 열량임을 꼭 기억하자. 열량은 탄수화물(4kcal), 단백질(4kcal), 지방(9kcal)의 함량으로 결정된다.

⑤ **지방 · 포화지방 · 콜레스테롤 · 나트륨** 모두 건강에 좋지 않은 영양소들이다. 이 영양소들은 가능한 한 수치가 낮을수록 좋다.

⑥ **트랜스지방** 트랜스지방은 식물성 지방을 가공하는 과정에서 생기는 지방으로 몸에 좋지 않다. 요즘에는 트랜스지방이 제로인 것을 강조하는 식품들도 많은데, 트랜스지방은 가능한 한 섭취하지 않는 것이 좋다.

⑦ **칼슘 · 비타민** 건강에 좋은 영양소들이다. 수치가 높을수록 그만큼 영양소가 많이 함유된 것이다.

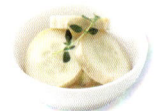 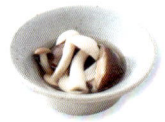 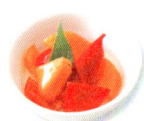

지방이나 염분, 단순당의 함량이 높아 열량이 높은 과자나 음료수보다는 건강하게 본인의 적정 열량 내에서 섭취 가능한 과일이나 우유 등으로 바꾼다면 비타민 및 무기질 섭취에 오히려 도움이 된다. 1일 적정 간식 섭취보다 허기가 많이 져서 추가적인 간식 섭취를 할 경우, 상대적으로 열량이 낮으면서 비타민 및 섬유소가 풍부한 채소류로 섭취를 늘리는 것이 좋다.

영양 밸런스가 맞는 밥상이 최고의 당뇨밥상

채소는 섬유질이 많아 당이 흡수되는 것을 지연시켜 혈당을 천천히 올려준다. 비타민과 무기질도 풍부해 당뇨병뿐만 아니라 각종 질병을 예방하고 치료하는 데 좋은 음식으로 정평이 나 있는데, 채소만으로 당뇨밥상을 차리면 최고의 밥상이 될 수 있을까? 제아무리 몸에 좋은 음식이라 해도 한 가지만 먹으면 영양 불균형을 초래해 오히려 건강이 더 악화될 수 있다. 또한 고기, 탄수화물과 지방이 많이 든 식품도 무조건 나쁘다고 할 수는 없다. 그들도 우리 몸에 필요한 영양소를 공급해준다. 단지 지나치게 많이 먹었을 때 문제를 일으킬 뿐이다.

그렇다면 최고의 당뇨밥상은 어떤 밥상이어야 할까? 그 답은 아주 간단하다. 불필요한 열량은 줄이되 우리 몸에 필요한 모든 영양소를 균형 있게 공급해주는 밥상이 최고의 당뇨밥상이다.

문제는 방법이다. 각 영양소별로 어떤 음식으로, 어느 정도의 양으로 차려야 할까? 이제부터 우선 우리 몸에 가장 중요한 영양소인 당질, 단백질, 지방 그리고 비타민 및 무기질에 대해 알아보자.

당질(탄수화물), 전체 열량의 60%가 적당 | 당질은 우리 몸이 생명을 유지하고 활동하는 데 필요한 중요 에너지원이다. 그러나 당질을 필요 이상으로 섭취했을 경우 혈당뿐만 아니라 혈중의 중성지방 수치를 올린다는 이유로 박대를 당하는 경향이 있다. 하지만 당질은 특히 뇌와 적혈구, 신경세포의 최우선 에너지원으로 사용되어야 하며, 열량의 공급원으로서 가장 경제적인 영양소이다. 따라서 일반적으로 하루에 섭취해야 할 열량의 약 60% 정도를 당질로 공급받는 것이 가장 좋다. 예를 들어, 하루 총 필요 열량이 1,900kcal일 경우 1,140kcal를 당질로 섭취하면 적당하다.

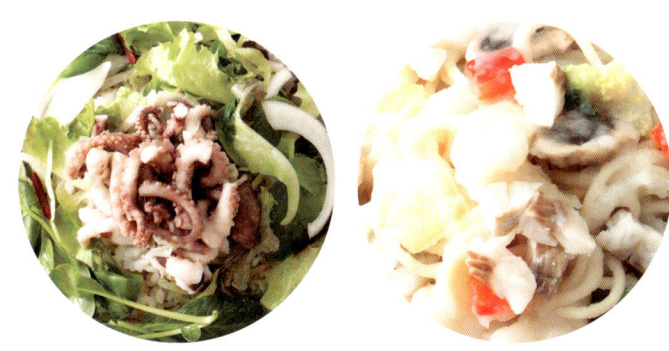

이왕이면 당지수가 낮은 당질 식품으로 선택하자

똑같이 당질 함량이 많은 음식이라도 혈당을 올리는 속도는 제각각 다르다. 당질을 섭취하면 소화과정을 거치면서 단당류(주로 포도당)로 분해된다. 분해된 포도당은 장에서 흡수돼 혈액 속으로 들어간다. 이렇게 혈액에 포도당이 녹아 있는 상태를 혈당이라고 한다. 건강한 상태에서 혈당은 70~99mg/dl로 유지된다. 음식을 먹으면 혈당이 올라가는데, 음식에 포함된 당질의 종류, 포도당으로 분해되는 속도에 따라 혈당을 올리는 속도가 달라진다. 즉, 빠르게 포도당으로 분해되면 혈당을 빠르게 올리게 된다. 이 사실을 감안하여 식후 포도당으로의 분해 속도와 혈액으로의 흡수 속도를 반영하여 당질의 질을 비교할 수 있도록 수치화 한 것을 당지수(glycemic index)라고 한다.

일반적으로 당지수는 당질 50g을 함유한 특정 식품을 섭취한 후 2시간 동안의 혈당이 어떻게 변화하는가를, 포도당 또는 흰빵에 포함된 당질 50g을 함유한 표준식품을 먹었을 때와 혈당 변화를 비교하여 그 속도를 백분율로 표시한 값이다. 당지수 55 이하는 저당지수 식품, 70 이상은 고당지수 식품으로 분류된다.

당지수는 혈당을 관리하는 데 중요한 정보가 된다. 즉, 당지수가 낮은 식품이 혈당을 서서히 오르게 하여 좋은 식품이 된다. 하지만 당지수만으로 좋고 나쁨을 따지기에는 무리가 있다. 당질 음식을 단독으로 먹었을 때와 다른 영양소가 함유된 음식과 같이 먹었을 때 차이가 날 수 있고, 조리방법이나 가공방법에 의해서도 달라질 수 있기 때문이다. 예를 들면, 초콜릿의 경우 당지수는 낮은 편이지만 지방 또한 많이 포함되어 있어 열량이 높으므로 좋은 음식이라 보기 어렵다. 초콜릿뿐만 아니라 당지수가 낮아 혈당을 급격히 올리지 않는다고 말하는 음식들 중 지방이 많은 음식들은 비만한 당뇨 환자에게는 좋지 않으니 조심해야 한다.

이런 몇 가지 주의할 사항이 있지만 당지수를 잘 이용하면 혈당을 효과적으로 조절할 수 있다. 이왕이면 당지수가 낮은 음식으로 당질을 섭취해 혈당을 서서히 올려서 인슐린의 부담을 덜게 되면 장기적으로 혈당을 잘 관리하는 방법이 될 수 있다.

당지수가 높은 음식(피해야 할 음식)	당지수가 낮은 음식(좋은 음식)
흰쌀, 흰빵	현미, 통밀빵
열대 과일(바나나, 망고 등)	우리나라에서 나는 과일(사과, 배 등)
감자	콩 종류
정제된 식품	상대적으로 덜 정제된 식품

당지수가 높은 음식 vs 낮은 음식

Tip 당지수를 낮추는 식사 요령

- 흰밥보다는 잡곡밥을, 흰빵보다는 호밀빵을, 찹쌀보다는 멥쌀을 선택한다.
- 채소류나 해조류 등 섬유소 함량이 높은 식품을 선택한다.
- 주스 형태보다는 생과일, 생채소 형태로 섭취한다.
- 잘 익은 과일, 당도 높은 과일(예를 들어, 열대 과일)은 피한다.
- 조리 시 레몬즙이나 식초를 자주 이용한다.
- 식사 시 한 가지 식품만 먹기보다 골고루 섭취한다.
- 천천히 꼭꼭 씹어 먹는다.

단백질, 전체 열량의 15~20% 정도면 OK | 단백질은 당질과는 달리 혈당 걱정으로부터 비교적 자유롭다. 물론 지나치게 많이 섭취하면 과도한 열량 섭취로 인해 비만해져 간접적으로 혈당에 영향을 미칠 수 있으므로 조심해야 한다. 하지만 당뇨병은 고기는 절대 섭취하지 말고 채소만 섭취해야 한다는 잘못된 편견 때문에 오히려 단백질 부족으로 인한 체력 저하, 전신 피로감 등 건강상 문제가 발생되는 경우도 있다.

단백질을 구성하는 물질 중에 필수아미노산은 몸에서 직접 생성하지 못하고 반드시 음식을 통해서만 얻을 수 있는 영양소이다. 필수아미노산은 동물성 단백질 식품에 더 많이 포함되어 있어, 동물성 단백질 식품의 섭취가 필요한 것이다. 동물성 단백질 식품으로는 육류, 생선류, 우유 및 유제품, 알류 등이 있고, 식물성 단백질에서도 콩, 두부 등은 아주 우수한 필수아미노산을 제공해주는 식품이다. 또한 단백질을 섭취할 때는 한 번에 많은 양을 몰아서 섭취하는 것보다는 매끼마다 분배하여 적당량을 섭취해야 한다.

단백질은 원칙적으로 총 열량의 15~20% 정도 섭취하는 것이 적당하다. 체중 1kg당 약 1.0~1.2g 정도 섭취하면 적당하다. 다만 신장이 좋지 않은 경우에는 단백질 섭취량을 체중 1kg당 0.8~1.0g 정도로 줄이는 것이 좋다.

지방, 불포화지방 중심으로 전체 열량의 25% 이내로 제한 | 지방을 얼마만큼 섭취하는 것이 좋은지에 대해서는 의견이 분분하지만 우리나라의 경우 일반적으로 전체 열량의 25% 이내면 적당하다고 본다. 미국의 경우 실제 섭취하는 양은 약 36%로 하루 권장 섭취량을 훌쩍 넘는 수준이다. 우리나라도 점점 지방 섭취량이 증가하고 있어 주의가 필요하다.

지방은 양보다 질이 중요하다. 특히 중요한 것은 우리 몸에서 만들어지지 않아 매일 음식으로 꼭 섭취되어야 할 필수지방산이다. 이 필수지방산은 우리 몸의 세포막의 구성 성분이며, 동맥벽의 수축과 이완을 좋게 하여 당뇨병의 중요한 합병증인 동맥경화증과 고혈압을 예방해주고, 혈액응고를 지연시켜 혈전 생성을 억제해주는 등 우리 몸에 꼭 필요한 기능을 한다. 따라서 참기름, 들기름, 올리브유, 카놀라유, 포도씨유로 매일 3~5작은술 정도 요리 시 사용하거나, 호두 1.5개, 아몬드 7알, 땅콩 8알 정도를 하루에 1~2회 섭취하면 좋다(이 경우 체중 변화를 보면서 기름 섭취는 약간 줄이는 것도 필요하다).

동물성 식품에 포함되거나 팜유, 코코넛유 등으로 가공된 식품을 통해 섭취되는 포화지방산과 트랜스지방의 섭취 등이 당뇨와 건강에 가장 큰 적이 될 수 있으므로 지방 식품은 가급적 적게 그리고 골라 먹는 것이 중요하다.

비타민과 무기질(미네랄)은 충분히 섭취 | 비타민과 무기질은 신체의 여러 기능을 조절하고, 신체 조직을 구성하는 주요 원료로 사용되는 영양소로서 최근에는 항암 기능도 밝혀져 현대인에게는 오히려 신경 써서 섭취해야 하는 영양소이다. 이 영양소들은 주로 채소류나 과일류에 많이 들어 있다.

우리 몸의 재료가 되는 칼슘과 철분의 경우에는 함유 식품이 아주 제한적이어서 주의가 필요하다. 따라서 칼슘의 급원이 되는 우유나 철분이 많이 함유된 난황, 소고기 등과 같은 붉은 고기의 섭취에 신경 써야 하는 이유가 여기에 있다.

비타민의 경우에는 설령 필요량보다 좀 더 섭취하더라도 수용성 비타민인 경우에는 필요량 이상은 소변으로 배출될 수 있으므로 크게 걱정하지 않아도 된다. 이러한 비타민과 무기질은 일반적인 경우 1일 식사 및 간식 섭취에 있어 채소류 및 유제품, 과일 등을 적절하게 섭취한다면 권장량 수준으로 충분히 섭취할 수 있다.

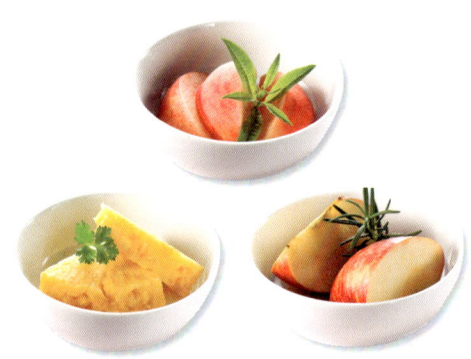

골라 먹는 재미가 있는 밥상이 혈당을 잡는다

밥상을 차릴 때마다 일일이 음식 재료의 열량과 영양소를 확인하기란 불가능하다. 그렇다고 열량과 영양소를 쉽게 확인할 수 있는 몇 가지 음식만으로 밥상을 계속 차렸다가는 물리기 십상이다. 매일 똑같은 음식이 올라와 있는 밥상! 상상만 해도 질린다. 매일 다르면서도 영양 균형이 완벽한 밥상을 차릴 수 있는 방법은 없을까? 비슷한 음식들끼리 모아놓고 서로 바꿔 먹을 수 있도록 도와주는 식품교환표와 얼마만큼의 양을 먹으면 되는지를 알려주는 교환단위만 알면 누구나 영양 균형이 잡힌 당뇨밥상을 차릴 수 있다.

식품교환표만 알면 날마다 밥상이 새롭다

우리가 먹는 식품들은 종류는 달라도 영양소 구성이 비슷한 것들로 묶일 수 있다. 예를 들어 밥, 빵, 국수와 같은 곡류에는 당질이 가장 많이 함유되어 있다. 이처럼 영양소 구성이 비슷한 식품들끼리 묶어놓은 것이 '식품교환표'이다. 식품교환표는 식품을 크게 곡류군, 어육류군, 채소군, 지방군, 우유군, 과일군 등 6가지로 구분한다. 각 식품별로 영양소 균형이 비슷하므로 같은 식품군 내에서는 얼마든지 바꿔 먹을 수 있다.

구분		식품의 예
곡류군		밥, 빵, 국수, 옥수수, 감자, 고구마, 떡(인절미, 가래떡 등)
어육류군	저지방	껍질 벗긴 닭고기, 오징어, 소고기(살코기), 돼지고기(살코기), 칠면조의 흰살, 흰살 생선, 해물류(굴, 낙지, 새우, 조갯살)
	중지방	참치, 고등어, 달걀, 두부, 검은콩, 꽁치, 청어, 갈치, 고등어
	고지방	치즈, 소시지, 소갈비, 돼지갈비, 참치 통조림, 삼겹살
채소군		대부분의 채소
지방군		식용유, 참기름, 들기름, 호두, 땅콩, 아몬드, 잣, 참깨 등
우유군		우유, 두유, 분유
과일군		토마토(당뇨에서는 과일로 포함), 모든 과일, 과일 주스

식품교환표

밥 1공기 = 식빵 3장?

　같은 식품군 내에서는 일정 열량을 기준하여 동일하게 교환하여 먹을 수 있는 식품의 양을 정하였다. 이를 '1교환단위'라고 한다. 1교환단위에 따라 식품 종류별로 양이 다를 수 있다. 예를 들어 같은 곡류군의 경우 1교환단위는 100kcal로, 밥은 70g(1/3공기)이고, 식빵은 35g(1장)이 된다. 따라서 밥 1공기를 섭취하나 식빵 3장을 섭취하나 300kcal로, 그 열량과 영양소의 가치는 동일하다. 그럼 이제부터 식품끼리 어떻게 교환하여 먹을 수 있는지를 자세히 알아보자.

곡류군 | 쌀밥, 보리밥, 식빵, 국수, 감자, 떡 등 당질이 많이 들어 있는 식품이 곡류군에 속한다. 주로 주식으로 이용되는 식품군이기도 하다. 1단위의 기준 열량은 100kcal이다. 밥인 경우 70g, 눈대중으로 약 1/3공기가 100kcal를 내므로, 70g을 1교환단위로 본다. 물론 쌀밥에 비해 덜 정제된 현미밥이나 보리밥이 쌀밥보다 섬유소, 무기질, 비타민 등 미량 영양소가 더 많고 혈당을 천천히 올리는 이점은 있으나, 열량은 같으므로 1교환단위의 양은 동일하다.

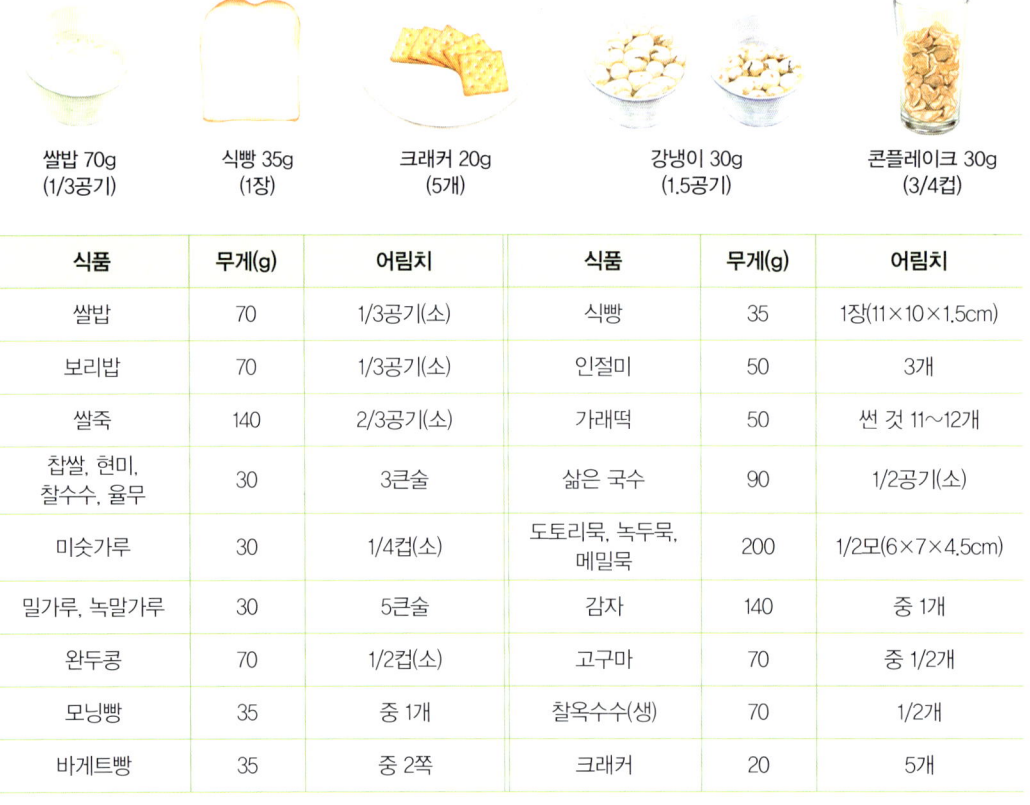

쌀밥 70g (1/3공기)　　식빵 35g (1장)　　크래커 20g (5개)　　강냉이 30g (1.5공기)　　콘플레이크 30g (3/4컵)

식품	무게(g)	어림치	식품	무게(g)	어림치
쌀밥	70	1/3공기(소)	식빵	35	1장(11×10×1.5cm)
보리밥	70	1/3공기(소)	인절미	50	3개
쌀죽	140	2/3공기(소)	가래떡	50	썬 것 11~12개
찹쌀, 현미, 찰수수, 율무	30	3큰술	삶은 국수	90	1/2공기(소)
미숫가루	30	1/4컵(소)	도토리묵, 녹두묵, 메밀묵	200	1/2모(6×7×4.5cm)
밀가루, 녹말가루	30	5큰술	감자	140	중 1개
완두콩	70	1/2컵(소)	고구마	70	중 1/2개
모닝빵	35	중 1개	찰옥수수(생)	70	1/2개
바게트빵	35	중 2쪽	크래커	20	5개

곡류군 1교환단위 양. 당질 23g, 단백질 2g, 열량 100kcal

어육류군 | 육류, 생선류, 해물류, 알류 등이 어육류군에 속한다. 어육류군은 단백질 양은 비슷하지만 지방의 함량이 달라 같은 어육류군이라도 열량이 크게 차이가 난다. 지방 함량에 따라 저지방, 중지방, 고지방으로 다시 구분하는데, 1교환단위를 기준으로 저지방의 경우 50kcal, 중지방 75kcal, 고지방 100kcal의 열량을 낸다. 1교환단위에 따른 식품의 양은 아래와 같다.

식품	무게(g)	어림치	식품	무게(g)	어림치
닭고기(살코기)	40	소 1토막 (탁구공 크기)	물오징어**	50	몸통 1/3등분
돼지고기, 소고기(살코기)	40	로스용 1장 (12×10.3cm)	북어	15	1/2토막
낙지	100	1/2컵(소)	뱅어포	15	1장
광어, 대구, 동태, 연어, 조기	50	소 1토막	멸치	15	잔 것 1/4종이컵
굴	70	1/3컵(소)	꽃게	70	소 1마리
육포	15	1장(9×6cm)	새우(중하)**	50	3마리
			조갯살, 홍합, 멍게, 문어	70	1/3컵(소)

저지방어육류군 1교환단위 양. 단백질 8g, 지질 2g, 열량 50kcal

식품	무게(g)	어림치	식품	무게(g)	어림치
돼지고기(안심)	40		검은콩	20	2큰술
소고기(등심, 안심)	40	로스용 1장 (12×10.3cm)	낫토	40	작은 포장 단위 1개
햄(로스)	40	2장(8×6×0.8cm)	달걀**	55	중 1개
고등어, 임연수어, 삼치, 꽁치, 준치, 전갱이, 청어,	50	소 1토막	두부	80	1/5모
			순두부	200	1/2봉지(지름 5×10cm)
장어**	50	소 1토막	콩비지	150	1/2봉, 2/3공기(소)

중지방어육류군 1교환단위 양. 단백질 8g, 지질 5g, 열량 75kcal

식품	무게(g)	어림치	식품	무게(g)	어림치
닭고기(껍질 포함)*	40	닭다리 1개	생선 통조림	50	1/3컵(소)
돼지족발*	40		치즈	30	1.5장
삼겹살*	40		뱀장어**	50	소 1토막
소갈비*	40	소 1토막	유부	30	5장(초밥용)
프랑크 소시지*	40	1⅓개	베이컨	40	1¼ 장

*포화지방산이 많은 식품 | **콜레스테롤이 많은 식품

고지방어육류군 1교환단위 양. 단백질 8g, 지질 8g, 열량 100kcal

채소군 | 채소군은 비타민과 무기질이 풍부한 반면 당질이나 단백질, 지방 성분이 적어 열량이 낮다. 그래서 다른 식품군에 비해 밥상에 푸짐하게 올려도 무방하다. 그러나 감자, 고구마, 옥수수 등은 다른 채소에 비해 당질 함량이 높으므로 곡류군에 속한다는 것을 알아두자. 채소군은 1교환단위의 열량이 20kcal에 불과하다. 또한 섬유질이 많아 소화하고 흡수하는 데 시간이 오래 걸려 혈당을 조절하는 데도 아주 좋다. 따라서 채소의 1교환단위 양은 크게 신경 쓰지 않아도 무방하다.

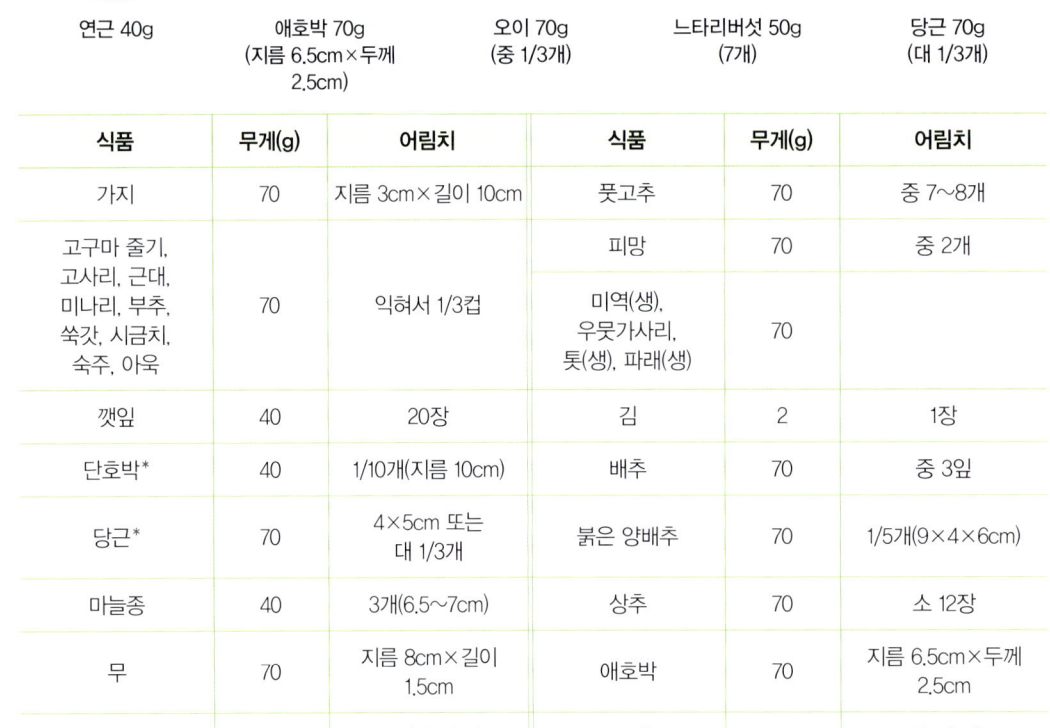

연근 40g　　애호박 70g (지름 6.5cm×두께 2.5cm)　　오이 70g (중 1/3개)　　느타리버섯 50g (7개)　　당근 70g (대 1/3개)

식품	무게(g)	어림치	식품	무게(g)	어림치
가지	70	지름 3cm×길이 10cm	풋고추	70	중 7~8개
고구마 줄기, 고사리, 근대, 미나리, 부추, 쑥갓, 시금치, 숙주, 아욱	70	익혀서 1/3컵	피망	70	중 2개
			미역(생), 우뭇가사리, 톳(생), 파래(생)	70	
깻잎	40	20장	김	2	1장
단호박*	40	1/10개(지름 10cm)	배추	70	중 3잎
당근*	70	4×5cm 또는 대 1/3개	붉은 양배추	70	1/5개(9×4×6cm)
마늘종	40	3개(6.5~7cm)	상추	70	소 12장
무	70	지름 8cm×길이 1.5cm	애호박	70	지름 6.5cm×두께 2.5cm
무말랭이	7	불려서 1/3컵	오이	70	중 1/3개
케일	70	잎 너비 30cm 1½장	느타리버섯(생)	50	7개(8cm)
콩나물	70	익혀서 2/5컵	송이버섯(생)	50	소 2개
파프리카(녹색)	70	대 1개	표고버섯(생)	50	대 3개
깍두기	50	10개(1.5cm)	배추김치	50	6~7개(4.5cm)
연근*	40		우엉*	40	

*당질을 6g이상 함유하고 있으므로 섭취시 주의하여야 할 채소

채소군 1교환단위 양, 당질 3g, 단백질 2g, 열량 20kcal

지방군 | 각종 기름 종류와 견과류 등이 지방군에 속한다. 지방도 우리 몸에 꼭 필요한 영양소이지만 워낙 열량이 높은 데다 어육류군에서 일부 지방을 섭취하므로 많이 섭취하지 않도록 주의한다. 요리 시에 사용하는 정도로도 하루에 필요한 지방군을 충분히 섭취할 수 있다. 견과류에 들어 있는 지방 성분 또한 몸에 좋은 불포화지방산이다. 하지만 견과류는 입맛을 돋우는 특성이 있어, 먹다 보면 과다 섭취하는 경우가 많으므로 조심해야 한다. 지방의 1교환단위는 45kcal로 식물성 기름으로 보면 5g(1작은술)에 해당한다.

식품	무게(g)	어림치	식품	무게(g)	어림치
옥수수기름	5	1작은술	프렌치 드레싱	10	2작은술
들기름	5	1작은술	땅콩	8	8개(1큰술)
콩기름	5	1작은술	아몬드	8	7개
참기름	5	1작은술	잣	8	50알(1큰술)
버터*	5	1작은술	참깨(건조)	8	1큰술
마가린	5	1작은술	호두	8	중 1.5개
마요네즈	5	1작은술	피스타치오	8	10개

*포화지방산이 많은 식품

지방군 1교환단위 양. 지질 5g, 열량 45kcal

우유군 | 우유, 분유, 두유 등이 우유군에 속하는 대표 식품이다.

식품	무게(g)	어림치	식품	무게(g)	어림치
일반 우유	200	200㎖ 1팩(1컵)	두유(무가당)	200	200㎖ 1팩(1컵)
락토우유	200	200㎖ 1팩(1컵)	전지분유	25	5큰술
저지방우유(2%)	200	200㎖ 1팩(1컵)	조제분유	25	5큰술

우유군 1교환단위 양. 당질 10g, 단백질 6g, 지질 7g, 열량 125kcal
※ 저지방우유(2%)는 당질 10g, 단백질 6g, 지질 2g, 열량 80kcal

과일군 | 과일이란 과일은 모두 과일군에 속한다. 과일로 만든 주스도 과일군으로 분류한다. 과일과 채소의 차이는 당도에 있다. 단맛이 좋으면 과일이고 단맛이 거의 없다면 채소인 것이다. 즉, 당분의 함유량이 과일과 채소를 구분한다. 채소에도 당분이 있다. 하지만 단맛을 모를 정도로 적은 양이다. 토마토는 원래 채소에 속하지만 당분이 들어 있어 당뇨밥상에서는 과일군으로 분류한다. 다만, 다른 과일에 비해 당분이 적어 1단위의 양이 다른 과일에 비해 많은 편이다. 보통 과일군은 우유군과 더불어 간식으로 많이 먹지만 바나나처럼 열량이 높은 과일은 피하는 것이 좋다. 같은 과일이라도 단맛이 더 좋다면 당분이 더 많다고 보면 된다. 과일의 1교환단위 열량은 50kcal로, 각 식품별 1교환단위 양은 아래와 같다.

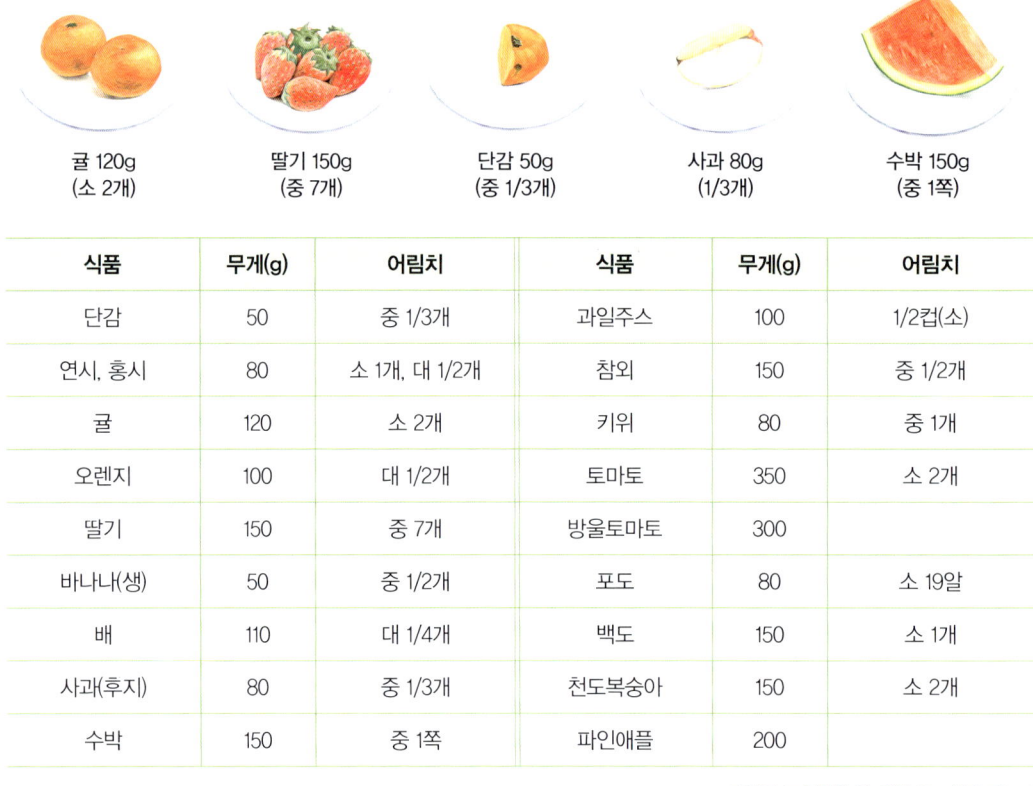

귤 120g (소 2개)   딸기 150g (중 7개)   단감 50g (중 1/3개)   사과 80g (1/3개)   수박 150g (중 1쪽)

식품	무게(g)	어림치	식품	무게(g)	어림치
단감	50	중 1/3개	과일주스	100	1/2컵(소)
연시, 홍시	80	소 1개, 대 1/2개	참외	150	중 1/2개
귤	120	소 2개	키위	80	중 1개
오렌지	100	대 1/2개	토마토	350	소 2개
딸기	150	중 7개	방울토마토	300	
바나나(생)	50	중 1/2개	포도	80	소 19알
배	110	대 1/4개	백도	150	소 1개
사과(후지)	80	중 1/3개	천도복숭아	150	소 2개
수박	150	중 1쪽	파인애플	200	

과일군 1교환단위 양. 당질 12g, 열량 50kcal

열량도, 영양도 나에게 딱 맞는 당뇨밥상 차리기

식품교환표와 1교환단위를 알았다면 다채롭고 열량도, 영양도 딱 알맞은 당뇨밥상을 차리기란 어렵지 않다. 처음 얼마간은 식품교환표와 교환단위를 들여다보면서 밥상을 차려야겠지만 금방 익숙해진다. 우선 하루에 6가지 식품군을 골고루 섭취할 수 있도록 짜면 된다. 일반적으로 곡류군은 주식, 어육류군과 채소군은 반찬, 지방군은 반찬을 만드는 조리용 기름, 우유군과 과일군은 간식으로 이용한다.

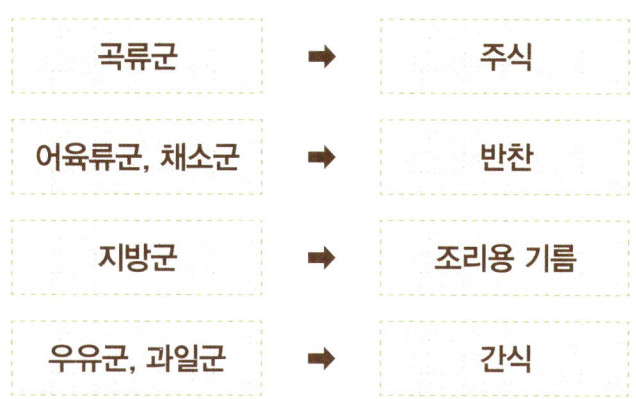

하루에 어떤 식품을 얼마만큼 먹어야 할까? | 누구나 쉽게 당뇨밥상을 차릴 수 있도록 이미 영양 전문가들이 하루 필요 열량별로 각 식품군에서 필요한 교환단위수를 정리해놓았다. 따라서 개인별로 필요 열량에 따라 각 식품군별로 제시된 교환단위만큼 먹으면 된다. 단, 어육류군에서 고지방 식품은 제외시켰다. 절대 먹으면 안 되는 음식은 아니지만 이왕이면 지방 함량이 낮은 어육류군으로 먹어야 건강에 좋고 양도 푸짐하다.

식품군		열량(kcal) 1,400	1,500	1,600	1,700	1,800	1,900	2,000	2,100	2,200
곡류군		7	7	8	8	9	9	10	10	11
어육류군	저지방	1	2	2	2	2	2	2	2	2
	중지방	3	3	3	3	3	4	4	4	4
채소군		6	7	7	7	7	7	7	7	7
지방군		3	3	4	4	4	4	5	5	5
우유군		1	1	1	1	1	1	1	2	2
과일군		1	1	1	2	2	2	2	2	2

하루 필요 열량별 교환단위수

하루 필요 교환단위수는 아침, 점심, 저녁으로 적절히 배분 | 앞에서와 같이 하루에 필요한 열량과 식품교환군의 단위수는 한 번에 먹는 것이 아니라 아침, 점심, 저녁으로 적절하게 나누어 섭취하는 것이 좋다. 일반적으로 세 끼 식사의 배분을 비슷하게 두는 것이 가장 바람직하나, 본인의 생활 패턴에 따라 활동량이 많은 경우에는 양을 조금 늘리고, 활동량이 다소 적은 경우에는 양을 조금 줄이는 정도로 섭취량을 융통성 있게 배분해도 좋다.

아침, 점심, 저녁의 비율 조정이 끝나면 식품군별로 하루에 필요한 교환단위수를 적절히 배분하면 된다. 하루 필요 열량이 1,600kcal일 경우 아래 표와 같이 교환단위수를 맞추면 된다.

		하루 양	아침	간식	점심	간식	저녁
곡류군		8	2		3		3
어육류군	저지방	2	1		1		
	중지방	3			1		2
채소군		7	2		2.5		2.5
지방군		4	1		1.5		1.5
우유군		1		1			
과일군		1				1	

하루 필요 열량이 1,600kcal인 경우, 교환단위수 배분 예

당뇨밥상은 먹는 습관도 중요하다

당뇨밥상을 차릴 때는 영양소 균형을 맞추고 하루에 필요한 열량만큼 섭취하도록 신경을 써야 하며, 이왕이면 혈당을 천천히 올리는 식품으로 선택해 밥상을 차려야 한다는 것을 알았다. 이것으로 충분할까? 때로는 차리는 사람과 먹는 사람이 다를 수 있다. 잘 차린 만큼 잘 먹지 않으면 밥상을 차리느라 들인 공이 도로아미타불이 된다. 그럼 어떻게 먹는 것이 잘 먹는 것일까? 앞에서는 건강한 당뇨밥상을 차리는 방법에 대해 설명했다면, 이제부터는 당뇨병 환자가 꼭 지켜야 할 최소한의 식습관에 대해 알아보도록 하자.

굶거나 폭식은 금물! 규칙적으로 먹는다

건강한 사람도 끼니를 거르거나 한꺼번에 몰아 폭식을 하면 몸이 축나는데, 당뇨병 환자들은 더 말할 것도 없다. 건강한 사람이라면 조금 많이 먹어도 그만큼 인슐린이 충분히 분비되어 당을 빨리빨리 세포 속으로 운반해 비교적 짧은 시간에 혈당을 정상화시킨다.

당뇨병이란, 췌장의 인슐린 분비 기능이 저하되어 충분히 인슐린이 분비되지 못하거나, 정상적으로 분비된다 해도 인슐린이 제 기능을 다하지 못하는 상태이다. 따라서 과식이나 폭식을 하면 저하된 인슐린의 기능이 갑자기 늘어난 당을 감당하지 못해 혈당이 오르고 그 상태가 오래 유지된다. 그러니 당뇨병 환자는 인슐린에 가해지는 부담을 덜기 위해 세 끼 식사를 적절한 양으로, 규칙적으로 해야 한다. 일정한 간격을 두고 적정량을 먹으면 인슐린의 기능이 조금 떨어져도 감당해낼 수 있다.

끼니를 거르는 것도 과식이나 폭식만큼 좋지 않다. 바쁘다는 이유로 아침을 거르는 사람이 많은데, 식사를 하지 않으면 일시적으로 혈당이 내려갈 수는 있지만 대개 아침을 거르는 사람은 저녁에 폭식을 하거나 야식을 즐겨 혈당이 더 크게 오르는 경우가 많다.

특히 당뇨약을 먹거나 인슐린 주사를 맞는 경우, 끼니를 거르면 더 위험하다. 혈당이 너무 내려가 저혈당에 빠질 수 있기 때문이다. 굶거나 과식 또는 폭식을 반복하면 혈당이 저혈당과 고혈당 상태를 왔다 갔다 하기 때문에 점점 정상적인 혈당 유지에 어려움이 생긴다. 그러므로 가능한 하루 세 끼를 거르지 말고 규칙적으로 식사해야 한다.

당뇨상식

저혈당도 고혈당만큼이나 무섭다

우리 몸에는 필요한 에너지를 오로지 혈당에서만 얻는 세포가 있다. 바로 뇌세포들이다. 혈당이 높다고 더 많은 당을 이용하지는 않지만 저혈당이 되면 문제는 달라진다. 즉 저혈당이 심하면 일시적으로 뇌기능이 저하될 수 있고, 그 상태가 지속되면 뇌세포가 죽고 이어서 사망에 이를 수도 있는 것이다. 따라서 우리 몸은 생존을 위해, 고혈당에 대해서는 증상이 뚜렷하지 않아도 저혈당에 대해서는 바로 심각한 증상을 보인다. 저혈당 증상은 일반적으로 혈당이 70mg/㎗ 정도 이하가 되면 나타난다. 초기 증상으로는, 맥박이 빨라지고 식은땀이 나기도 하며 어지럼증과 함께 심한 허기증을 느끼게 된다. 더 시간이 지나면 뇌 기능 장애로 몸의 일부가 마비되거나 의식을 잃을 수도 있다. 혈당 조절을 위해 인슐린을 주사하는 중이거나 나이가 많은 경우, 마른 사람이나 신장 기능이 저하된 경우 특히 주의해야 할 문제이다.

저혈당 증세가 나타났을 때 가능하다면 자가 혈당을 측정해 정말 저혈당 증세인지 확인하는 것이 중요하다. 탈수나 다른 이유로 어지럼증이 생긴 경우도 저혈당 증상과 유사해 불필요하게 저혈당 조치를 취하는 경우를 피해야 하기 때문이다.

혈당 측정이 가능하지 않다면 일단 저혈당에 준해서 빠른 조치를 해야 한다. 즉시 하던 일을 멈추고 휴식을 취하면서 긴급히 당을 섭취해야 한다. 빨리 혈당을 올려야 하므로 이때만큼은 주저하지 말고 단순당을 먹도록 한다. 과일주스, 설탕물, 콜라, 사이다와 같은 음료 반 잔, 사탕 3~4개, 꿀 1큰술 정도면 적당하다. 이 정도 양이면 약 40~70mg/㎗ 정도 혈당을 올릴 수 있다. 하지만 증상이 반복되면 다시 저혈당 조치를 해야 한다. 단, 의식이 혼미하거나 없는 경우에는 빨리 응급실로 옮겨 처치를 해야 한다. 이럴 때를 대비해 본인이 당뇨 환자임을 알리는 표식을 가지고 다니는 것도 빠른 처치에 도움이 된다. 의식이 없는 상태에서 무리하게 설탕물을 투여할 때 자칫 기도로 들어가 위험할 수 있기 때문이다.

간혹 저혈당이 심하지 않아도 저혈당 증상을 경험할 수 있다. 평소 높은 혈당이 갑자기 떨어질 때, 혈당이 낮지 않아도 저혈당과 비슷한 증상이 나타날 수 있다. 따라서 저혈당이 의심될 경우 가능한 혈당을 확인해보는 것이 좋다.

천천히, 꼭꼭 씹어 먹는다

급하게 밥을 먹는 습관은 혈당은 물론 건강을 해친다. 배가 고파 음식을 먹었을 때 우리의 뇌는 최소 20분이 지나야 배가 부르다는 것을 느낀다. 그전에는 밥을 많이 먹어 배는 불러도 미처 뇌가 배가 부르다는 신호를 받지 못해 포만감을 느끼지 못한다. 빨리 밥을 먹으면 혈당도 급격히 올라간다. 혈액 속에 당이 급격히 많아지면 그만큼 인슐린이 빨리 움직여 혈당을 낮춰줘야 하는데, 당뇨병이 있으면 그렇게 하지 못하니 혈당이 높은 상태가 오래갈 수밖에 없다.

똑같은 양의 식사를 하더라도 빨리 했을 때와 천천히 했을 때의 차이는 크다. 당뇨병 환자들은 서두르지 말고 천천히 식사를 하는 것이 좋다. 천천히 꼭꼭 씹어가며 식사를 하면 그만큼 혈당이 천천히 올라가기 때문에 인슐린이 당을 처리하기가 한결 수월해진다.

물은 상태에 따라 적절히 마신다

사람마다 물 마시는 습관이 다르다. 당뇨병이 있다고 해서 지금껏 유지해오던 습관을 꼭 바꿀 필요는 없다. 다만, 고혈당이 있으면 혈당을 낮추기 위해 당을 소변으로 배설하는 과정에서 탈수가 일어날 수 있으니 여유 있게 수분을 섭취하는 것이 좋다. 몸에 수분이 부족하지도 않은데 필요 이상으로 물을 많이 섭취하면 몸만 붓는다. 지나친 수분 섭취로 콩팥에 부담을 줄 수도 있다. 따라서 몸이 수분을 필요로 할 때 수분을 섭취하자.

술은 가능한 한 마시지 않는다

술의 주성분은 알코올이다. 알코올은 1g당 7kcal의 열량을 낸다. 소주 1잔(50㎖)은 약 70kcal, 캔맥주 1캔은 130kcal, 와인 1잔(100㎖)은 약 80kcal의 열량을 낸다.

술을 마시면 식욕이 촉진되는 효과가 있다. 특히 지방을 함께 섭취했을 때는 식욕 증가 효과가 더욱 강해지니 주의해야 한다. 술 자체의 열량뿐만 아니라 안주로 먹는 음식의 열량이 더해져 열량을 과잉 섭취하게 된다. 그렇다고 식사를 하지 않고 술만 마시다 보면 저혈당 증상이 나타날 수 있으므로 주의해야 한다. 게다가 늦게까지 술과 안주를 먹고 바로 잠자리에 들게 되면서, 당뇨의 치명적인 원인이 되는 복부비만의 악순환을 벗어날 수가 없게 된다. 당뇨약을 먹거나 인슐린 주사를 맞을 경우에는 저혈당 증세와 술 취한 상태가 혼동되어 때로 적절한 치료를 할 수 없는 경우도 발생하므로 주의가 필요하다. 물론 적당량의 술은 심혈관질환을 포함한 대사질환을 개선하는 데 도움이 된다는 연구 결과도 많이 보고되고 있다. 그러나 여기서 적당량이란 하루에 1~2잔 정도를 의미한다(소주 2잔, 포도주 작은 잔으로 2잔). 하지만 술이라는 게 한 번 마시기 시작하면 절제하기가 어려우니 처음부터 마시지 않는 것도 좋다.

당뇨병 3대 증상, 다음(多飮), 다식(多食), 다뇨(多尿)

고혈당이 지속될 때 나타나는 주요 증상은 다음(多飮), 다식(多食), 다뇨(多尿)이다. 말 그대로 물을 많이 마시고(多飮), 많이 먹고(多食), 소변을 자주 보는(多尿) 증상이 나타난다. 이 세 가지 증상은 서로 밀접한 관련이 있다. 혈액 속에 당이 많이 남아 있으면 우리 몸은 소변으로 당을 배출해 혈당을 낮춘다. 혈당이 높을 때 소변이 자주 마려운 것은 이 때문이다. 또한 당은 몸 안의 수분을 끌고나가므로 소변량도 많아진다. 소변을 자주, 많이 보면 몸 안의 수분이 부족해져 갈증이 난다. 자연히 물을 많이 마시는 다음(多飮) 증상이 나타난다.

혈당은 늘 일정한 농도를 유지하려는 속성이 있다. 혈당이 높아지면 인슐린이 많이 분비되어 혈당을 낮추고, 혈당이 낮아지면 배가 고프다는 신호를 보내 음식물을 섭취해 혈당을 정상 수준으로 끌어올린다. 그런데 먹는 족족 당이 세포 속으로 들어가지 못하고 소변으로 빠져나가면 아무리 많이 먹어도 기운이 없고 배가 고프다. 이런 상태가 오래 지속되면 많이 먹어도 살이 빠지는 현상이 나타난다. 보통 당뇨병의 이런 증상은 당뇨병이 상당 부분 진행됐을 때 나타난다.

다음, 다식, 다뇨 증상은 적어도 혈당이 180mg/㎗을 넘었을 때 나타나기 시작한다. 이때도 자각하기는 쉽지 않다. 다음, 다식, 다뇨 증상이 분명하게 자각될 정도면 공복혈당이 250~300mg/㎗ 이상 올라간 경우가 많다. 이처럼 당뇨병 증상은 상당히 심각해진 다음에나 나타나므로 40세가 넘으면 주기적으로 혈당을 체크해 조기에 당뇨병을 발견하는 것이 중요하다.

02
약이 되는 당뇨밥상

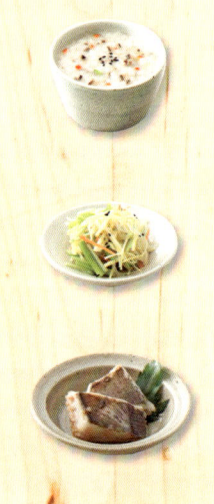

"
지나치게 간이 강하지 않은 음식, 지나치게 칼로리가 높지 않은 음식
영양 성분을 골고루 섭취할 수 있는 당뇨밥상이 진짜 당뇨밥상이다.
당뇨병 환자에게 약이 되는 식단을 아침, 점심, 저녁별로 담았다. "

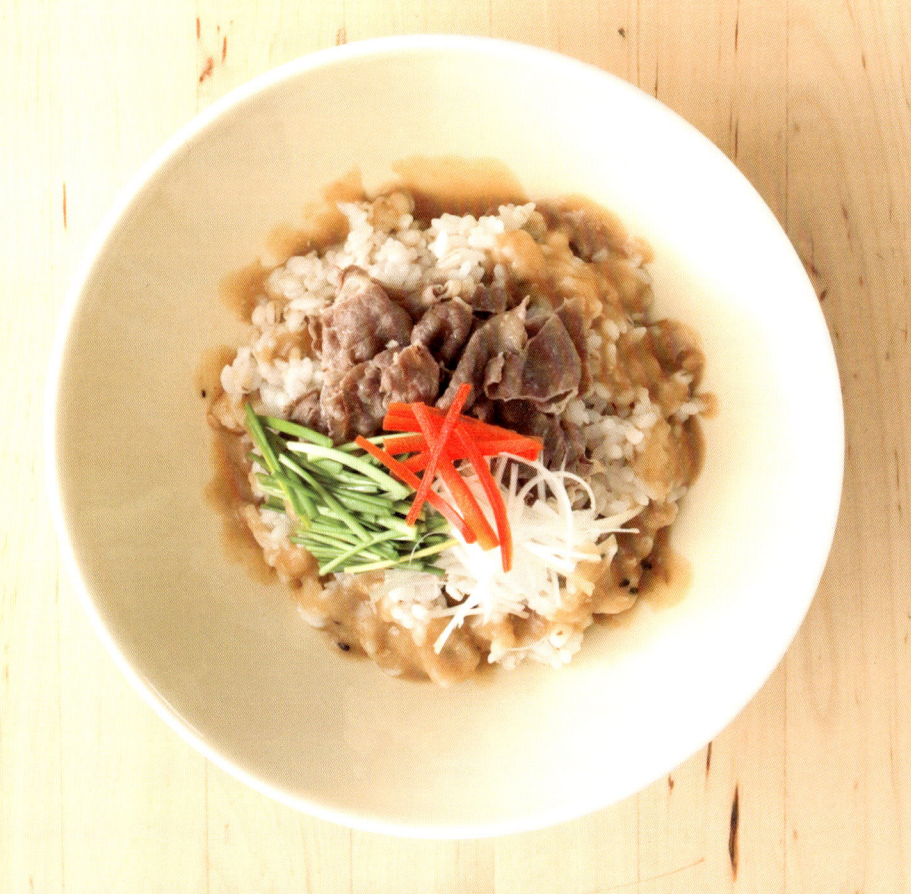

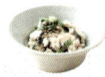

맛은 살리고 혈당은 내려주는 조리법

당뇨밥상은 맛이 없다고 생각하는 사람들이 많다. 단순한 오해와 편견만은 아니다. 당뇨밥상은 음식의 맛을 내는 데 결정적인 역할을 하는 설탕, 소금, 기름과 같은 조미료를 충분히 사용하지 않기 때문에 처음에는 맛없게 느껴진다. 그러나 조리방법을 조금만 바꾸고 건강한 조미료를 사용하면 건강한 당뇨밥상을 차릴 수 있다. 특히 당뇨는 장기전이므로 음식을 먹고 느끼는 맛의 습관을 건강하게 변화시키려는 노력도 중요하다.

식품 자체의 단맛을 최대한 활용한다

자체적으로 풍부한 단맛을 지닌 식품들을 잘 활용하면 설탕이나 저열량감미료를 사용하지 않고도 단맛을 낼 수 있다. 물론 저열량감미료와는 달리 식품의 단맛을 내는 성분 역시 설탕과 유사한 당류이기 때문에 혈당 걱정으로부터 자유로울 수는 없다. 하지만 설탕이나 꿀, 물엿 등의 단순당을 이용할 때보다는 혈당이 급격하게 오르는 위험이 조금 덜하다.

국물이나 볶음요리를 할 때는 양파가 최고 | 양파라면 톡 쏘는 매콤한 맛부터 기억하는 사람들이 많겠지만 양파만큼 단맛이 풍부한 식품도 드물다. 국물을 낼 때나 볶음요리를 할 때 양파를 이용하면 다른 감미료를 사용하지 않고도 충분히 단맛을 낼 수 있다.

고기를 양념할 때는 과일 이용 | 고기를 양념할 때 설탕 대신 사과, 배, 파인애플, 키위 등의 과일로 단맛을 내는 것은 요리 상식 중에 상식이다. 과일의 단맛 성분인 과당 역시 설탕처럼 혈당을 올리지만 설탕보다 흡수가 더디기 때문에 설탕보다는 안전하다. 하지만 과일을 너무 많이 넣으면 그만큼 당을 많이 섭취하게 되므로 조심해야 한다.

설탕이여 안녕! 이제 단맛은 저열량감미료로

설탕은 소금과 더불어 음식을 만들 때 약방의 감초처럼 꼭 들어간다. 당뇨병에 걸렸다면 이제 혈당을 올리는 주원인인 설탕의 단맛을 잊는 것이 좋다. 그러나 단맛을 잊는 것이 어렵다면 설탕보다도 더 감미로운 단맛을 내면서도 혈당을 올리지 않는 저열량감미료를 사용하자. 저열량감미료가 낮

무가당, 무설탕의 함정

설탕이나 당분이 당뇨병에는 물론 건강에도 좋지 않다는 것이 알려지면서 부쩍 '무가당' 혹은 '무설탕'이라는 용어를 사용하는 가공식품들이 많다. 얼핏 들으면 설탕이나 당분이 들어 있지 않아 안심하고 먹어도 될 것 같지만 그렇지가 않다. '무가당'이란 '당(糖)'을 '가(加)'하지 않았다는 말이 아닌가. 무설탕이라 하면 설탕이 들어가지 않았을지 몰라도, 대신 과당같은 다른 종류의 당이 없다는 말은 아닌 것이다. 주로 음료수에 무가당, 무설탕이라는 꼬리표가 붙어 있는 경우가 많은데, 무가당이나 무설탕이라는 말에 현혹되지 말아야 한다. 음료수 성분표시에 액상과당, 결정과당, 환원당, 삼온당, 정백당 등이 있다면 단순당이 포함되어 있다고 보면 된다.

설게 느껴질 수도 있지만 시중에서 판매되는 식품 중에는 저열량감미료가 첨가된 제품들이 꽤 많다. 저열량감미료는 종류별로 단맛의 정도나 특성이 다르니 음식에 적합한 것을 사용하자.

아스파탐 | 당뇨병 환자들에게 많이 권장하는 저열량감미료 중 하나이다. 저열량감미료 중 가장 많은 안전성 실험을 했지만 지금까지 한 번도 유해하다는 결과가 나온 적이 없다. 설탕에 비해 단맛이 아주 강하기 때문에 적은 양으로 충분히 단맛을 내면서도 혈당을 올리지 않는다. 단맛은 설탕의 단맛과 유사해 설탕 대용으로 사용하기에는 그만이다. 다만 아스파탐은 열에 약하므로 무침이나 냉채요리와 같이 열을 가하지 않는 음식에 적합하다.

사카린 | 사카린 역시 아스파탐 못지않게 단맛이 강하지만 끝에 쓴맛이 남는다는 것이 단점이라면 단점이다. 어묵과 햄 등의 어육가공품에 사용하고 있다.

아세설팜칼륨 | 체내에서 대사되지 않고 그대로 배출돼 안전성이 뛰어난 저열량감미료다. 팥, 앙금류, 잼, 절임류, 시리얼에 많이 사용되며, 열이나 습도에 비교적 강한 편이다. 아세설팜칼륨만 사용해도 되지만 설탕, 포도당, 과당 등 다른 감미료와 함께 사용하면 단맛이 더 좋아진다.

수크랄로스 | 현존하는 저열량감미료 중 최고의 단맛을 자랑한다고 할 수 있다. 설탕의 약 600배에 달하는 단맛을 자랑하며, 단맛의 지속시간도 설탕과 거의 맞먹는다. 제과, 제빵, 빙과, 유가공품 등 광범위한 분야에서 사용하고 있으며 다른 감미료와 함께 사용하면 서로의 단점을 보완하면서 단맛을 상승시킨다.

타카토스 | 자연에 존재하는 천연 감미료로, 현존하는 기능성 감미료 중 설탕과 가장 유사한 맛을 가지고 있으면서 식사 후 상승하는 혈당까지 낮추어 준다.

당뇨상식

올리고당도 설탕과 똑같다?

"설탕이 당뇨병에 안 좋다고 해서 설탕 대신 올리고당으로 바꿨어요."

당뇨병에 올리고당이 좋다고 알고 있는 사람들이 많다. 올리고당은 설탕보다 단맛은 떨어지지만 열량이 설탕의 절반도 채 안 되기 때문에 당뇨병이나 비만처럼 열량을 제한해야 하는 경우에 도움이 된다. 또한 설탕은 혈관으로 바로 흡수돼 급격하게 혈당을 올리지만 올리고당은 소장에서 소화, 흡수가 되지 않고 대장으로 이동하기 때문에 상대적으로 혈당을 천천히 오르게 한다.

이것만 보면 설탕보다 올리고당이 당뇨병에 좋은 것처럼 보인다. 하지만 올리고당 역시 설탕과 똑같은 단순당이어서 안심하기에는 이르다. 올리고당의 경우 혈당이 천천히 오를 뿐, 결과적으로 설탕 못지않게 혈당이 올라간다. 올리고당의 단맛이 설탕에 비해 50%에 불과하기 때문에 올리고당으로 단맛을 낼 경우 많은 양을 사용할 수 있으니 조심해야 한다.

소금을 덜 쓰면서도 간이 맞는 음식 만들기

설탕에 비해 소금은 혈당을 올리는 데 직접적으로 영향을 미치지는 않는다. 하지만 소금은 당뇨병 합병증으로 많이 생기는 고혈압이나 신부전증에 좋지 않고 식욕을 부추겨 과식하게 만들므로 가능한 한 덜 사용하도록 식습관을 개선해보는 것이 좋다. 방법은 여러 가지다. 조금만 노력하면 소금을 덜 쓰면서도 얼마든지 간이 맞는 맛있는 음식을 만들 수 있다.

소금 대신 간장, 된장을 이용한다 | 짠맛을 내는 조미료는 소금만이 아니다. 간장, 된장, 굴소스 등 아주 많다. 소금을 넣지 않고 간장이나 된장으로 간을 맞춰도 얼마든지 맛있는 음식을 만들 수 있다. 국을 끓일 때나 나물을 무칠 때 소금 대신 간장이나 된장으로 맛을 내자. 간장이나 된장에도 소금이 들어 있기는 하지만 소금으로 간을 할 때보다는 소금 섭취량이 줄어든다. 또한 간장이나 된장 특유의 향이 소금에서는 느낄 수 없는 풍미를 더해주어 더욱 깊은 맛을 낼 수 있다.

뜨거울 때 간을 보면 더 짜진다 | 국이나 찌개를 만들 때 분명 간을 맞췄는데, 끓는 도중 맛을 보면 싱거운 경우가 많다. 짠맛은 뜨거울 때 덜 느껴지기 때문이다. 끓는 상태에서 소금이나 간장을 더 넣어 간을 맞추면 점점 더 짜질 뿐이다. 그러니 뜨거울 때 간을 보지 않도록 주의한다.

식품 표면에만 살짝 짠맛이 돌게 한다 | 첫맛이 짜면 다음 맛이 조금 덜 짜도 싱겁다는 느낌이 덜 든다. 음식을 만들 때 속 깊숙한 곳까지 짠맛이 배지 않도록 표면에만 살짝 짠맛을 내는 것도 좋은 방법이다. 그러려면 먹기 직전에 음식을 해 밥상에 올려야 한다. 국이나 찜 요리를 할 때 간을 싱겁게 맞춰 끓이다 먹기 직전에 간장을 뿌리면 적은 양으로도 진한 맛을 낼 수 있다. 나물도 미리 무쳐놓으면 짠맛이 속으로 스며들어 싱거워지니 먹기 직전에 바로 무치도록 한다.

천연 조미료로 맛을 낸다 | 마른 새우, 멸치, 다시마, 말린 표고버섯은 훌륭한 소금 대용 천연 조미료다. 이런 재료를 물에 넣고 끓이면 소금을 넣지 않고도 훌륭한 국물을 만들 수 있고, 가루로 빻아 쓰면 나물이나 볶음요리를 할 때도 조미료 대신 쓸 수 있다. 단, 천연 조미료라도 소금이 없을 거라고 생각하면 안 된다. 건조과정에서 이미 소금을 뿌려두었기 때문에 너무 많이 사용하지 않도록 한다.

신맛을 이용하여 맛깔나는 요리 만들기

단맛, 짠맛만큼이나 음식의 맛을 살리는 데 중요한 역할을 하는 맛이 바로 '신맛'이다. 신맛만큼 미각을 기분 좋게 자극해주는 맛도 드물다. 신맛을 적절하게 사용하여 새콤한 맛을 더한다면 단맛과 짠맛은 덜해도 좀 더 맛있게 섭취할 수 있다. 신맛을 강조했을 때 더욱 맛있는 음식들은 많다. 특히 생채나 샐러드, 초밥은 신맛이 요리의 품격을 결정한다고 해도 과언이 아니다. 생선을 조릴 때도 식초를 이용하면 생선 비린내를 없애고 덜 짜면서도 감칠맛 나는 생선조림을 만들 수 있다.

식초 대신 레몬즙을 사용해도 좋다. 샐러드를 만들 때 레몬즙을 뿌려 내면 레몬 특유의 향이 더해져 더욱 맛있는 샐러드를 완성할 수 있다. 단, 신맛의 경우 새콤달콤이라는 말처럼 단맛이 어느 정도 가미가 되어야 더욱 맛있게 느껴질 수 있다. 이러한 경우 앞에서 언급했던 저열량감미료를 활용하여 새콤달콤한 맛을 느낄 수 있도록 한다.

조미료명	중량(g)	어림치
소금	1	1/3작은술
정제염	1	1/5작은술
진간장	5	1작은술
된장	10	1/2큰술
고추장	10	1/2큰술
마요네즈	70	4큰술
토마토케첩	30	2큰술
버터	50	3큰술

조미료의 염분함량 (소금 1g에 들어있는 염분함량과 제시된 나머지 조미료의 염분함량이 동일하다)

칼로리별 나만의 식단짜기

이제부터 좀 더 자세하게 내 몸에 필요한 열량에 맞게 당뇨식을 준비하는 법을 알아보도록 하자. 여기서는 40세 이후의 성인을 대상으로 병원에서 가장 많이 처방되는 열량을 기준으로 설명하도록 하겠다. 즉, 1,600kcal 기준으로 식단을 작성하고 이를 기준으로 1,400kcal, 1,800kcal, 2,000kcal에 따라 각각 밥과 반찬의 양을 어떻게 변화하면 될 지를 사진으로 제시할 것이다.

1,600kcal 식단 작성하기

1단계 | 섭취해야 할 열량별 식품교환단위수를 안다.

식품군	열량(kcal)	1,400kcal	1,600kcal	1,800kcal	2,000kcal
곡류군		7	8	9	10
어육류군	저지방	1	2	2	2
	중지방	3	3	3	4
채소군		6	7	7	7
지방군		3	4	4	5
우유군		1	1	1	1
과일군		1	1	2	2

하루 필요 열량별 교환단위수

- **곡류군** 주로 주식으로 먹으며, 하루 8단위
- **어육류군** 단백질 공급원으로 하루 5단위(저지방 2단위+중지방 3단위)
- **채소군** 비타민과 섬유질의 공급원으로 하루 7단위
- **지방군** 요리에 주로 사용되며, 하루 4단위
- **우유군, 과일군** 간식으로 섭취하며, 하루 각 1단위씩

2단계 | 규칙적인 섭취를 위하여 하루에 3회 식사와 간식으로 배분한다.

식품군		열량(kcal)	하루양	아침	간식	점심	간식	저녁
곡류군			8	2		3		3
어육류군	저지방		2	1		1		
	중지방		3			1		2
채소군			7	2		2.5		2.5
지방군			4	1		1.5		1.5
우유군			1		1			
과일군			1				1	

하루 필요 열량이 1,600kcal인 경우, 교환단위수 배분 예

- **주식** 곡류군은 아침에 2단위, 점심과 저녁엔 각 3단위씩 배분한다.
    - **ex** 곡류군을 쌀밥이나 보리밥으로 섭취할 경우 1단위는 1/3공기(70g)

- **반찬**

어육류군은 아침에 1단위, 점심과 저녁은 각 2단위씩 배분한다.
- **ex1** 저지방어육류군을 닭고기(껍질과 기름을 제거한 살코기)로 섭취할 경우 1단위는 탁구공 크기의 작은 1토막(40g)
- **ex2** 중지방어육류군을 고등어로 섭취할 경우 1단위는 작은 1토막(50g)
- **ex3** 중지방어육류군을 달걀로 섭취할 경우 1단위는 중간 크기 1개(55g)

채소군은 아침에 2단위, 점심과 저녁은 각 2.5단위씩 배분한다.
    채소의 경우 열량이 높지 않으므로 단위수에 크게 구애받지 말고 튀김이나 볶음요리보다 쌈이나 가볍게 무친 나물 등을 섭취하면 비교적 넉넉하게 섭취해도 무방하다.

지방군은 반찬 등의 요리를 만들 때 사용되는 양으로 정해진 단위에 따라 분배한다.
- **ex** 지방군을 들기름이나 올리브유로 섭취할 경우 1단위는 1작은술(5g)

- **간식** 간식으로는 우유군과 과일군을 각 1단위씩 간식 시간에 따라 배분한다.
    - **ex1** 우유군을 일반 우유로 섭취할 경우 1단위는 1팩(200㎖)
    - **ex2** 과일군을 사과로 섭취할 경우 1단위는 중간 크기 1/3쪽(80g)

※ 단, 이 기준은 개인의 생활 패턴이나 식습관에 따라 다소 조정이 가능하다. 어육류군의 경우 엄밀히 말하면 저지방, 중지방을 구별해야 하지만 식단 작성상의 편의를 위해 저지방, 중지방을 합친 1일 5교환단위를 3끼 식사로 나누어 배분하는 것도 방법이 될 수 있다.

우유를 마시지 않는 경우 우유군 1단위 대신 과일군 1단위+어육류군 1단위로 조정하여 섭취할 수 있다.
식사량을 조금 늘리고 싶은 경우 과일군 1단위 섭취 대신 곡류군 0.5단위로 조정하여 섭취할 수 있다.

3단계 | 배분된 단위 수에 따라, 매끼 식사량을 알자.

이해하기 쉽게 '나만의 식단 짜기 1,600kcal-1(47쪽)'에 구현된 하루 식단으로 예를 들어 보겠다.

	총 교환단위	아침	점심	저녁
곡류군	8	2 북어죽 쌀 2교환(60g)	3 현미밥 밥 3교환(210g)	3 수수밥 밥 3교환(210g)
어육류군	5	1 무나물소고기볶음 소고기 0.5교환(20g) 북어죽 북어채 0.5교환(7.5g)	2 닭가슴살두부스테이크 닭가슴살 1교환(40g) 두부 1교환(80g)	2 동태콩나물찜 동태 1.5교환(75g) 모둠 버섯전 달걀 0.2교환(10g) 우엉잡채 소고기채 0.4교환(15g)
채소군	7	2.5 북어죽 채소류 0.8교환(55g) 무나물소고기볶음 무 0.6교환(40g) 근대된장무침 근대 0.5교환(35g) 수삼나박김치 배추, 무, 수삼 0.4교환(30g)	2 구운 채소 채소류 0.6교환(40g) 실곤약누들샐러드 실곤약, 숙주, 양상추 0.9교환(60g) 버섯피클 버섯류 0.4교환(30g)	2.5 미역곤약냉국 미역, 곤약 외 0.4교환(28g) 모둠 버섯전 버섯류 0.4교환(30g) 우엉잡채 우엉, 피망 외 0.7교환(35g) 백김치 배추 0.6교환(30g)
지방군	4	1 북어죽, 무나물소고기볶음 조리용 참기름·식용유 1교환(5g)	1.5 잣깨드레싱 0.5교환(4g) 구운 채소, 실곤약누들샐러드 조리용 식용유 1교환(5g)	1.5 모둠 버섯전, 우엉잡채 조리용 참기름·식용유 1.5교환(7.5g)
우유군	1		1 우유 1교환(200ml)	
과일군	1			1 키위 1교환(1개, 80g)

채소군의 경우 주재료 위주로 계산하여 배분된 단위 수가 다소 차이가 있다.
제시된 식단은 아침에 채소 섭취량이 많아 아침의 채소군을 2.5단위로, 점심의 채소군을 2단위로 조정했다.

나만의 식단 짜기 1,600kcal-1

아침 370kcal+점심 518kcal+저녁 555kcal+간식 175kcal=**1,618kcal**

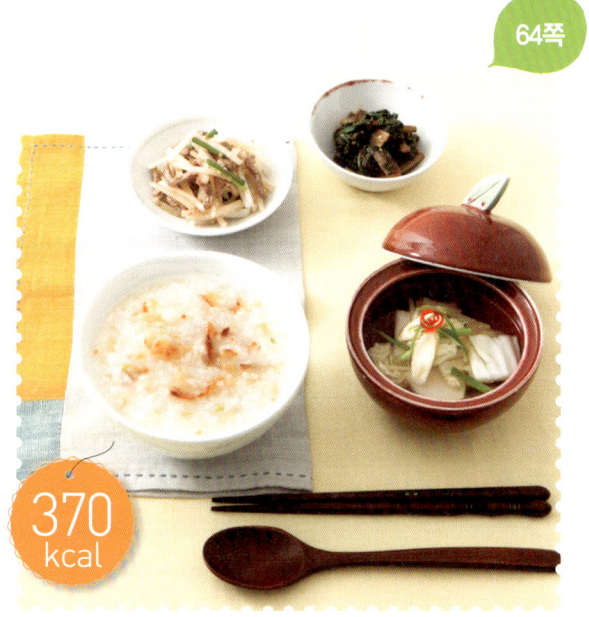

아침 — 370 kcal (64쪽)
북어죽, 근대된장무침, 무나물소고기볶음, 수삼나박김치

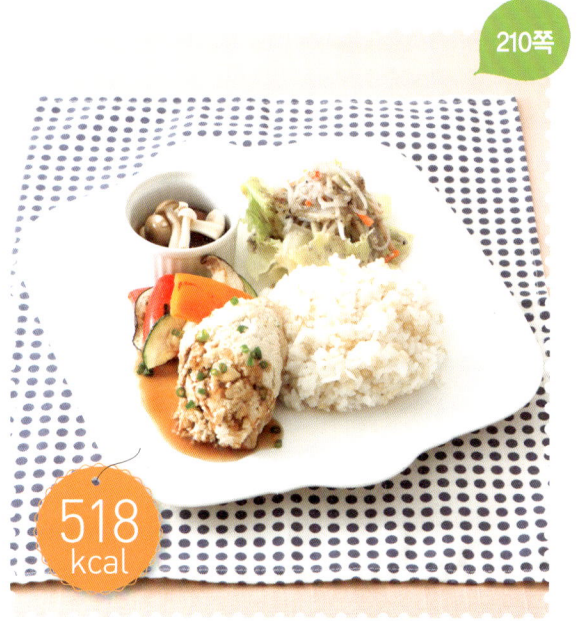

점심 — 518 kcal (210쪽)
현미밥, 닭가슴살두부스테이크와 구운 채소, 곤약누들샐러드, 버섯피클

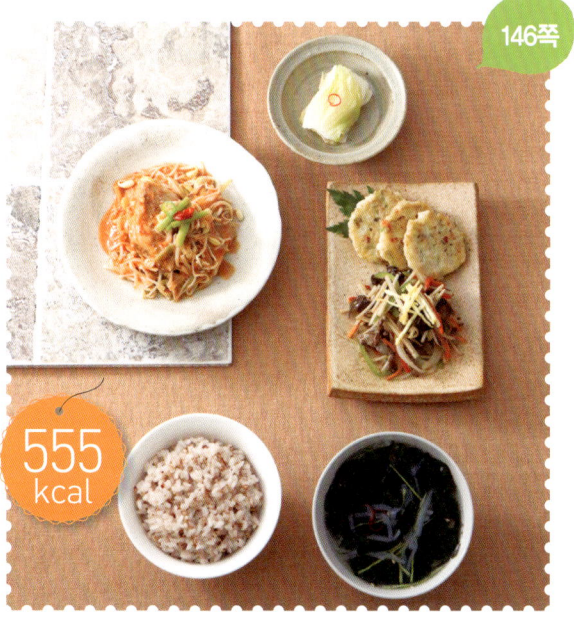

저녁 — 555 kcal (146쪽)
수수밥, 미역곤약냉국, 동태콩나물찜, 모둠 버섯전, 우엉잡채, 백김치

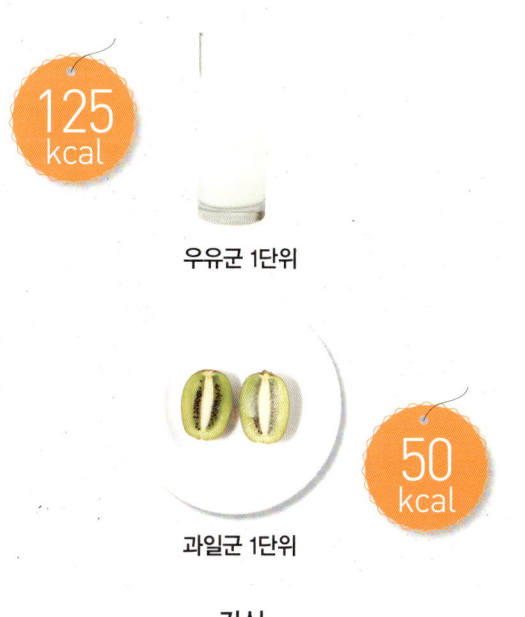

간식
우유군 1단위 — 125 kcal
과일군 1단위 — 50 kcal

나만의 식단 짜기 1,600kcal-2

아침 398kcal+점심 477kcal+저녁 593kcal+간식 175kcal=**1,643kcal**

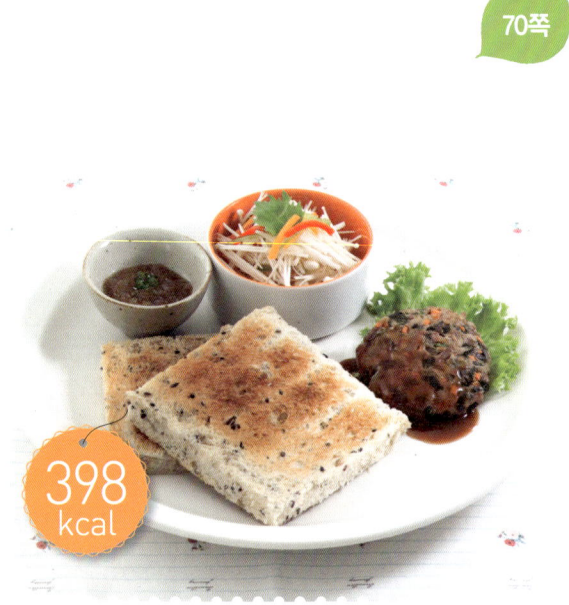

아침

잡곡빵토스트, 나물햄버거스테이크, 팽이버섯샐러드

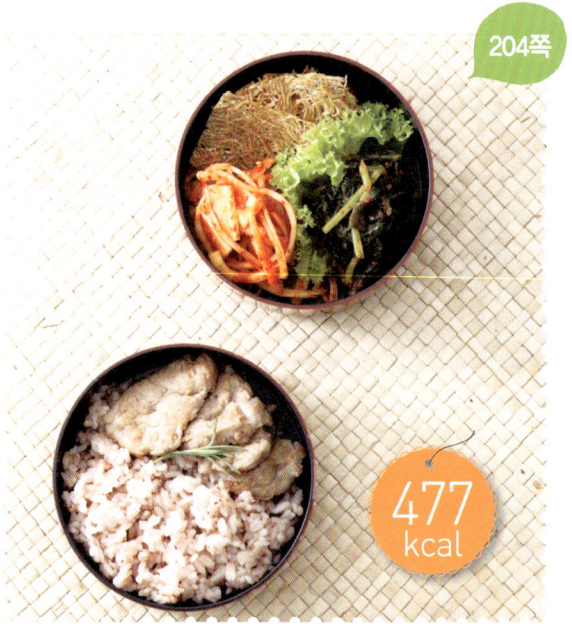

점심

수수밥, 맥적, 뱅어포볶음, 도라지오이무침, 열무김치

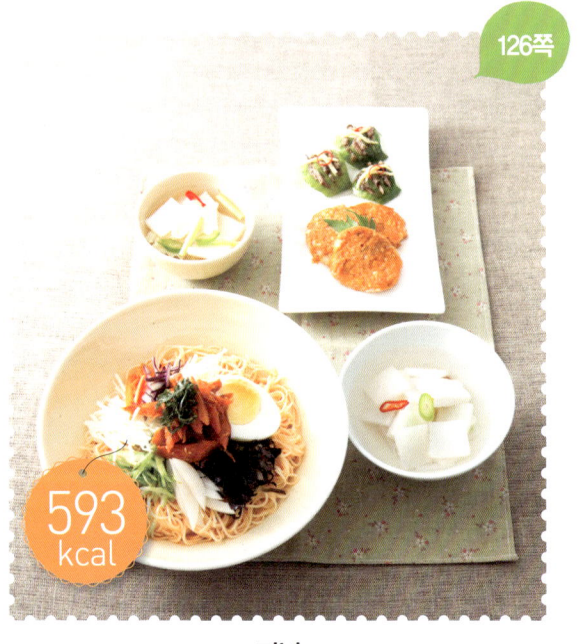

저녁

황태비빔국수, 곤약묵국, 두부장떡, 오이선, 수삼나박김치

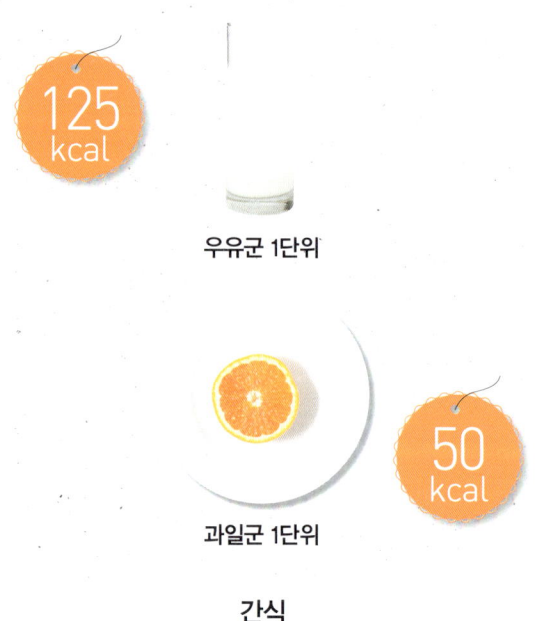

우유군 1단위

과일군 1단위

간식

나만의 식단 짜기 1,600kcal-3

아침 350kcal+점심 493kcal+저녁 559kcal+간식 175kcal=**1,577kcal**

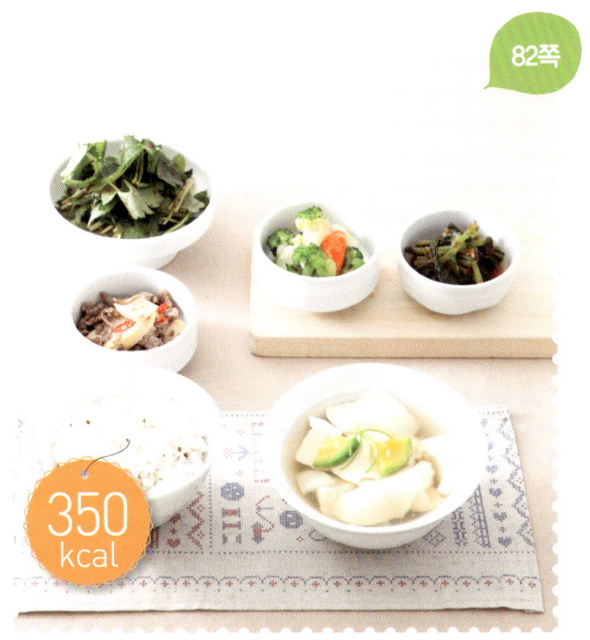

아침

율무밥, 순두부새우젓국, 소고기죽순볶음,
브로콜리무침, 참나물겉절이, 열무김치

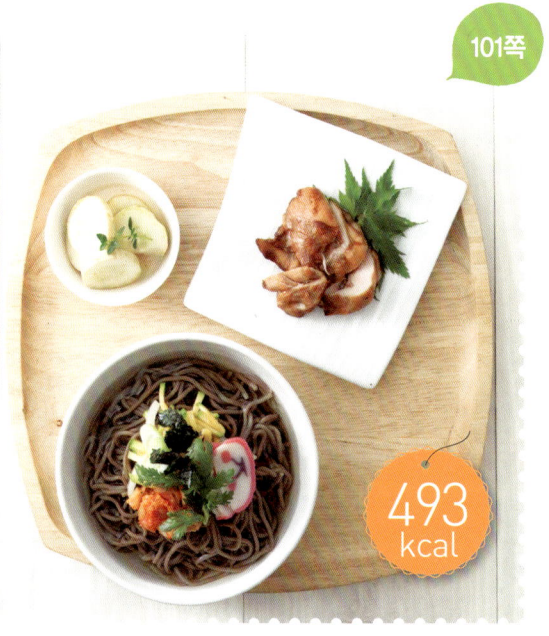

점심

김치메밀온면, 데리야끼 닭다리살구이, 오이피클

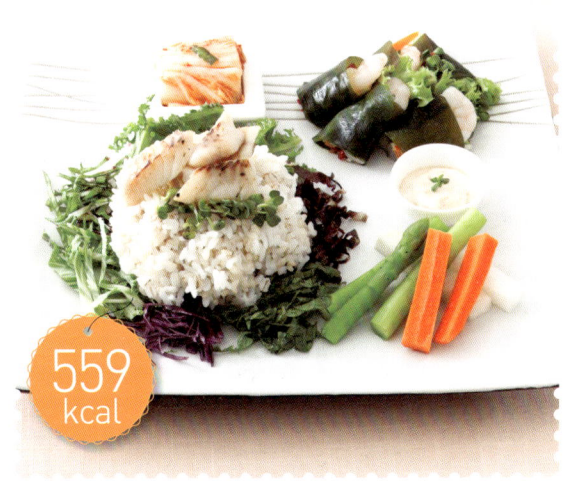

저녁

대구살비빔밥, 새우다시마쌈, 모둠 채소스틱, 배추김치

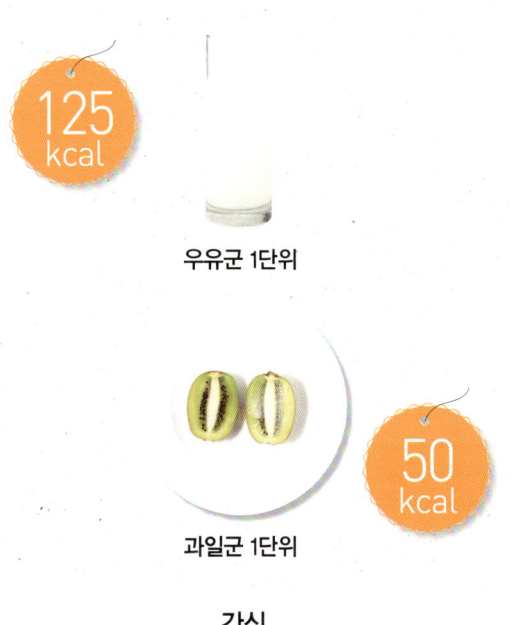

우유군 1단위

과일군 1단위

간식

나만의 식단 짜기 1,400kcal-1

아침 386kcal + 점심(516kcal - 약 175kcal) + 저녁 514kcal + 간식 175kcal = **약 1,416kcal**

아침과 저녁은 그대로 섭취하고, 간식으로 우유군 1단위, 과일군 1단위를 섭취한다.

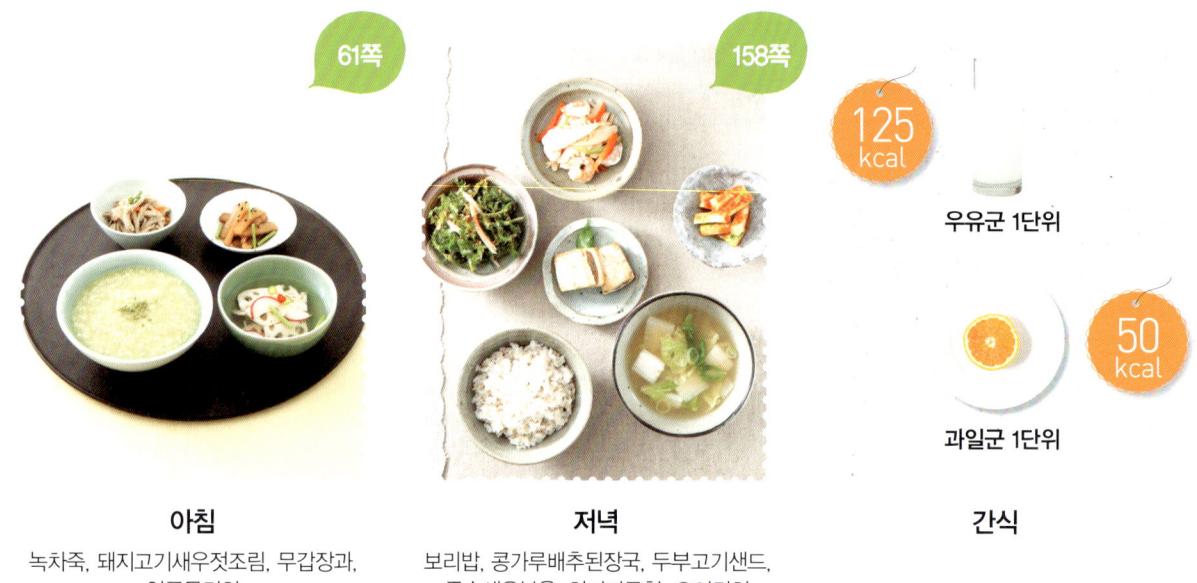

아침 (61쪽)
녹차죽, 돼지고기새우젓조림, 무갑장과, 연근물김치

저녁 (158쪽)
보리밥, 콩가루배추된장국, 두부고기샌드, 죽순새우볶음, 치커리무침, 오이김치

간식
우유군 1단위 — 125kcal
과일군 1단위 — 50kcal

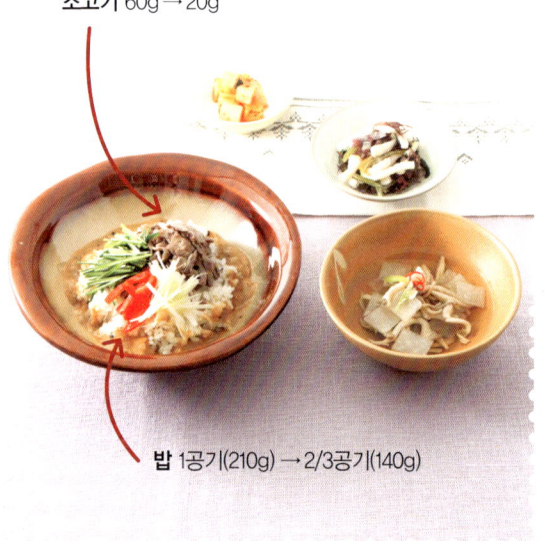

95쪽

소고기 60g → 20g
밥 1공기(210g) → 2/3공기(140g)

점심
청국장덮밥, 느타리버섯국, 오징어냉채, 깍두기

−175kcal

1. **점심에서 곡류군 1단위 감량**
   청국장덮밥에서 밥 1공기(210g)를 2/3공기(140g)로 조정하여 섭취한다.

2. **점심에서 어육류군 1단위 감량**
   청국장덮밥의 소고기 60g을 소고기 20g으로 조정하여 섭취한다.

나만의 식단 짜기 1,400kcal-2

아침 349kcal + 점심(507kcal-약 175kcal) + 저녁 549kcal + 간식 175kcal = 약 1,405kcal

아침과 저녁은 그대로 섭취하고, 간식으로 우유군 1단위, 과일군 1단위를 섭취한다.

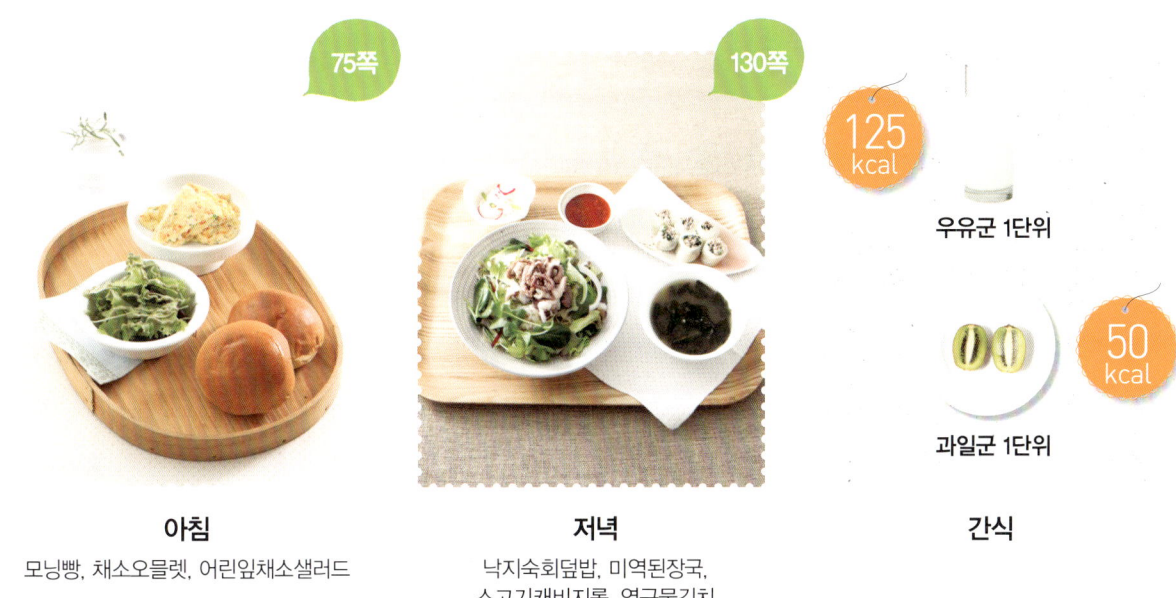

아침 (75쪽)
모닝빵, 채소오믈렛, 어린잎채소샐러드

저녁 (130쪽)
낙지숙회덮밥, 미역된장국, 소고기캐비지롤, 연근물김치

간식
우유군 1단위 — 125 kcal
과일군 1단위 — 50 kcal

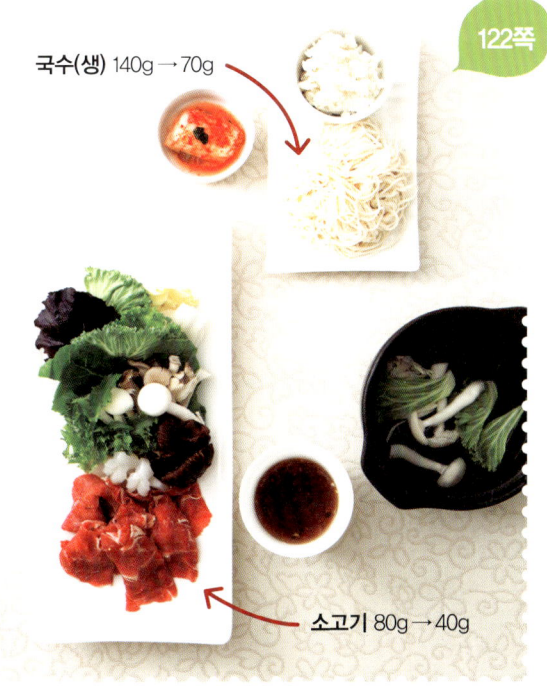

점심 (122쪽)
샤브샤브, 배추김치

국수(생) 140g → 70g
소고기 80g → 40g

−175kcal

1 점심에서 곡류군 1단위 감량
샤브샤브에서 국수(생) 140g을 70g으로 조정하여 섭취한다.

2 점심에서 어육류군 1단위 감량
샤브샤브의 소고기 80g을 40g으로 조정하여 섭취한다.

일러두기

1,400kcal, 1,800kcal, 2,000kcal 식단은 1,600kcal 식단에서 곡류군과 어육류군을 조정하였다. 제시된 열량은 양념 등이 반영되지 않은 어림치의 열량이다.
- 곡류군 1단위를 조정하여 100kcal를 가감
- 어육류군을 조정할 때는 중지방어육류군 1단위를 기준으로 하여 75kcal를 가감

나만의 식단 짜기 1,800kcal-1

아침(380kcal+약 100kcal)+점심 527kcal+저녁 536kcal+간식 225kcal=약 1,768kcal

점심과 저녁은 그대로 섭취하고, 간식으로 우유군 1단위, 과일군 2단위를 섭취한다.

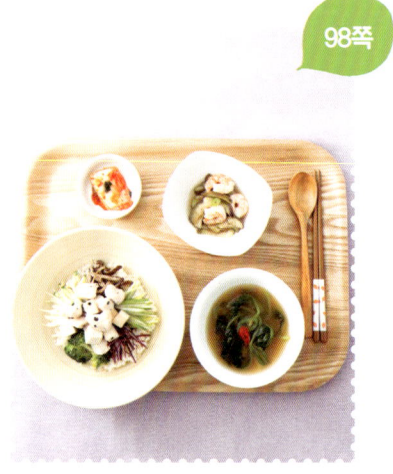

점심 (98쪽)
닭가슴살두부비빔밥, 시금치된장국,
새우가지조림, 배추김치

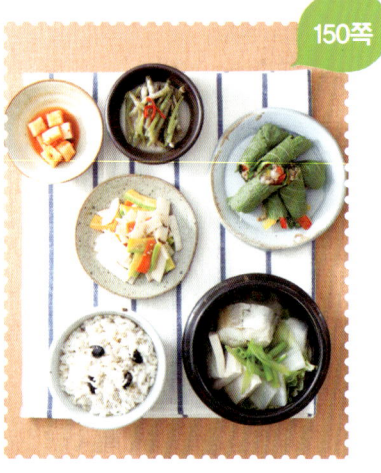

저녁 (150쪽)
검은콩현미밥, 대구탕, 깻잎채소말이,
고구마순들깨무침, 새송이볶음, 깍두기

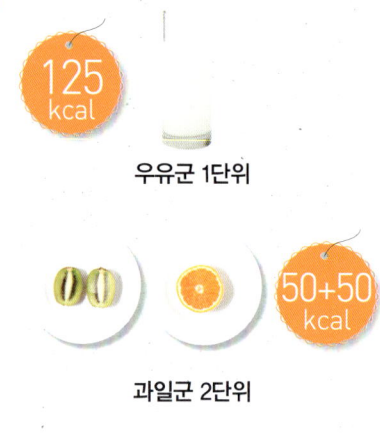

간식
우유군 1단위 — 125 kcal
과일군 2단위 — 50+50 kcal

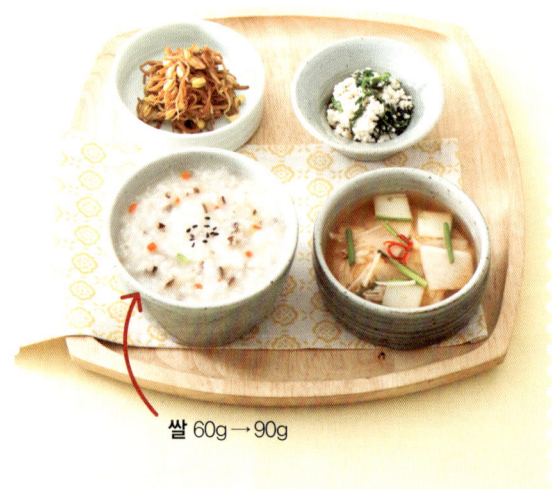

쌀 60g → 90g (58쪽)

아침
버섯소고기죽, 쑥갓두부무침, 콩나물장조림, 나박김치

+100kcal

1 아침에서 곡류군 1단위 추가
버섯소고기죽에 쌀 60g을 90g으로 조정하여 섭취한다.

나만의 식단 짜기 1,800kcal-2

아침(353kcal+약 100kcal)+점심 554kcal+저녁 552kcal+간식 225kcal=약 1,784kcal

점심과 저녁은 그대로 섭취하고, 간식으로 우유군 1단위, 과일군 2단위를 섭취한다.

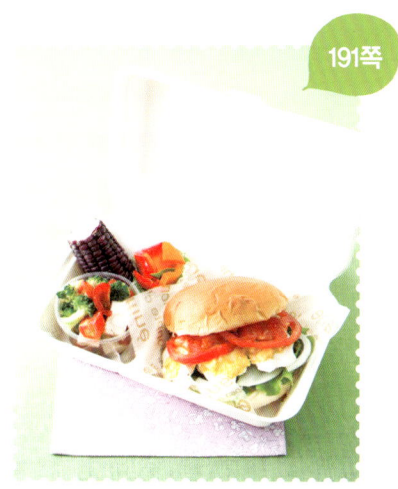

점심
치킨버거, 두부브로콜리샐러드, 옥수수구이, 파프리카피클

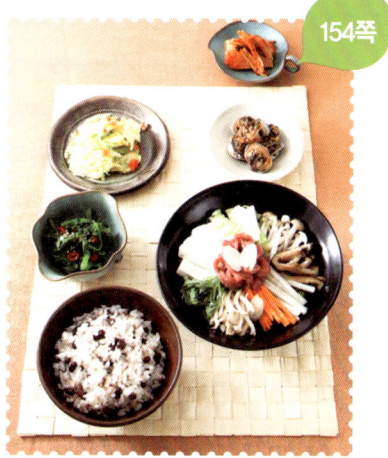

저녁
팥밥, 버섯전골, 꼬막찜, 애호박전, 열무나물무침, 총각김치

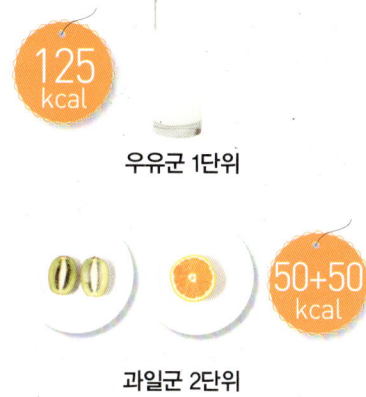

간식
우유군 1단위 125kcal
과일군 2단위 50+50kcal

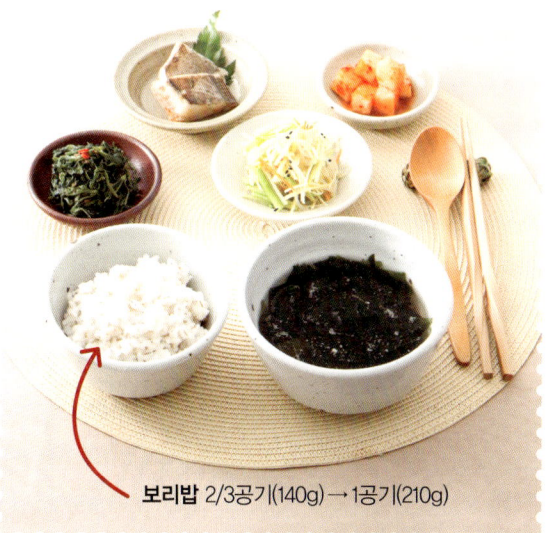

보리밥 2/3공기(140g) → 1공기(210g)

아침
보리밥, 들깨미역국, 가자미구이, 실곤약미나리무침, 비름나물된장무침, 깍두기

+100kcal

1 아침에서 곡류군 1단위 추가
보리밥에 밥 2/3공기(쌀 55g+보리 5g=60g=밥 140g)를 밥 1공기(쌀 80g+보리 10g=90g=밥 210g)로 조정하여 섭취한다.

나만의 식단 짜기 2,000kcal-1

아침(325kcal+약 175kcal)+점심 543kcal+저녁 589kcal+간식 325kcal=약 1,957kcal

- 점심과 저녁은 그대로 섭취하고, 간식으로 우유군 1단위, 과일군 2단위를 섭취한다.
- 곡류군 1단위를 간식으로 추가한다.
  식빵 1장(35g)을 간식으로 섭취한다(곡류군 간식 대신 한 끼니만 밥 1/3공기(70g)를 추가로 섭취할 수도 있다).

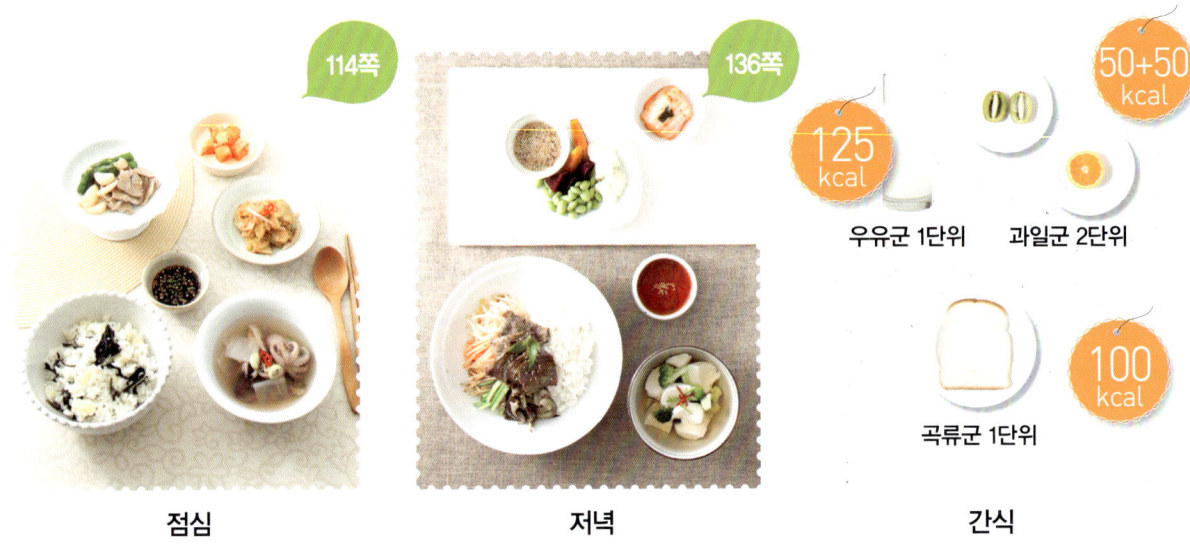

점심 (114쪽)
곤드레나물밥, 주꾸미지리,
돼지고기통마늘조림, 오이양파무침, 깍두기

저녁 (136쪽)
너비아니비빔밥, 두부브로콜리냉국,
모둠 채소숙회, 배추김치

간식
우유군 1단위 — 125kcal
과일군 2단위 — 50+50 kcal
곡류군 1단위 — 100 kcal

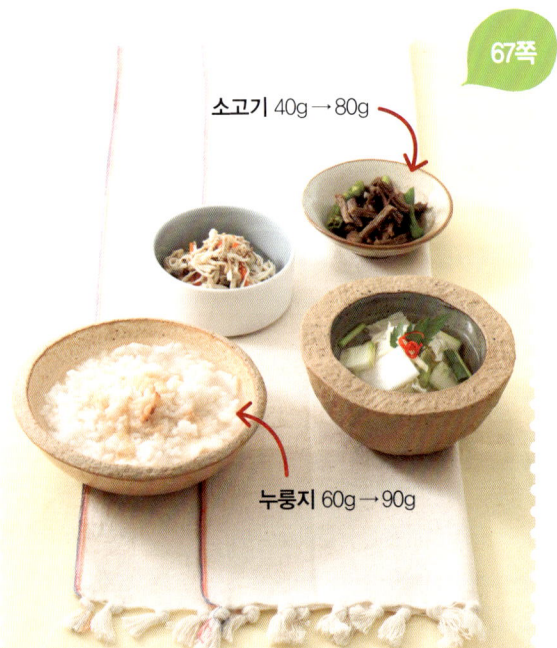

아침 (67쪽)
누룽지, 소고기장조림, 느타리버섯무침, 약선물김치

소고기 40g → 80g
누룽지 60g → 90g

+175kcal

1 아침에서 곡류군 1단위 추가
누룽지에 건조 누룽지 60g을 90g으로 조정하여 섭취한다.

2 아침에 어육류군 1단위 추가
소고기장조림에서 소고기를 40g에서 80g으로 조정하여 섭취한다.

나만의 식단 짜기 2,000kcal-2

아침(440kcal+약 175kcal)+점심 533kcal+저녁 504kcal+간식 325kcal=약 1,977kcal

- 점심과 저녁은 그대로 섭취하고, 간식으로 우유군 1단위, 과일군 2단위를 섭취한다.
- 곡류군 1단위를 간식으로 추가한다.
  떡(인절미) 50g을 간식으로 섭취한다(곡류군 간식 대신 한 끼니만 밥 1/3공기(70g)를 추가로 섭취할 수도 있다).

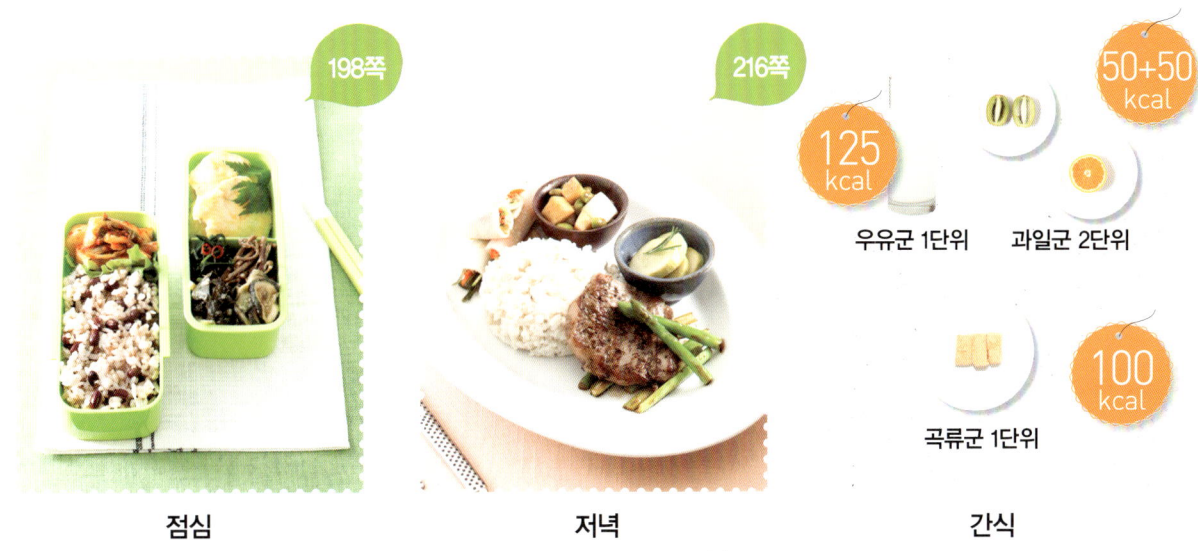

점심
오곡밥, 동태전, 모둠 나물볶음, 총각김치

저녁
보리밥, 안심스테이크, 무구절판, 강낭콩샐러드, 오이피클

간식
우유군 1단위 125kcal
과일군 2단위 50+50 kcal
곡류군 1단위 100kcal

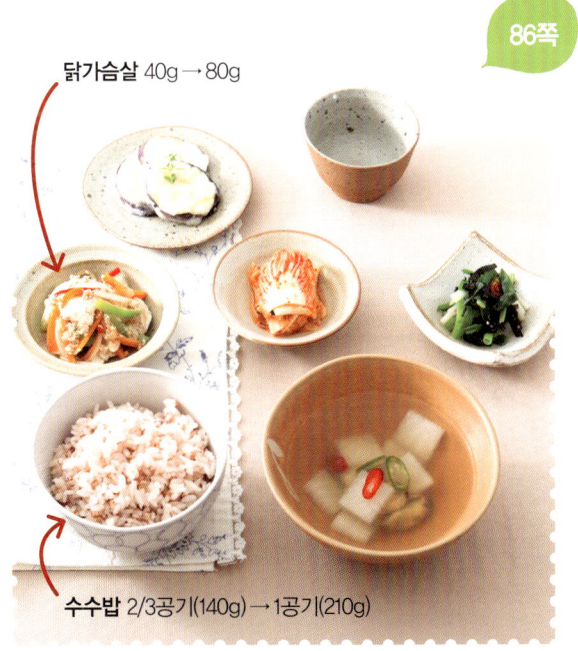

닭가슴살 40g → 80g
수수밥 2/3공기(140g) → 1공기(210g)

아침
수수밥, 홍합살뭇국, 닭살깨소스볶음, 실파김가루무침, 가지전, 배추김치

+175kcal

1 아침에서 곡류군 1단위 추가
수수밥에 밥 2/3공기(쌀 55g + 수수 5g = 60g = 밥 140g)를 밥 1공기(쌀 80g + 수수 10g = 90g = 밥 210g)로 조정하여 섭취한다.

2 아침에 어육류군 1단위 추가
닭살깨소스볶음에서 닭가슴살 40g을 80g으로 조정하여 섭취한다.

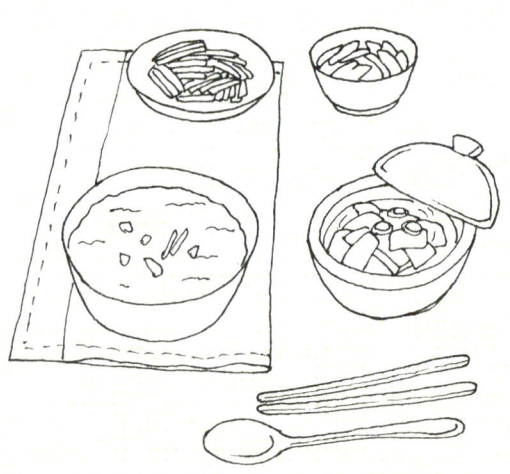

먹으면서 치료하는
맛있는 당뇨밥상

아침상

아침·죽 상차림 1

- 탄수화물 53g
- 단백질 14g
- 지방 13g

총 열량 **380** kcal

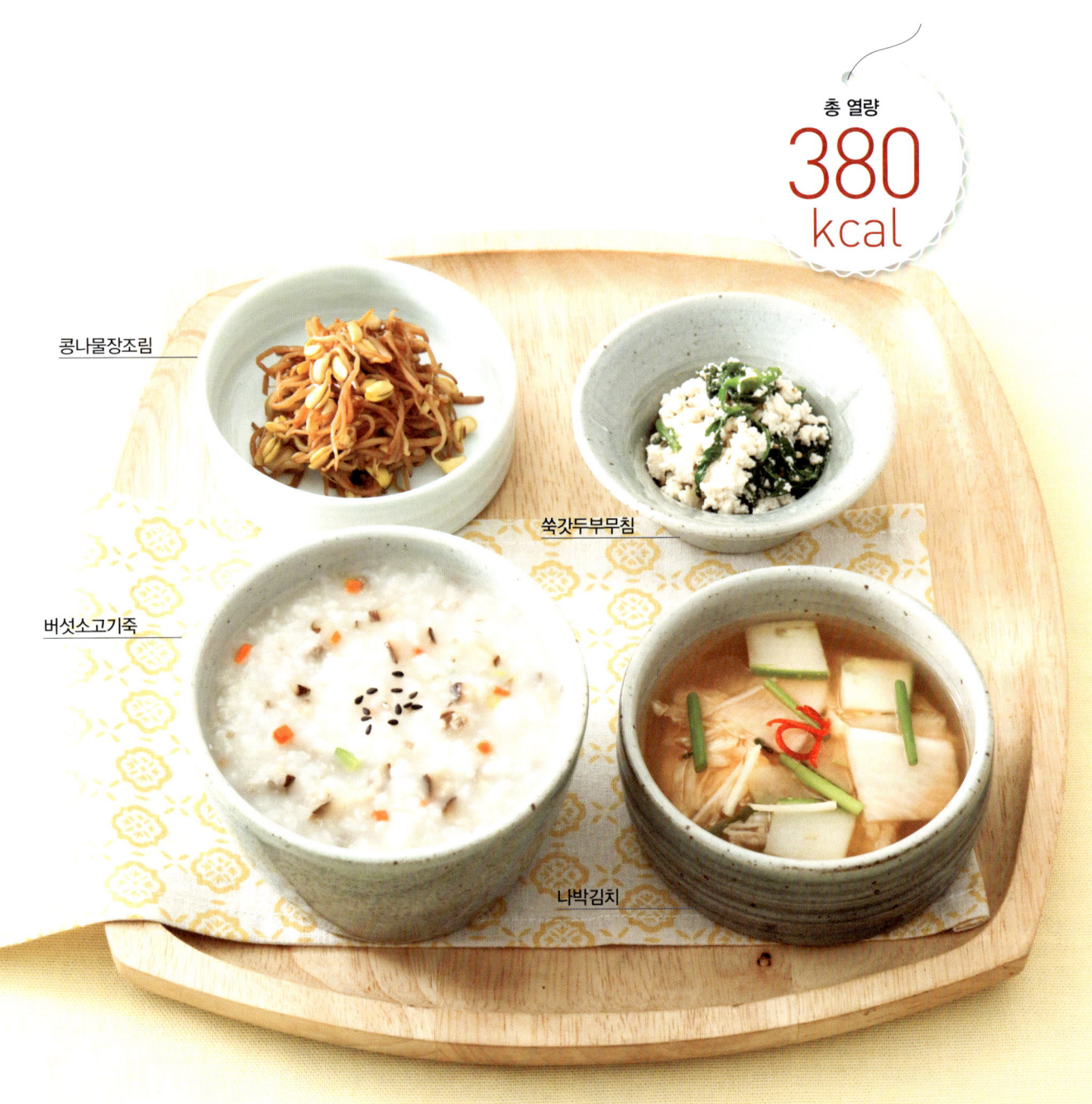

- 콩나물장조림
- 쑥갓두부무침
- 버섯소고기죽
- 나박김치

버섯소고기죽

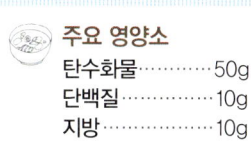

주요 영양소
- 탄수화물·········· 50g
- 단백질············· 10g
- 지방················ 10g

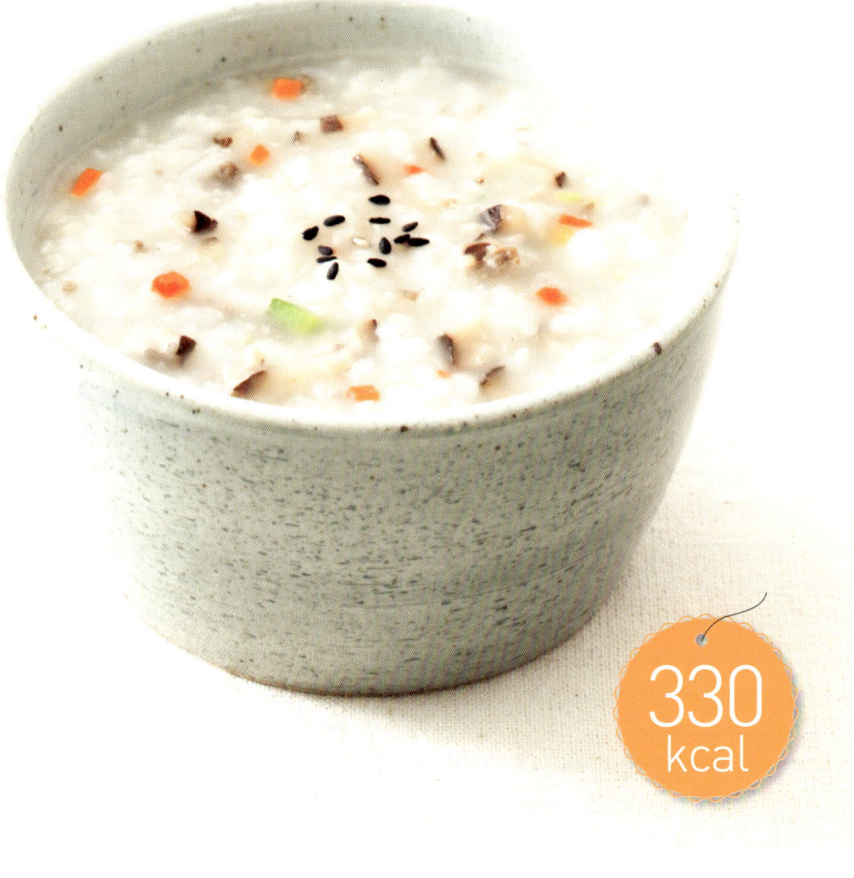

330 kcal

재료
쌀 60g, 소고기 다짐육 30g, 표고버섯 10g, 새송이버섯 10g, 느타리버섯 10g, 양파 20g, 당근 5g, 물 500㎖, 참기름 · 소금 약간씩
소고기 밑간 소금 · 맛술 약간씩

만들기
1 쌀은 씻어 20분 정도 불린다.
2 소고기는 소고기 밑간 재료로 양념하여 30분 정도 재워둔다.
3 표고버섯, 새송이버섯, 느타리버섯, 양파, 당근은 다진다.
4 냄비에 참기름을 두르고 소고기를 볶다가 쌀을 넣어 볶는다.
5 쌀이 충분히 볶아지면 다진 채소를 넣고 볶은 후 물을 붓고 끓인다.
6 나무주걱으로 저어가며 끓이고 쌀알이 충분히 퍼지면 소금으로 간을 한다.

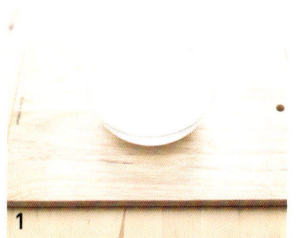
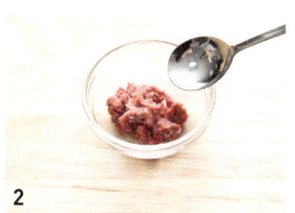
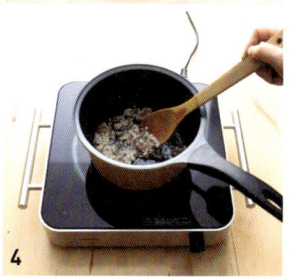
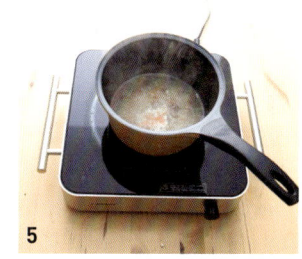

쑥갓두부무침

 주요 영양소
탄수화물…1g • 단백질…2g • 지방…2g

32 kcal

재료
두부 20g, 쑥갓 15g
양념 소금 0.3g, 통깨·참기름·다진 마늘 약간씩

만들기
1 두부는 데쳐서 곱게 으깬다.
2 쑥갓은 끓는 물에 데쳐서 찬물에 헹궈 물기를 빼고 4cm 길이로 썬다.
3 볼에 두부와 쑥갓을 담고 분량의 **양념** 재료를 넣고 고루 무친다.

콩나물장조림

 주요 영양소
탄수화물…1g • 단백질…2g • 지방…1g

13 kcal

재료
콩나물 40g, 간장 2g, 맛술·아스파탐 약간씩

만들기
1 콩나물은 깨끗이 씻어서 냄비에 담아 간장, 맛술을 넣고 강불에서 조린다.
2 먹기 직전에 아스파탐을 뿌리고 고루 버무린다.

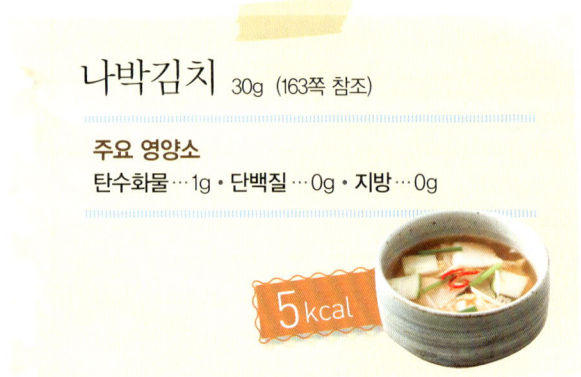

나박김치 30g (163쪽 참조)

주요 영양소
탄수화물…1g • 단백질…0g • 지방…0g

5 kcal

아침 · 죽 상차림 2

탄수화물 54g · 단백질 13g · 지방 12g

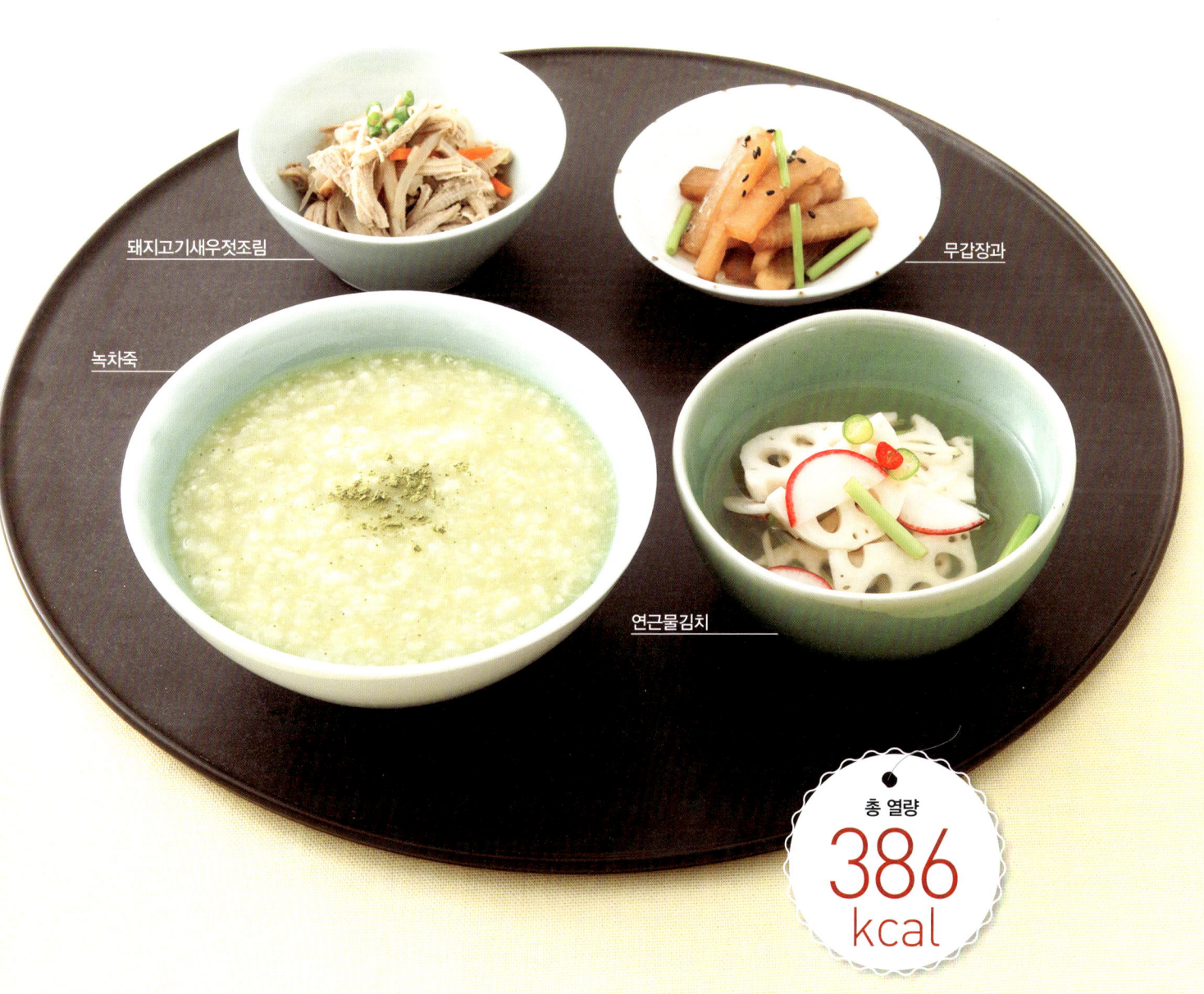

돼지고기새우젓조림
녹차죽
무갑장과
연근물김치

총 열량 **386** kcal

돼지고기새우젓조림

주요 영양소
- 탄수화물 ············ 4g
- 단백질 ············· 8g
- 지방 ·············· 9g

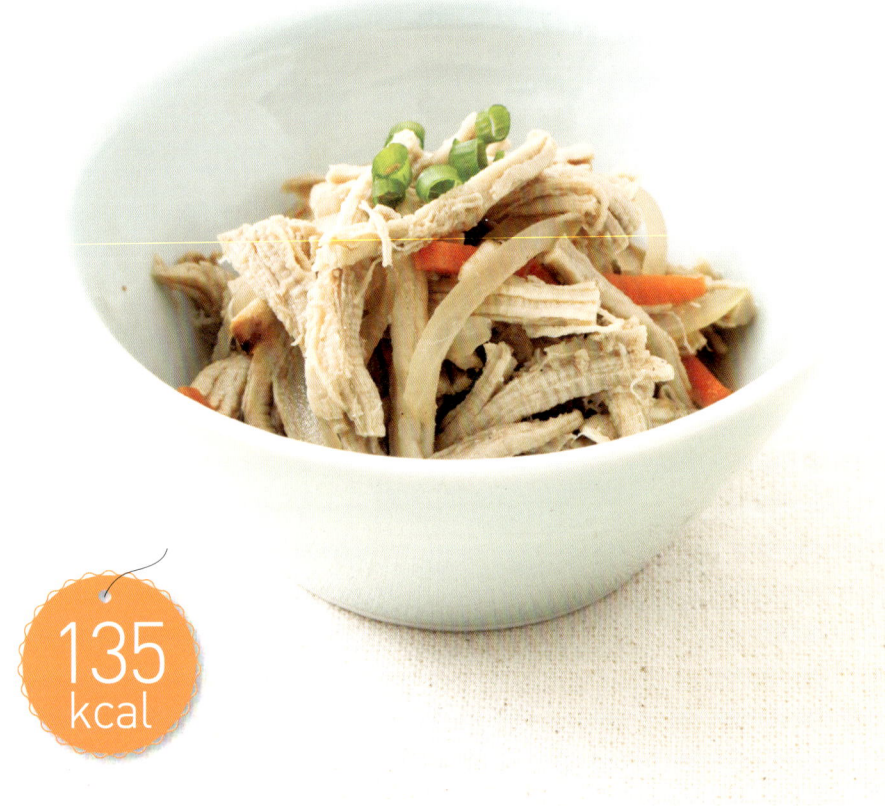

135 kcal

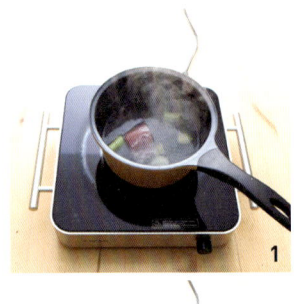

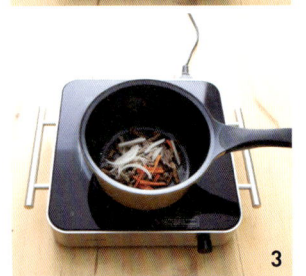

재료
돼지고기 40g, 무 10g, 양파 10g, 당근 5g, 실파 약간
돼지고기 삶을 때 대파 5g, 생강 5g, 통마늘 5g, 통후추 약간, 물 적당량
조림장 새우젓 3g, 진간장 2g, 된장 1g, 청주 5g, 다시마국물 30㎖

만들기
1 돼지고기는 끓는 물에 대파, 생강, 통마늘, 통후추를 넣어 20분 정도 삶아 가늘게 찢는다.
2 무, 양파, 당근은 채 썰고, 실파는 송송 썬다.
3 냄비에 분량의 조림장 재료를 넣고 끓인 후 돼지고기와 채소를 넣어 조린다.
4 그릇에 돼지고기새우젓조림을 담고, 실파를 올린다.

녹차죽

주요 영양소
탄수화물 … 47g • 단백질 … 5g • 지방 … 3g

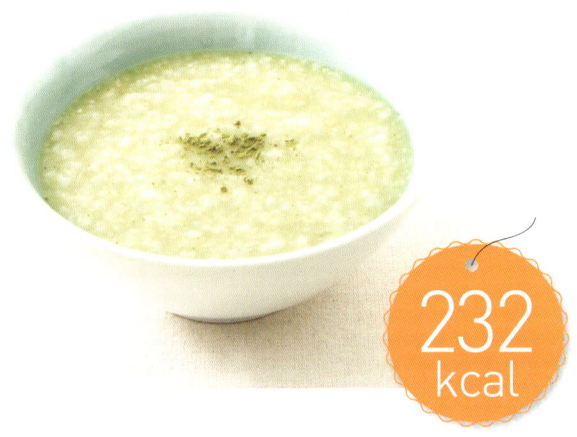

232 kcal

재료
쌀 60g, 녹차가루 2g, 소금 0.5g, 참기름 약간, 물 500㎖

만들기
1 쌀은 씻어 20분 정도 불린다.
2 냄비에 참기름을 두르고 불린 쌀을 넣어 볶는다.
3 쌀알이 충분히 볶아지면 녹차가루를 넣고 끓인다.
4 물을 붓고 나무주걱으로 저어가며 충분히 끓인 후 소금으로 간을 맞춘다.

무갑장과

주요 영양소
탄수화물 … 1g • 단백질 … 0g • 지방 … 0g

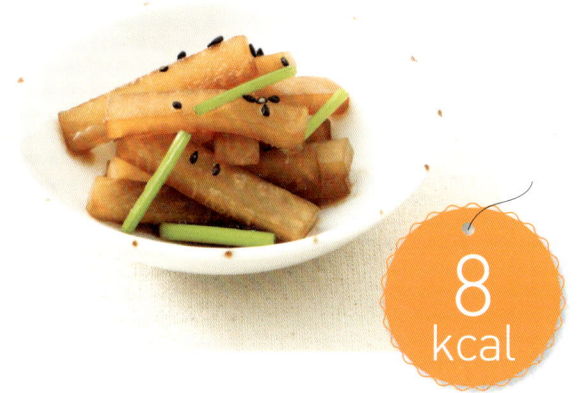

8 kcal

재료
무 30g, 미나리 1g
양념 진간장 1g, 다진 마늘 0.5g, 소금 0.3g, 아스파탐 0.2g, 검은깨 0.2g, 물 약간

만들기
1 무는 4×1×0.5cm로 썰고, 미나리는 4cm 길이로 썬다.
2 냄비에 무, 진간장, 다진 마늘, 소금, 물을 넣고 뒤적거리면서 조리다가 무가 익으면 불을 끈다.
3 조린 무가 식으면 미나리, 아스파탐, 검은깨를 넣고 버무린다.

연근물김치 30g (163쪽 참조)

주요 영양소
탄수화물 … 2g • 단백질 … 0g • 지방 … 0g

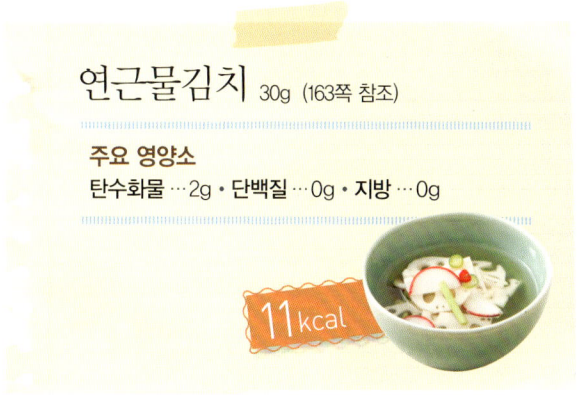

11 kcal

아침 · 죽 상차림 3

- 탄수화물 55g
- 단백질 16g
- 지방 9g

총 열량
370 kcal

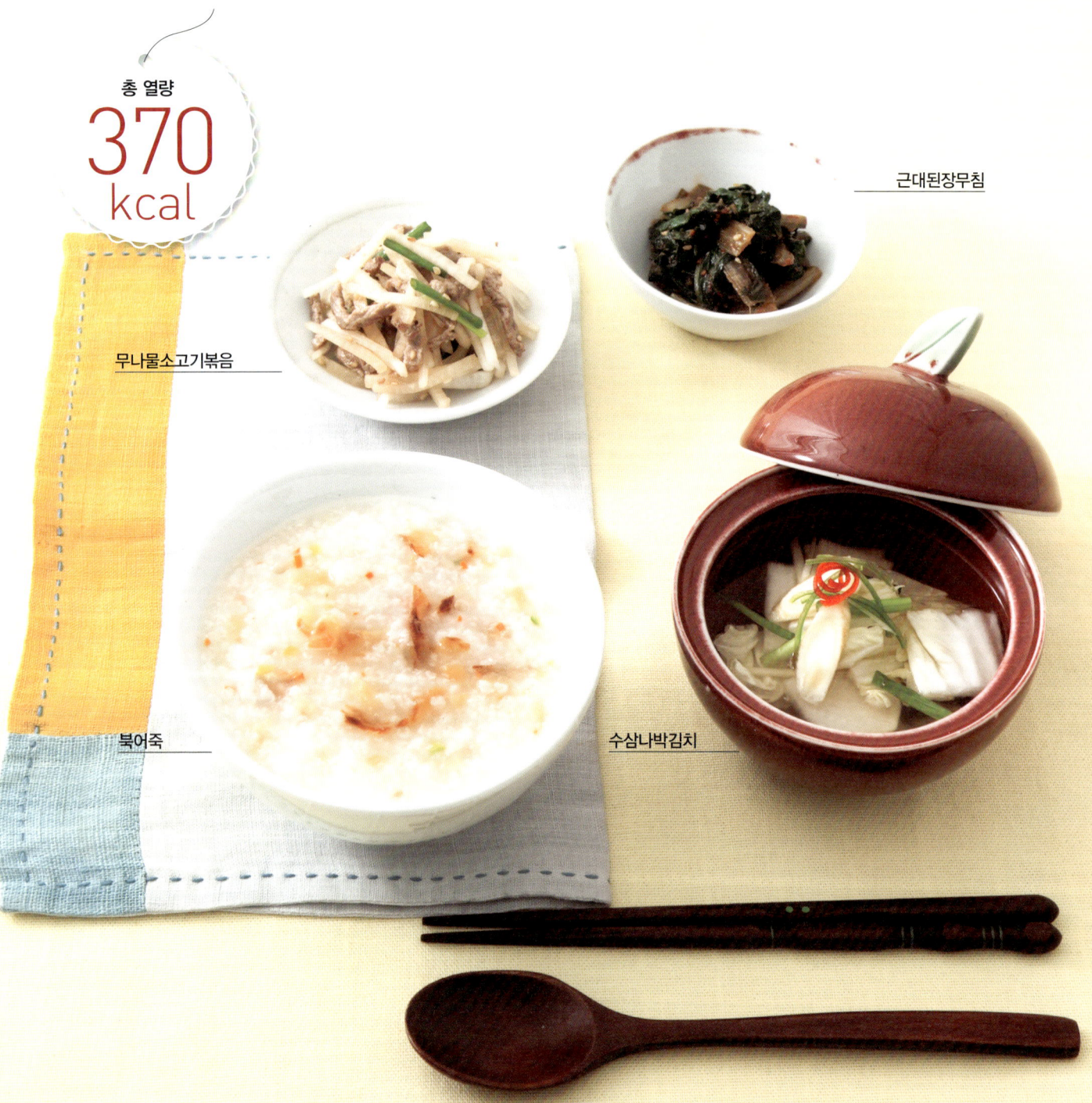

- 근대된장무침
- 무나물소고기볶음
- 북어죽
- 수삼나박김치

북어죽

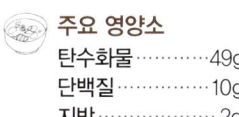

주요 영양소
- 탄수화물 ············ 49g
- 단백질 ············· 10g
- 지방 ··············· 2g

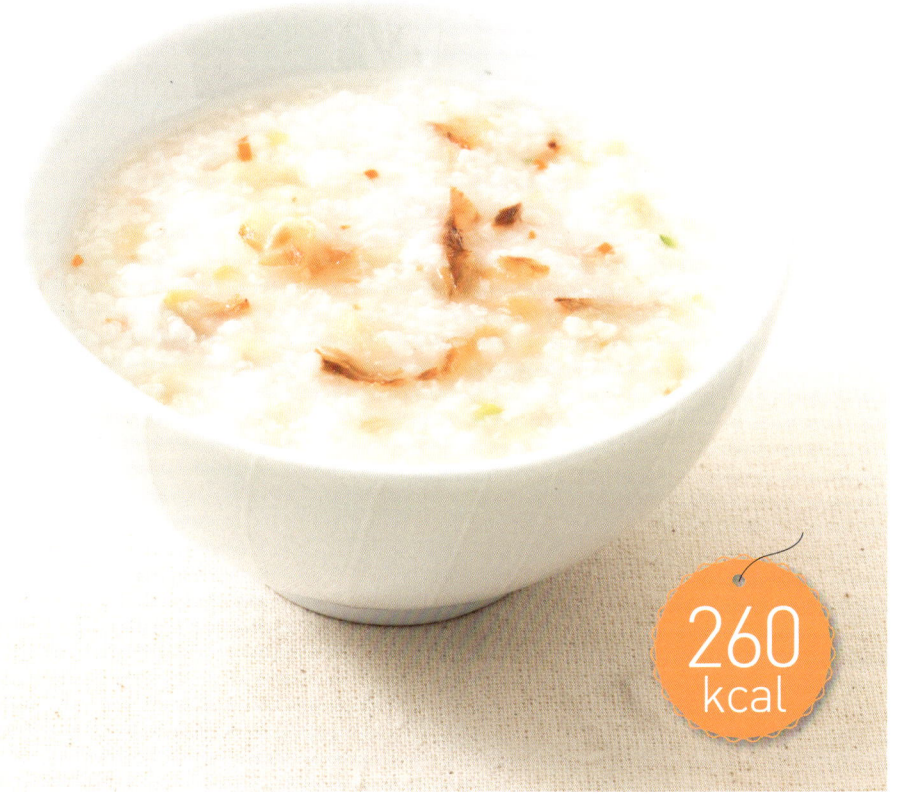

260 kcal

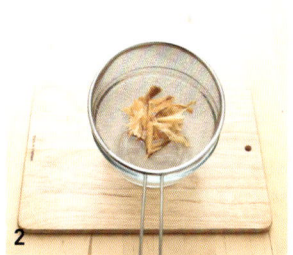

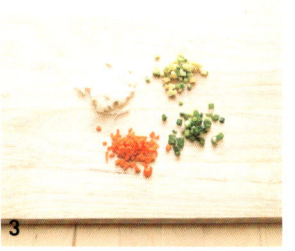

재료
쌀 60g, 북어채 7.5g, 양파 20g, 호박 20g, 당근 10g, 실파 5g, 참기름·소금 약간씩, 물 500㎖

만들기
1 쌀은 씻어 20분 정도 불린다.
2 북어채는 가늘게 찢어 찬물에 불린 후 물기를 짠다.
3 양파, 호박, 당근은 굵게 다진다. 실파는 송송 썬다.
4 냄비에 참기름을 두르고 북어채를 볶다가 불린 쌀을 넣어 볶는다.
5 쌀알이 충분히 볶아지면 양파, 호박, 당근을 넣어 볶는다.
6 물을 붓고 나무주걱으로 저어가며 충분히 끓인 후 실파를 넣고 소금으로 간을 맞춘다.

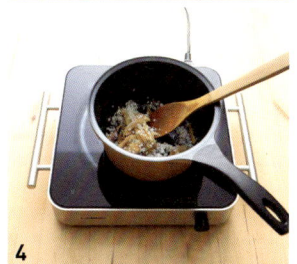

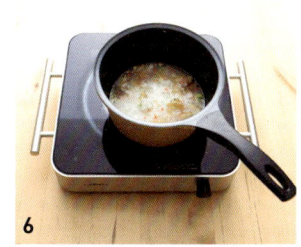

무나물소고기볶음

 주요 영양소
탄수화물 … 2g · 단백질 … 5g · 지방 … 7g

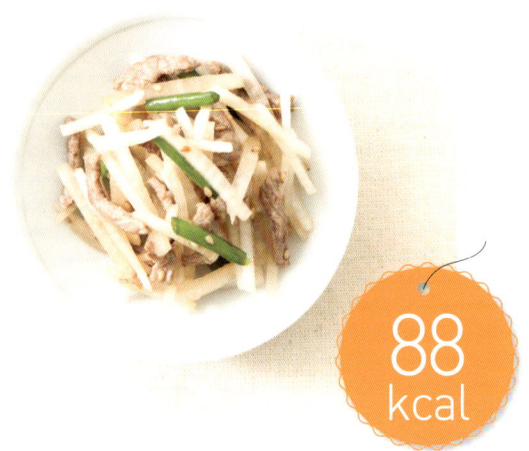

88 kcal

재료
무 40g, 소고기 20g, 실파 2g, 소금 0.5g, 다진 마늘 · 참기름 · 통깨 · 식용유 약간씩
소고기 밑간 진간장 · 맛술 약간씩

만들기
1 무는 채 썰고, 소고기는 소고기 밑간 재료로 밑간한다. 실파는 2~3cm 길이로 썬다.
2 팬에 식용유를 두르고 소고기, 무, 실파 순으로 소금, 다진 마늘을 넣고 볶는다.
3 불을 끄고 참기름과 통깨를 넣고 고루 버무린다.

근대된장무침

 주요 영양소
탄수화물 … 3g · 단백질 … 1g · 지방 … 0g

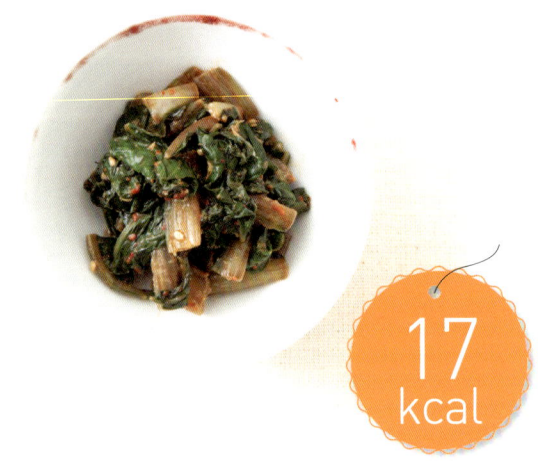

17 kcal

재료
근대 35g
양념 된장 3g, 아스파탐 0.2g, 다진 마늘 · 고춧가루 · 통깨 약간씩

만들기
1 근대는 끓는 물에 데친 후 찬물에 헹궈 4cm 길이로 썬다.
2 볼에 근대를 담고 분량의 양념 재료를 넣어 고루 무친다.

수삼나박김치 30g (163쪽 참조)

주요 영양소
탄수화물 … 1g · 단백질 … 0g · 지방 … 0g

5 kcal

아침 · 죽 상차림 4

탄수화물 53g　단백질 18g　지방 4g

총 열량
325 kcal

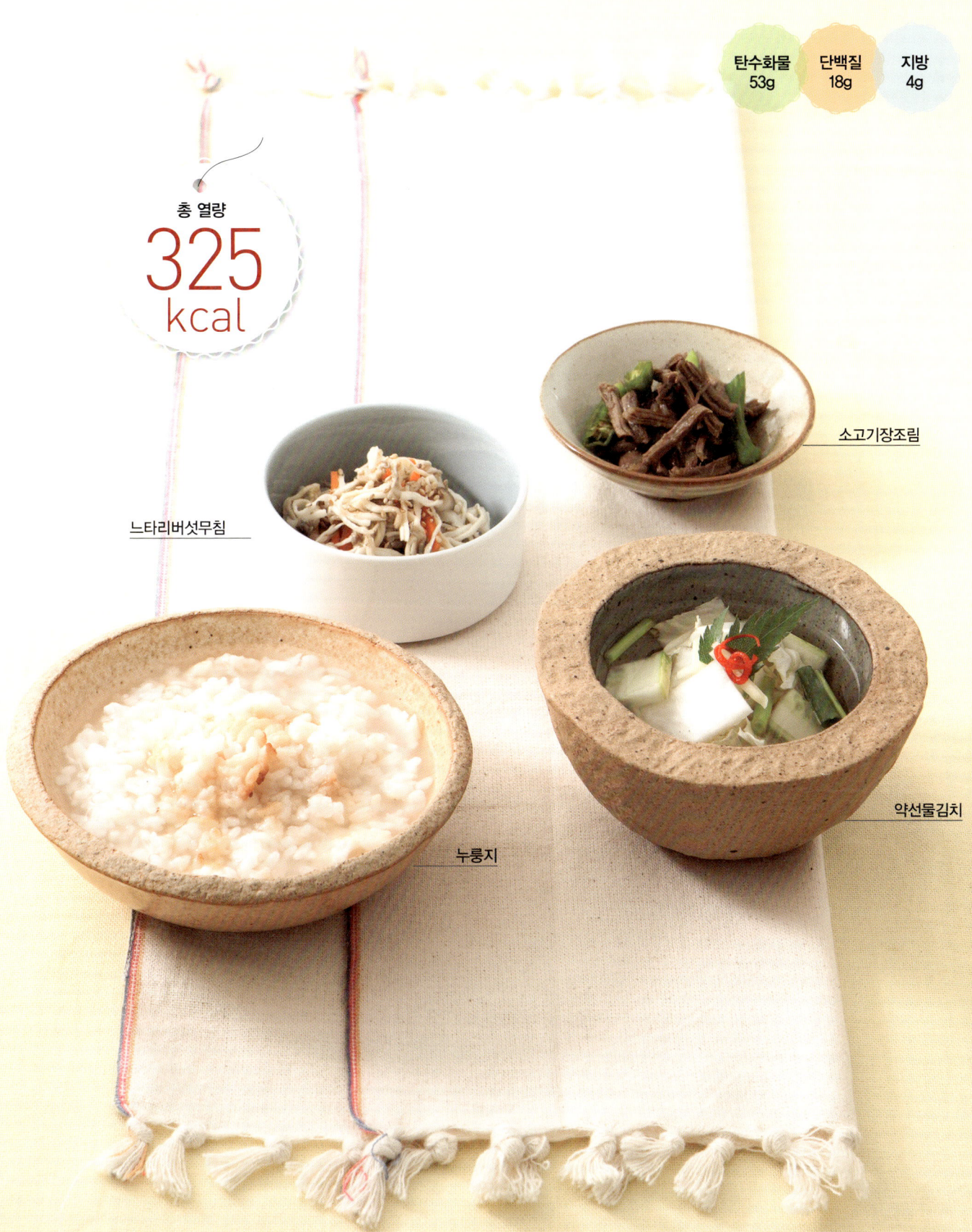

느타리버섯무침

소고기장조림

누룽지

약선물김치

73 kcal

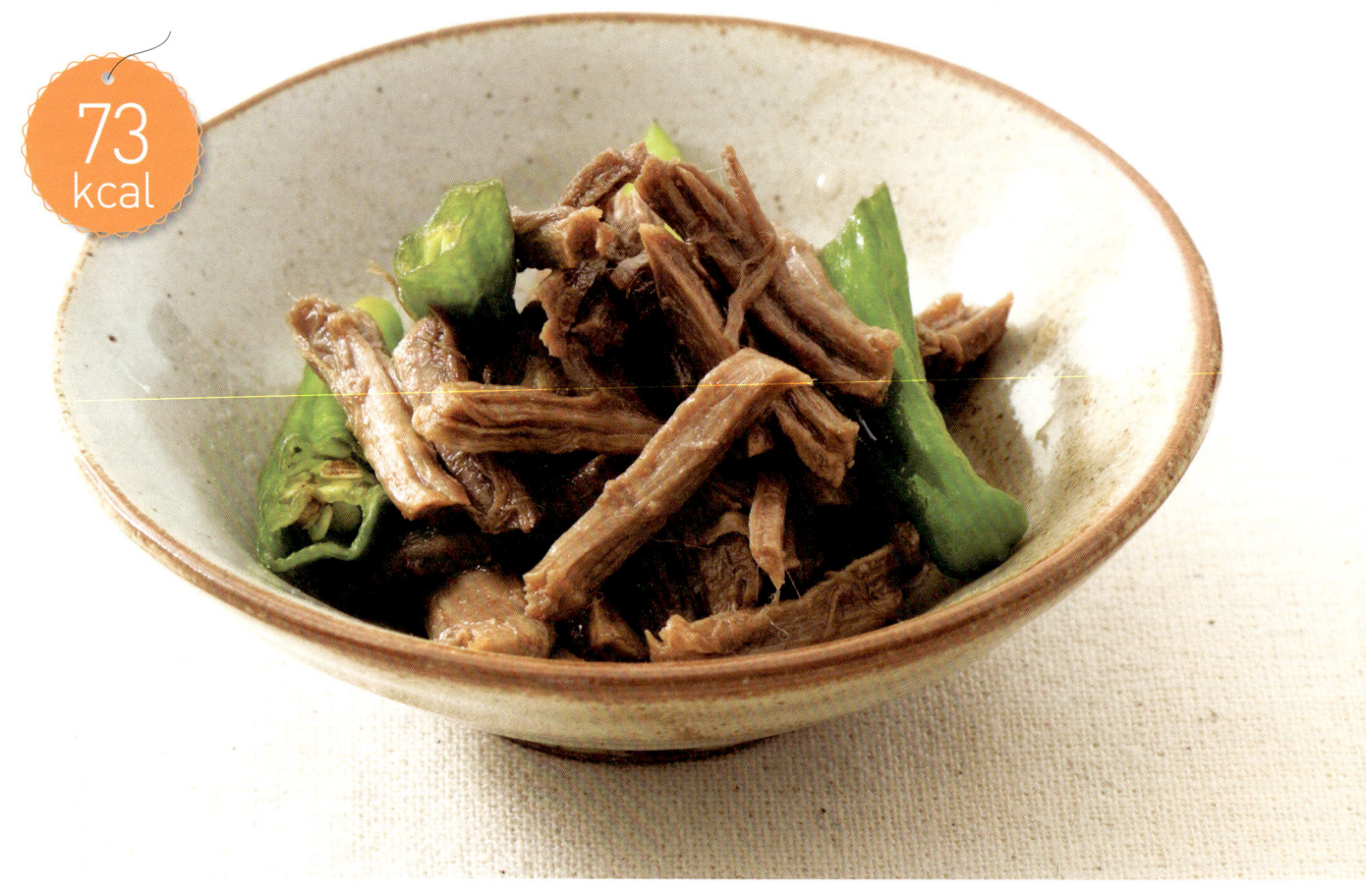

주요 영양소
탄수화물 ············ 2g
단백질 ············ 10g
지방 ············ 2g

소고기장조림

재료
소고기 40g, 꽈리고추 10g
소고기 삶을 때 대파 5g, 통마늘 5g, 통후추 약간, 물 적당량
조림장 진간장 3g, 된장 1g, 청주 5g, 물 50㎖

만들기
1 소고기는 끓는 물에 대파, 통마늘, 통후추를 넣어 20분 정도 삶은 후 가늘게 찢는다.
2 꽈리고추는 반으로 자른다.
3 냄비에 분량의 조림장 재료를 넣어 끓인 후 소고기와 꽈리고추를 넣고 고기가 물러질 때까지 조린다.

느타리버섯무침

주요 영양소
탄수화물 …3g • 단백질 …1g • 지방 …1g

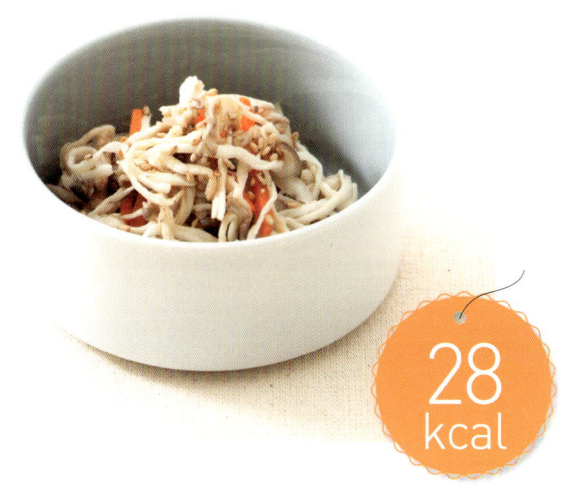

28 kcal

재료
느타리버섯 40g, 양파 10g, 당근 5g, 소금 0.3g, 참기름 · 다진 마늘 · 통깨 약간씩

만들기
1 느타리버섯은 끓는 물에 데친 후 물기를 꼭 짜고 가늘게 찢는다.
2 양파, 당근은 채 썰어 끓는 물에 데친 후 물기를 짠다.
3 느타리버섯에 소금, 참기름, 다진 마늘, 통깨를 넣어 무친 후 데친 양파, 당근을 넣어 무친다.

누룽지

주요 영양소
탄수화물 …46g • 단백질 …4g • 지방 …0g

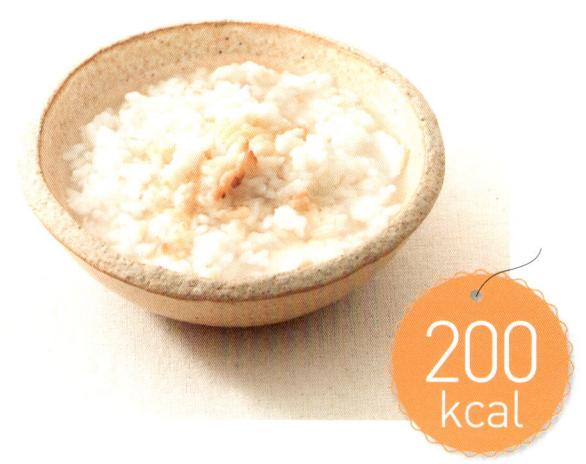

200 kcal

재료
누룽지(건조) 60g, 물 적당량

만들기
끓는 물에 누룽지를 넣고 푹 퍼질 때까지 끓인다.

약선물김치 30g (163쪽 참조)

주요 영양소
탄수화물 …2g • 단백질 …3g • 지방 …1g

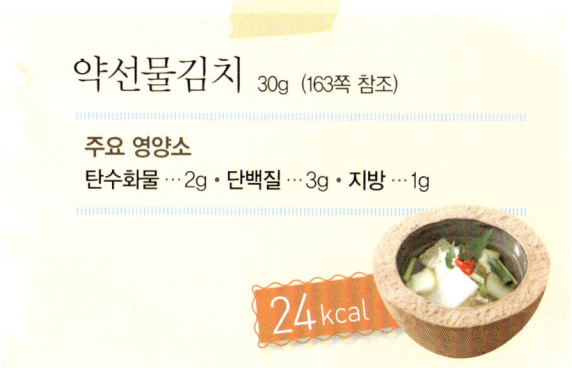

24 kcal

아침 · 빵 상차림 1

탄수화물 67g / 단백질 19g / 지방 7g

총 열량
398 kcal

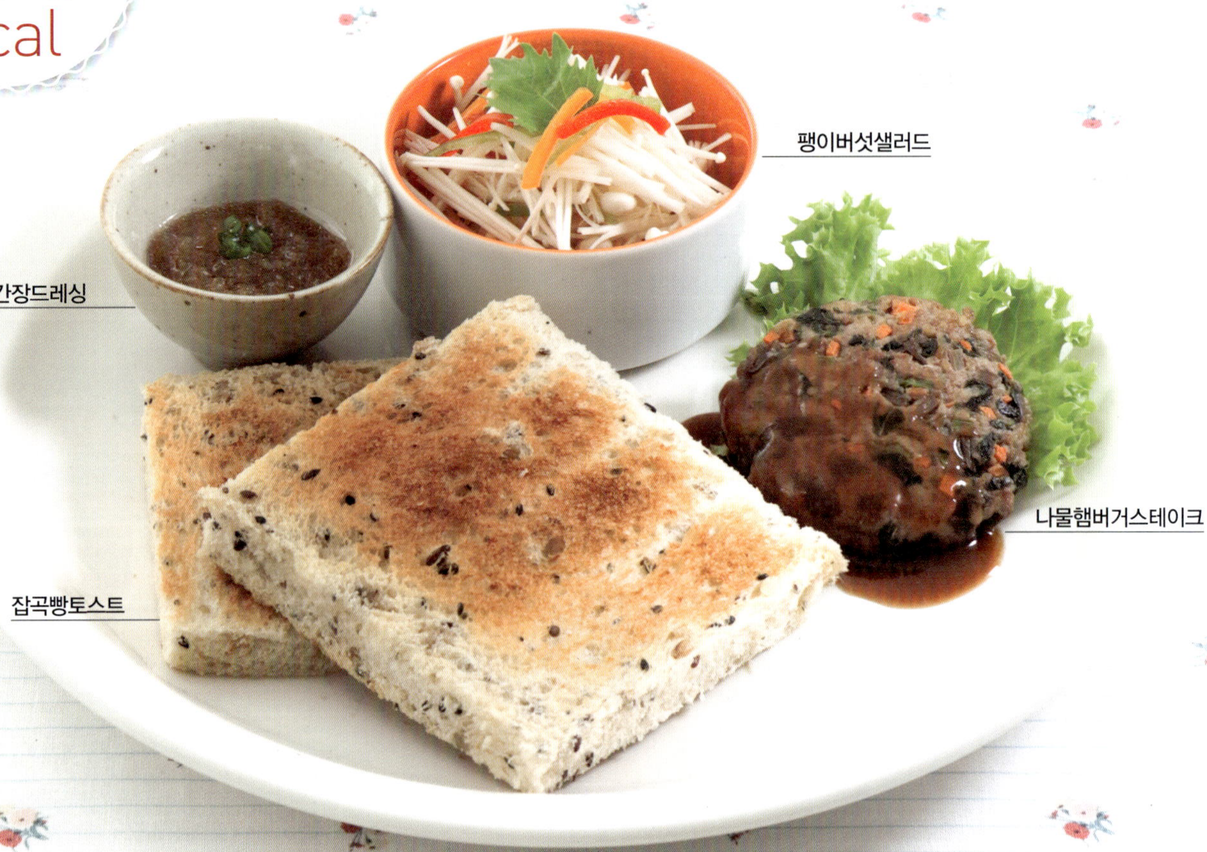

- 팽이버섯샐러드
- 마늘간장드레싱
- 나물햄버거스테이크
- 잡곡빵토스트

나물햄버거스테이크

주요 영양소
탄수화물 ············ 16g
단백질 ············· 13g
지방 ··············· 6g

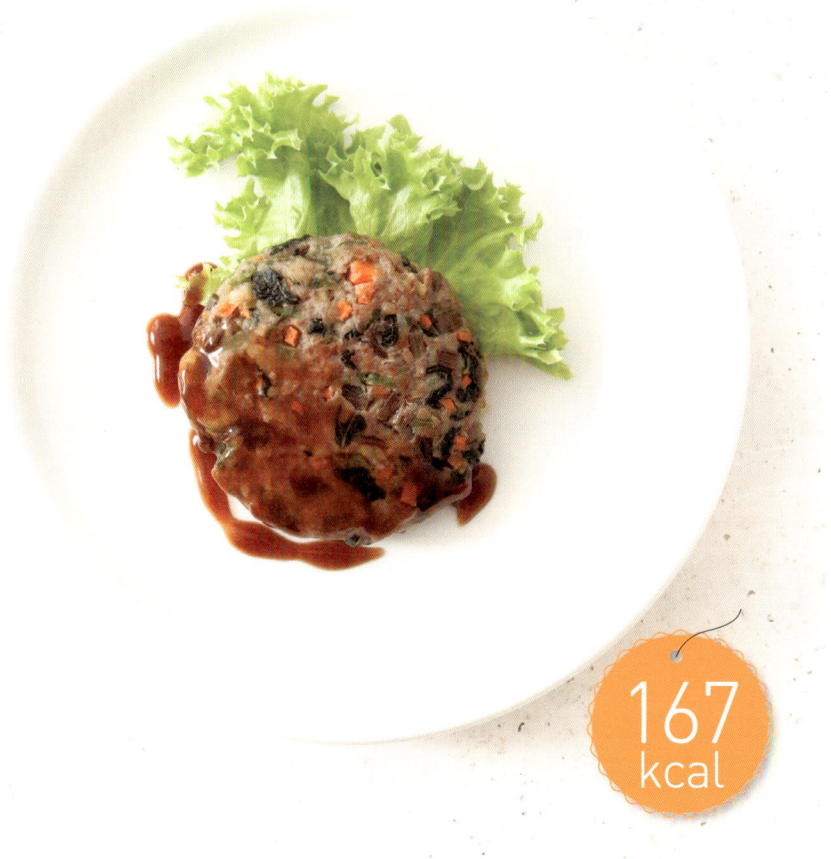

167 kcal

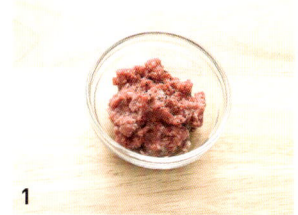

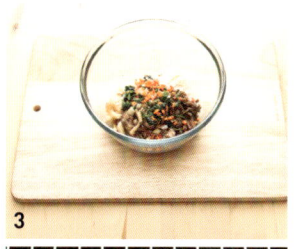

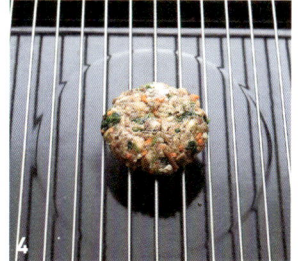

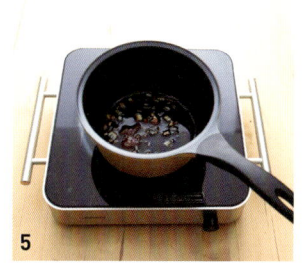

재료
소고기 다짐육 40g, 도라지 5g, 고사리 5g, 취나물 5g, 당근 5g, 빵가루 10g, 달걀 10g, 밀가루 5g
소고기 밑간 소금 0.2g, 다진 마늘·후춧가루 약간씩
스테이크소스 케첩 15g, 우스터 5g, 타바스코 5g, 레드와인 20g, 다진 양파 5g, 버터·아스파탐·다진 마늘·후춧가루 약간씩

만들기
1 소고기는 키친타월로 핏물을 제거하고 소고기 밑간 재료로 밑간하여 1시간 정도 재워둔다.
2 도라지, 고사리, 취나물, 당근은 굵게 다진다.
3 소고기에 다진 채소와 빵가루, 달걀, 밀가루를 넣어 섞는다.
4 동글납작하게 햄버거스테이크 모양으로 만들어 220도로 예열된 오븐에서 10분 정도 굽는다.
5 냄비에 분량의 스테이크소스 재료를 넣고 약불에서 은근히 조린다.
6 나물햄버거스테이크를 그릇에 담고 소스를 곁들여낸다.

잡곡빵토스트

주요 영양소
탄수화물 … 46g • 단백질 … 4g • 지방 … 0g

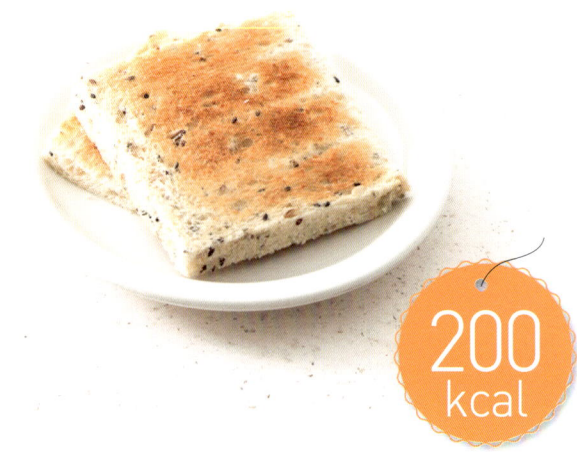

200 kcal

재료
잡곡 식빵 70g(2장)

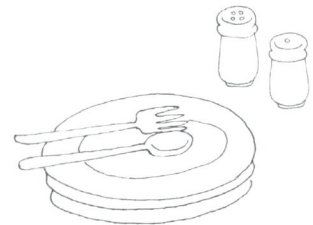

······ **조리 포인트** ······
베이커리 브랜드마다 식빵 한 장의 중량에 차이가 있으므로 70g인지 저울로 확인하여 준비한다.

팽이버섯샐러드

주요 영양소
탄수화물 … 5g • 단백질 … 2g • 지방 … 1g

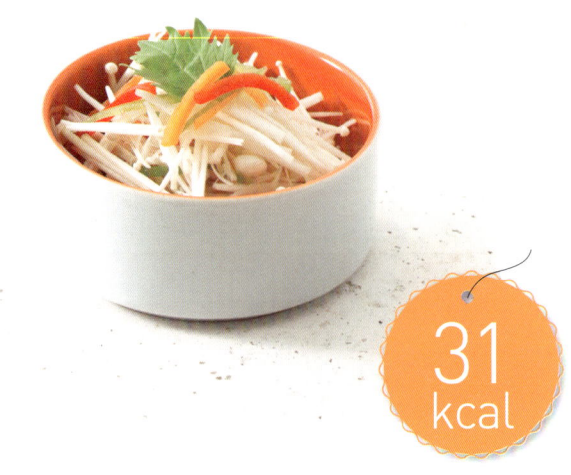

31 kcal

재료
팽이버섯 35g, 파프리카 15g
마늘간장드레싱 다진 마늘 2g, 간장 1.5g, 간 사과 5g, 간 양파 5g, 올리브유 1g, 아스파탐 0.2g, 레몬주스 0.5g, 사과식초 2g

만들기
1 팽이버섯은 밑동을 제거한 후 4cm 길이로 썰고, 파프리카는 채 썬다.
2 볼에 분량의 마늘간장드레싱 재료를 넣고 고루 섞는다.
3 그릇에 버섯과 파프리카를 담고 드레싱을 뿌린다.

아침 · 빵 상차림 2

탄수화물 53g 단백질 13g 지방 11g

알로에샐러드

검은깨드레싱

프렌치토스트

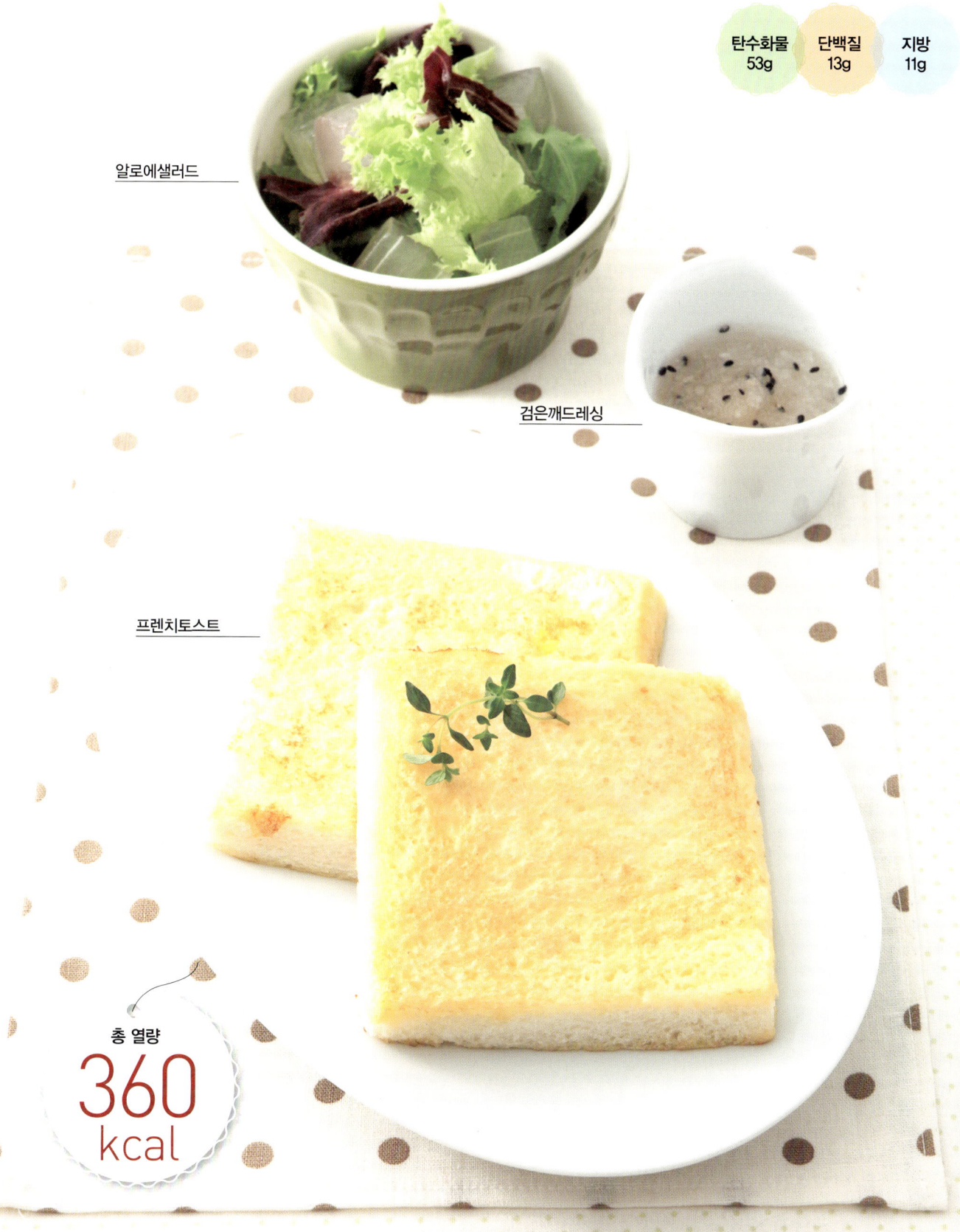

총 열량
360 kcal

프렌치토스트

주요 영양소
탄수화물 … 49g • 단백질 … 12g • 지방 … 10g

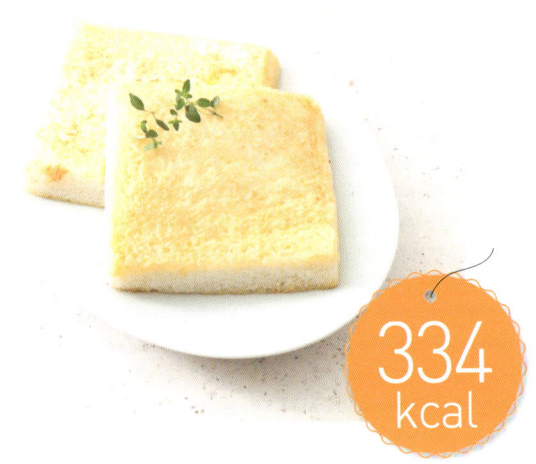

334 kcal

재료
식빵 70g(2장), 달걀 55g, 저지방우유 40g, 물 20㎖, 식용유 5g

만들기
1 볼에 달걀, 우유, 물을 붓고 고루 저어준다.
2 식빵의 가장자리를 잘라내고 달걀옷을 입힌다.
3 팬에 식용유를 두르고 식빵을 앞뒤로 노릇하게 굽는다.

· 조리 포인트 ·
베이커리 브랜드마다 식빵 한 장의 중량에 차이가 있으므로 70g인지 저울로 확인하여 준비한다.

알로에샐러드

주요 영양소
탄수화물 … 4g • 단백질 … 1g • 지방 … 1g

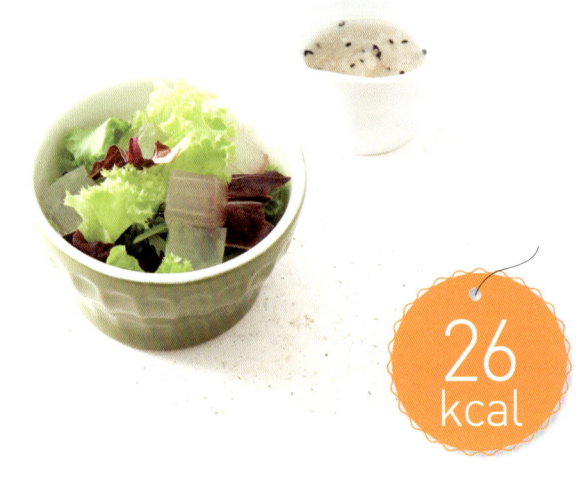

26 kcal

재료
알로에 30g, 샐러드용 채소 25g
검은깨드레싱 흑임자 2g, 간 배 5g, 레몬주스 1g, 식초 1g, 아스파탐 0.5g, 소금 0.1g

만들기
1 알로에는 두꺼운 껍질을 벗기고 먹기 좋은 크기로 네모지게 썬다.
2 샐러드용 채소는 씻어서 물기를 빼고 먹기 좋은 크기로 찢는다.
3 볼에 분량의 검은깨드레싱 재료를 넣고 고루 섞는다.
4 알로에와 채소를 그릇에 담고 드레싱을 뿌린다.

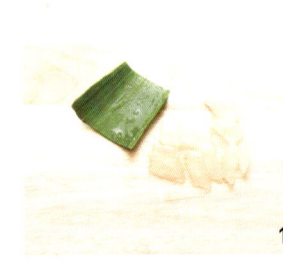
1

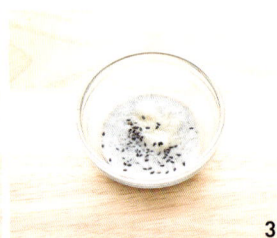
3

아침 · 빵 상차림 3

| 탄수화물 52g | 단백질 12g | 지방 10g |

총 열량
349 kcal

채소오믈렛

어린잎채소샐러드

모닝빵

채소오믈렛

주요 영양소
- 탄수화물…………2g
- 단백질……………7g
- 지방………………10g

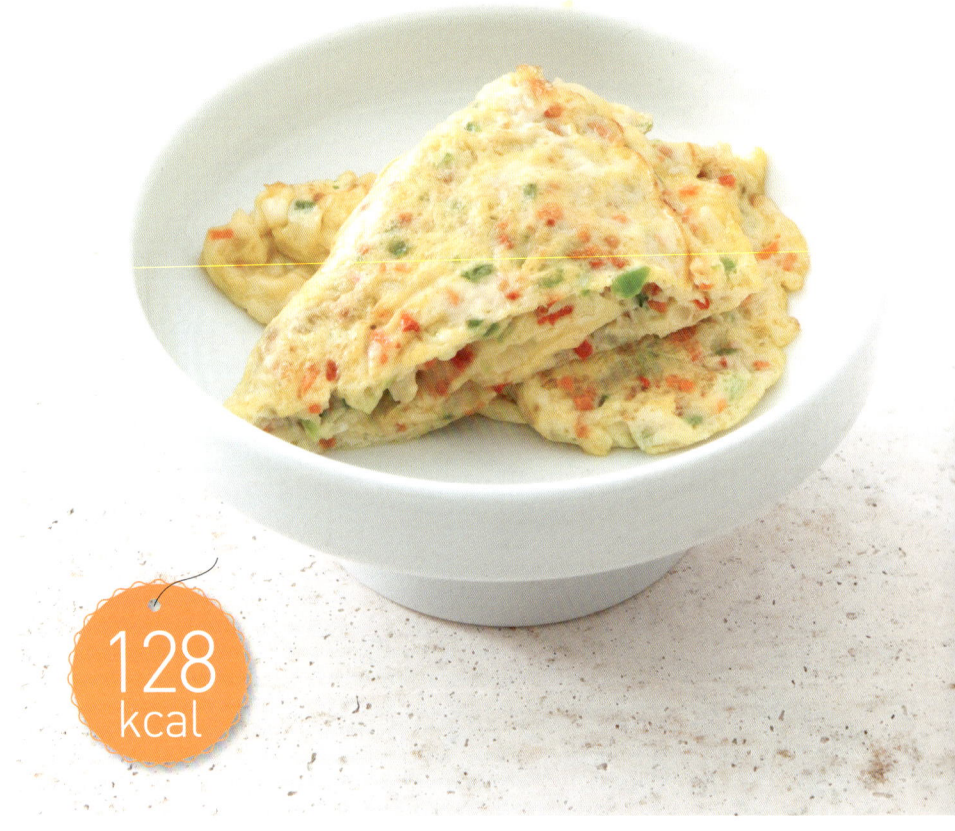

128 kcal

재료
달걀 55g, 양파·당근·청피망·홍피망 각 5g씩, 식용유 5g, 소금 0.1g, 후춧가루 약간

만들기
1 달걀은 잘 풀어서 소금, 후춧가루로 간한다.
2 양파, 당근, 청피망, 홍피망은 다진다.
3 풀어놓은 달걀에 다진 채소를 넣어 섞는다.
4 팬에 식용유를 두르고 달걀을 부어 어느 정도 익기 시작하면 달걀을 말아 오믈렛을 만든다.

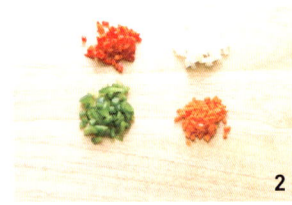

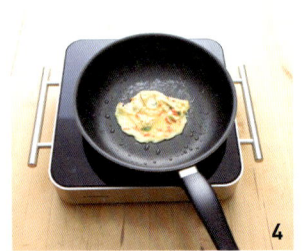

어린잎채소샐러드

주요 영양소
탄수화물 ···4g • 단백질 ···1g • 지방 ···0g

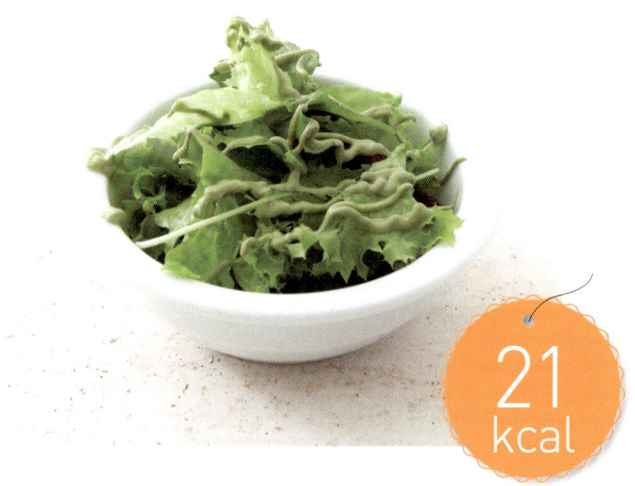

21 kcal

재료
어린잎채소 20g
녹차요거트드레싱 플레인 요구르트 15㎖, 녹차가루 1.5g,
레몬주스 1.5g, 식초 1.5g, 아스파탐 0.5g

만들기
1 어린잎채소는 씻어서 준비한다.
2 볼에 분량의 녹차요거트드레싱 재료를 넣고 고루 섞어 드레싱을 만든다.
3 그릇에 채소를 담고 드레싱을 뿌린다.

모닝빵

주요 영양소
탄수화물 ···46g • 단백질 ···4g • 지방 ···0g

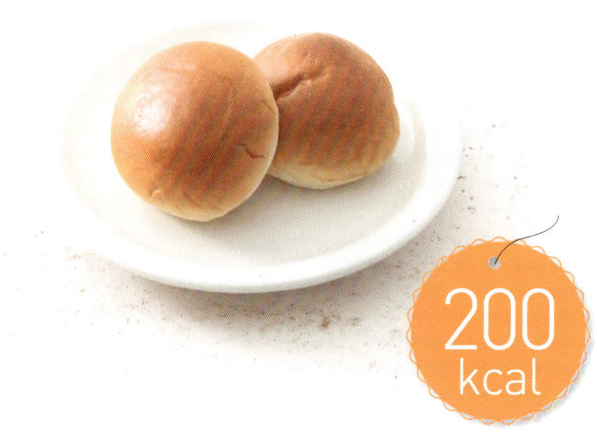

200 kcal

재료
모닝빵 70g(2개)

······ **조리 포인트** ······
베이커리 브랜드마다 빵의 중량에 차이가 있으므로 70g인지 저울로 확인하여 준비한다.

아침 · 한식 상차림 1

- 탄수화물 54g
- 단백질 19g
- 지방 6g

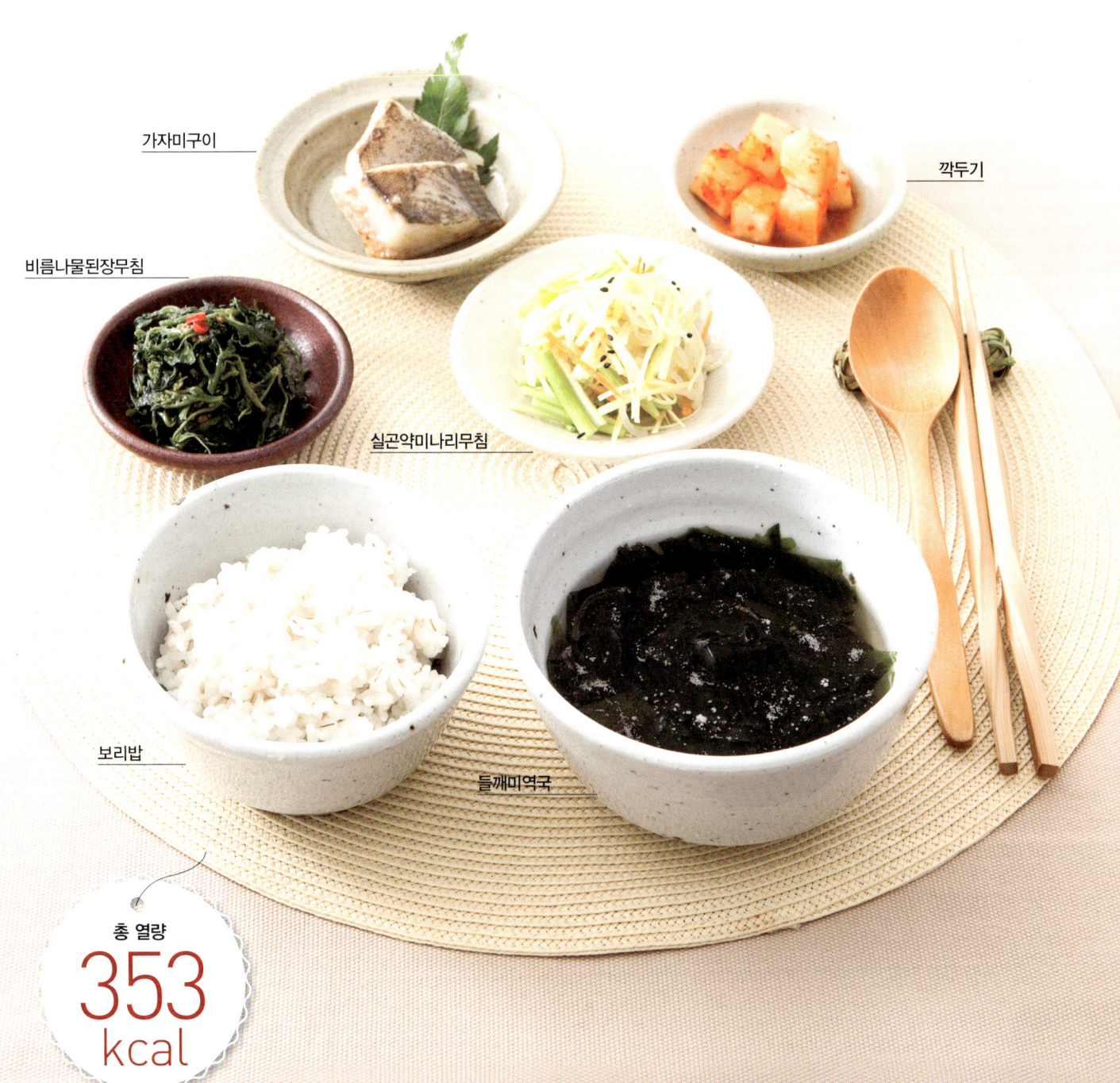

- 가자미구이
- 깍두기
- 비름나물된장무침
- 실곤약미나리무침
- 보리밥
- 들깨미역국

총 열량 **353 kcal**

들깨미역국

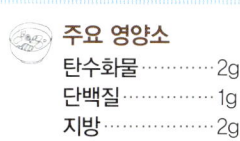

주요 영양소
- 탄수화물 ············ 2g
- 단백질 ············ 1g
- 지방 ············ 2g

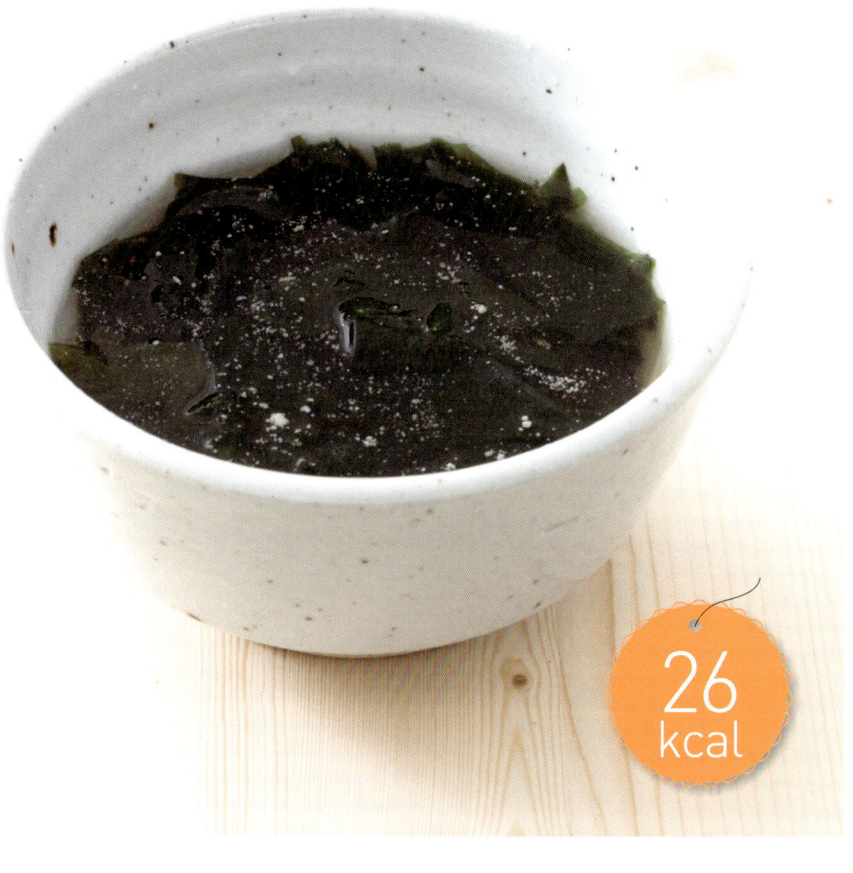

26 kcal

재료
불린 미역 40g(건미역 5g), 멸치국물 200㎖, 국간장 1.5g, 소금 0.2g, 들깨가루 3g
멸치국물 마른 멸치 5g, 건다시마 2g, 무 10g, 대파 5g, 물 적당량

만들기
1 건미역은 찬물에 불린 후 건져 물기를 뺀 다음 2~3cm 길이로 썬다.
2 냄비에 분량의 멸치국물 재료를 넣고 끓여 멸치국물을 만든다.
3 불린 미역에 국간장을 넣어 무친다.
4 멸치국물에 미역을 넣어 끓인 후 소금으로 간을 하고 들깨가루를 넣는다.

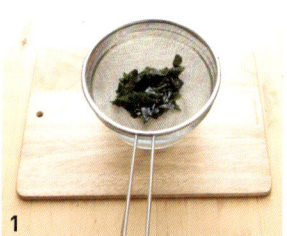
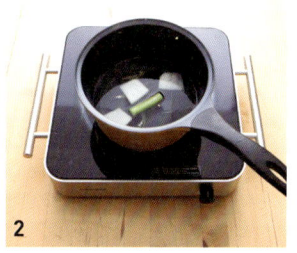
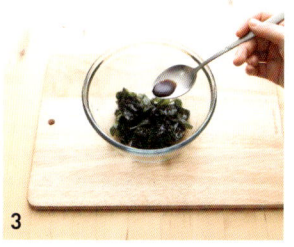
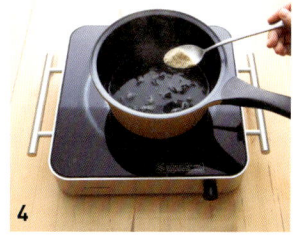

보리밥

주요 영양소
탄수화물 ⋯ 46g • 단백질 ⋯ 4g • 지방 ⋯ 0g

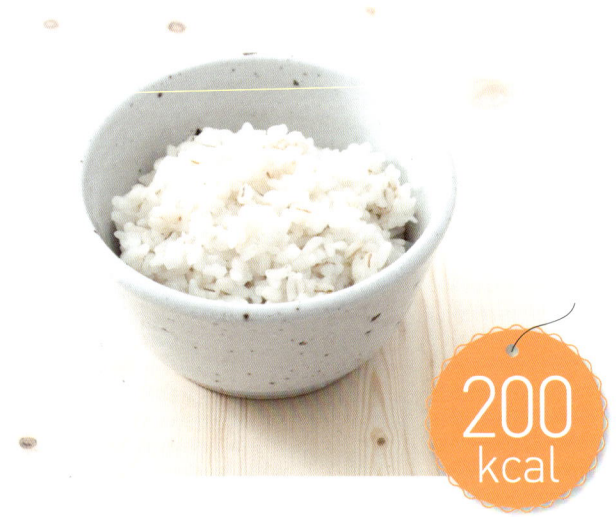

200 kcal

재료 _ 140g
쌀 55g, 보리쌀 5g, 물 적당량

만들기
1 쌀과 보리쌀은 씻어서 20분 정도 불린다.
2 불린 쌀에 물을 부어 고슬고슬하게 밥을 짓는다.

가자미구이

주요 영양소
탄수화물 ⋯ 0g • 단백질 ⋯ 11g • 지방 ⋯ 3g

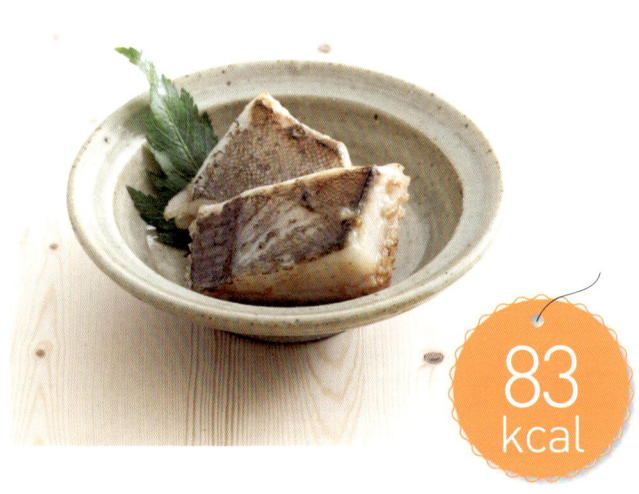

83 kcal

재료
가자미 50g, 소금 0.1g, 식용유 약간

만들기
1 가자미는 소금을 뿌려 밑간한다.
2 팬에 식용유를 두르고 가자미가 잘 익도록 앞뒤로 굽는다.

깍두기 30g

주요 영양소
탄수화물 ⋯ 2g • 단백질 ⋯ 0g • 지방 ⋯ 0g

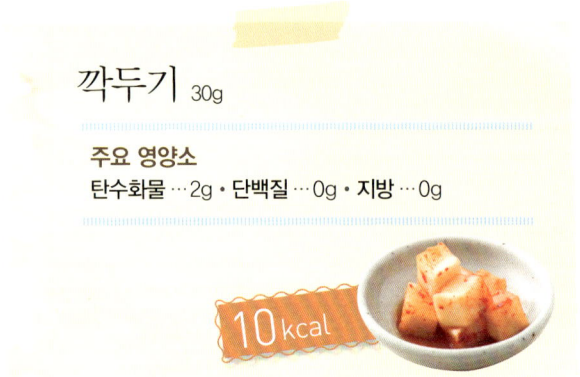

10 kcal

비름나물된장무침

주요 영양소
탄수화물 ⋯ 2g • 단백질 ⋯ 1g • 지방 ⋯ 1g

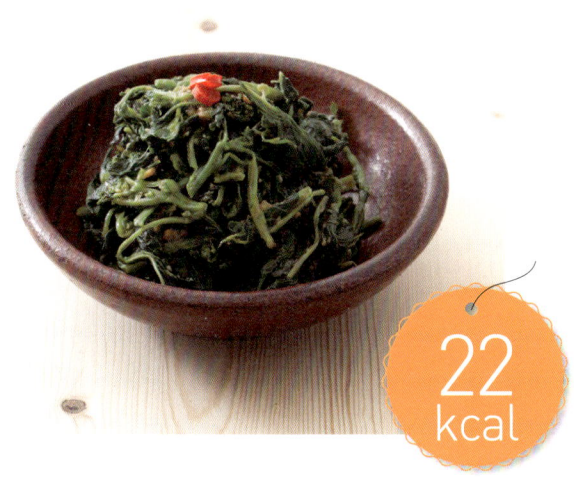

22 kcal

재료
비름 35g, 홍고추 약간
양념 된장 3g, 고춧가루 · 다진 마늘 · 참기름 · 통깨 약간씩

만들기
1 손질한 비름은 끓는 물에 데친 후 찬물에 헹궈 물기를 빼고 4cm 길이로 썬다.
2 볼에 비름을 담고 분량의 양념 재료를 넣어 고루 무친다.

실곤약미나리무침

주요 영양소
탄수화물 ⋯ 2g • 단백질 ⋯ 1g • 지방 ⋯ 0g

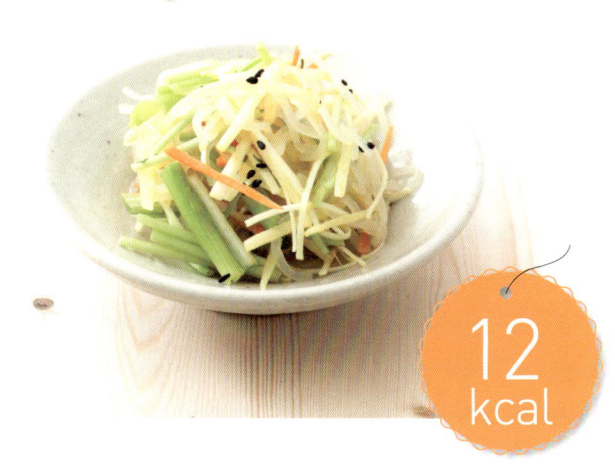

12 kcal

재료
실곤약 20g, 미나리 10g, 양배추 2g, 양파 2g, 당근 · 대파 · 검은깨 약간씩
머스터드소스 머스터드 1g, 소금 0.3g, 식초 · 아스파탐 · 다진 마늘 약간씩

만들기
1 실곤약은 먹기 좋은 크기로 썬다.
2 양배추, 양파, 당근, 대파는 곱게 채 썰고, 미나리는 4cm 길이로 썬다.
3 분량의 머스터드소스 재료를 잘 섞는다.
4 볼에 실곤약과 채소를 담고, 머스터드소스를 넣어 무친다.

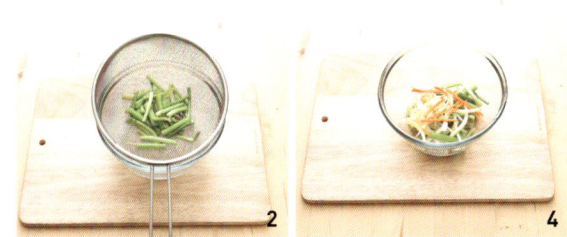

아침 · 한식 상차림 2

탄수화물 57g   **단백질** 20g   **지방** 5g

총 열량 **350 kcal**

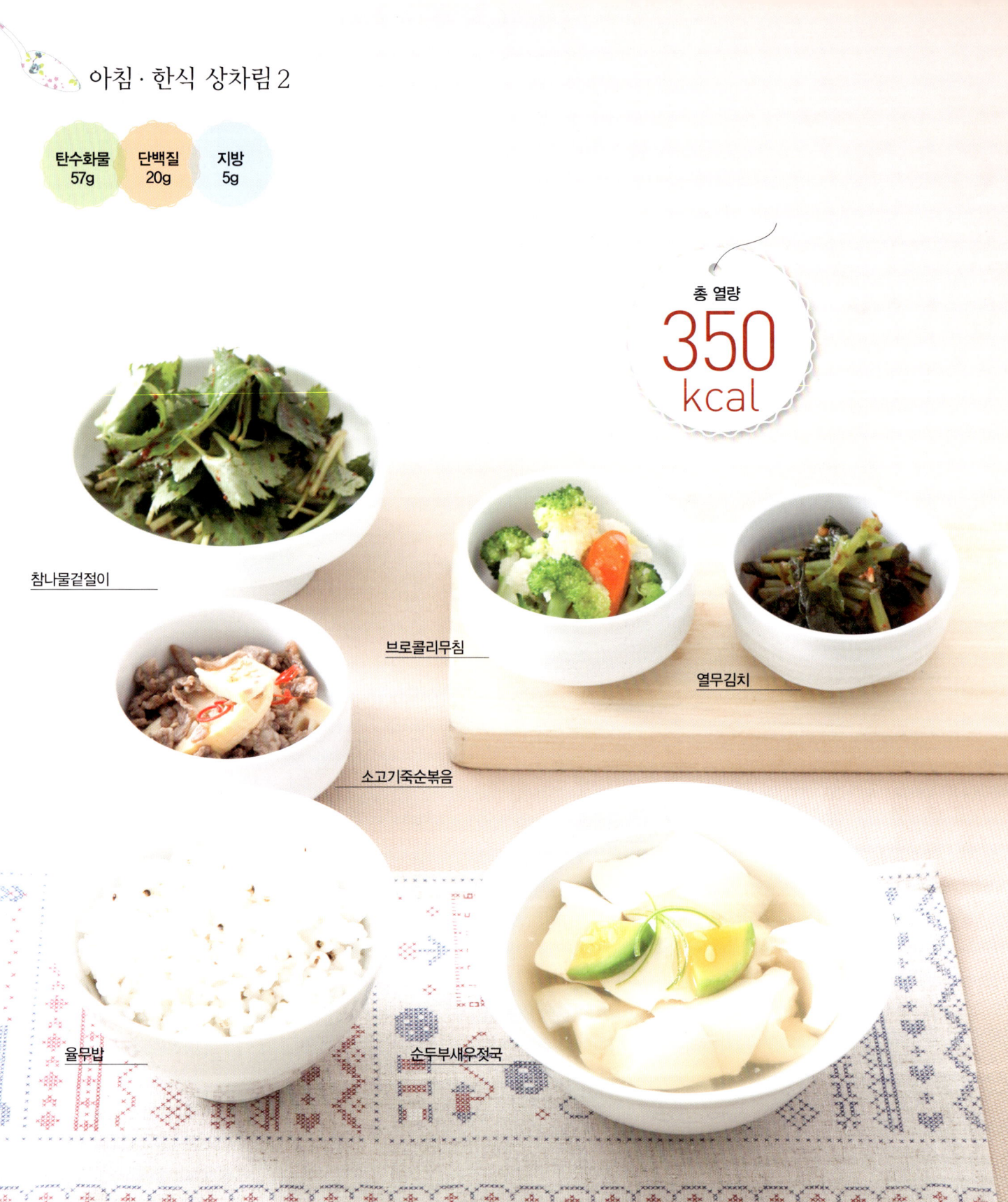

- 참나물겉절이
- 브로콜리무침
- 열무김치
- 소고기죽순볶음
- 율무밥
- 순두부새우젓국

소고기죽순볶음

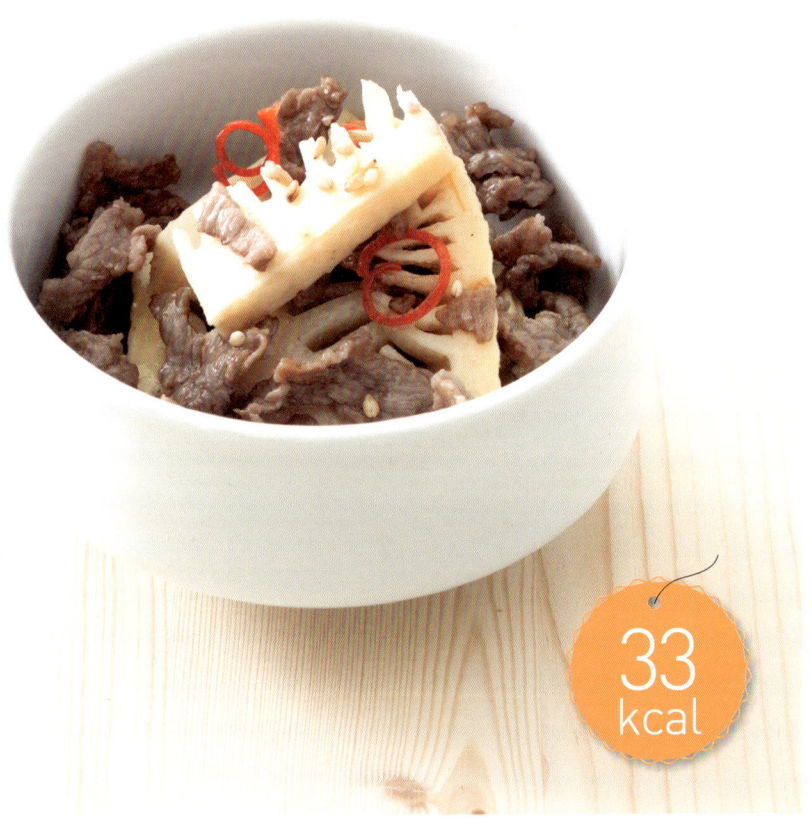

주요 영양소
탄수화물 0g
단백질 6g
지방 1g

33 kcal

재료
죽순 30g, 소고기 20g, 홍고추 약간
소고기 밑간 간장 1g, 다진 마늘 · 후춧가루 약간씩
양념 소금 0.3g, 아스파탐 0.5g, 고추기름 · 참기름 · 통깨 약간씩

만들기
1 죽순은 먹기 좋은 크기로 썰고, 홍고추는 곱게 채 썬다.
2 소고기는 채 썰어 소고기 밑간 재료로 밑간한다.
3 팬에 고추기름을 두르고 소고기를 볶다가 죽순, 홍고추를 넣고 볶은 후 소금, 아스파탐, 참기름, 통깨를 넣는다.

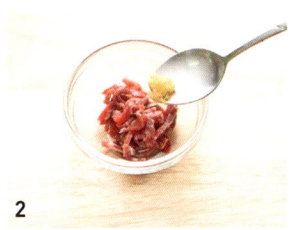
2

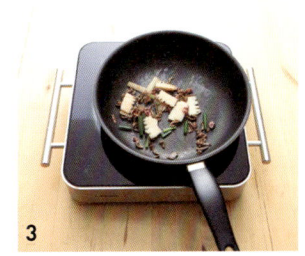
3

율무밥

주요 영양소
탄수화물 … 46g · 단백질 … 4g · 지방 … 0g

200 kcal

재료 _ 140g
쌀 55g, 율무쌀 5g, 물 적당량

만들기
1. 쌀과 율무쌀은 씻어서 20분 정도 불린다.
2. 불린 쌀에 물을 부어 고슬고슬하게 밥을 짓는다.

순두부새우젓국

주요 영양소
탄수화물 … 4g · 단백질 … 6g · 지방 … 3g

67 kcal

재료
순두부 100g, 애호박 20g, 양파 10g, 대파 1g, 다시마국물 200㎖
다시마국물 건다시마 5g, 가다랑어포 2g, 물 적당량
양념 새우젓 3g, 국간장 1.5g, 다진 마늘 · 참기름 · 후춧가루 약간씩

만들기
1. 애호박, 양파는 먹기 좋은 크기로 썰고, 대파는 곱게 채 썬다.
2. 냄비에 분량의 다시마국물 재료를 넣고 끓인 후 체에 걸러 다시마국물을 준비한다.
3. 다시마국물을 끓인 후 애호박, 양파를 넣어 끓인다.
4. 3에 순두부를 숟가락으로 떠서 넣고 분량의 양념 재료를 넣어 간을 맞춘 다음 대파를 띄운다.

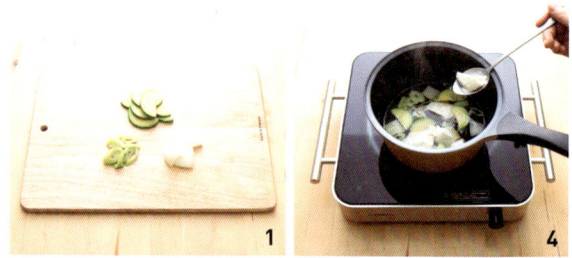

브로콜리무침

주요 영양소
탄수화물 … 4g • 단백질 … 2g • 지방 … 0g

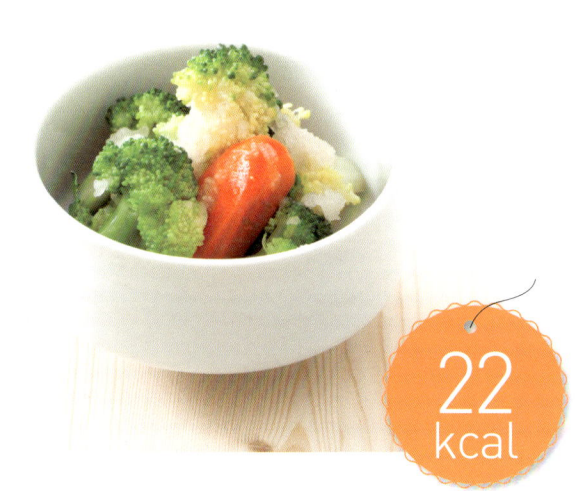

22 kcal

재료
브로콜리 40g, 베이비당근 10g
양념 간 사과 10g, 식초 2g, 아스파탐 0.5g, 다진 마늘 · 올리브유 약간씩

만들기
1 브로콜리는 작은 송이로 잘라 끓는 물에 데친 후 물기를 뺀다.
2 당근은 1/2 크기로 어슷하게 썬다.
3 볼에 분량의 양념 재료를 넣어 고루 섞은 다음 브로콜리와 당근을 넣고 고루 무친다.

참나물겉절이

주요 영양소
탄수화물 … 2g • 단백질 … 1g • 지방 … 1g

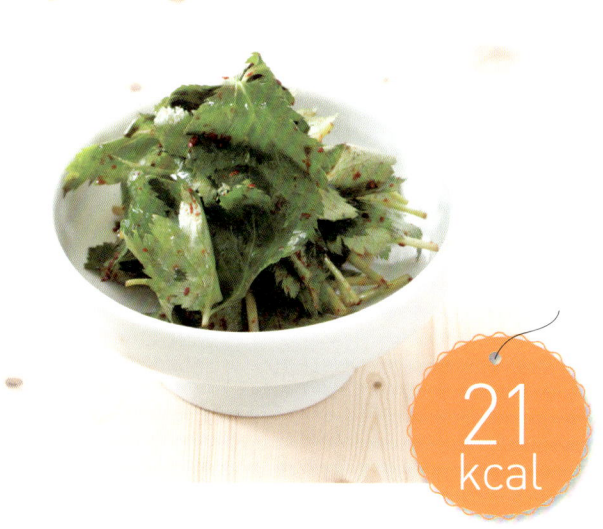

21 kcal

재료
참나물 15g, 미나리 2g, 양파 2g
양념 간장 1.5g, 아스파탐 0.5g, 고춧가루 · 참기름 · 통깨 약간씩

만들기
1 참나물과 미나리는 손질하여 4cm 길이로 썬다.
2 양파는 곱게 채 썬다.
3 볼에 참나물, 미나리, 양파를 넣고 분량의 양념 재료를 넣어 고루 무친다.

열무김치 30g

주요 영양소
탄수화물 … 1g • 단백질 … 1g • 지방 … 0g

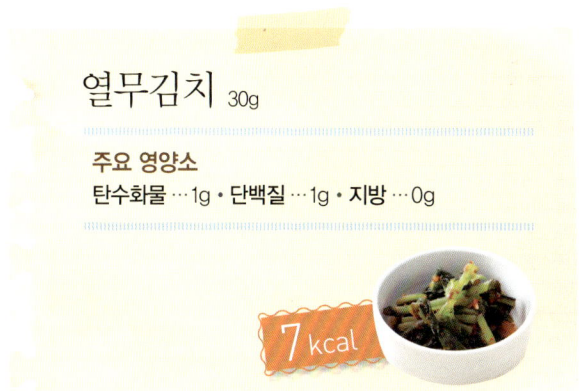

7 kcal

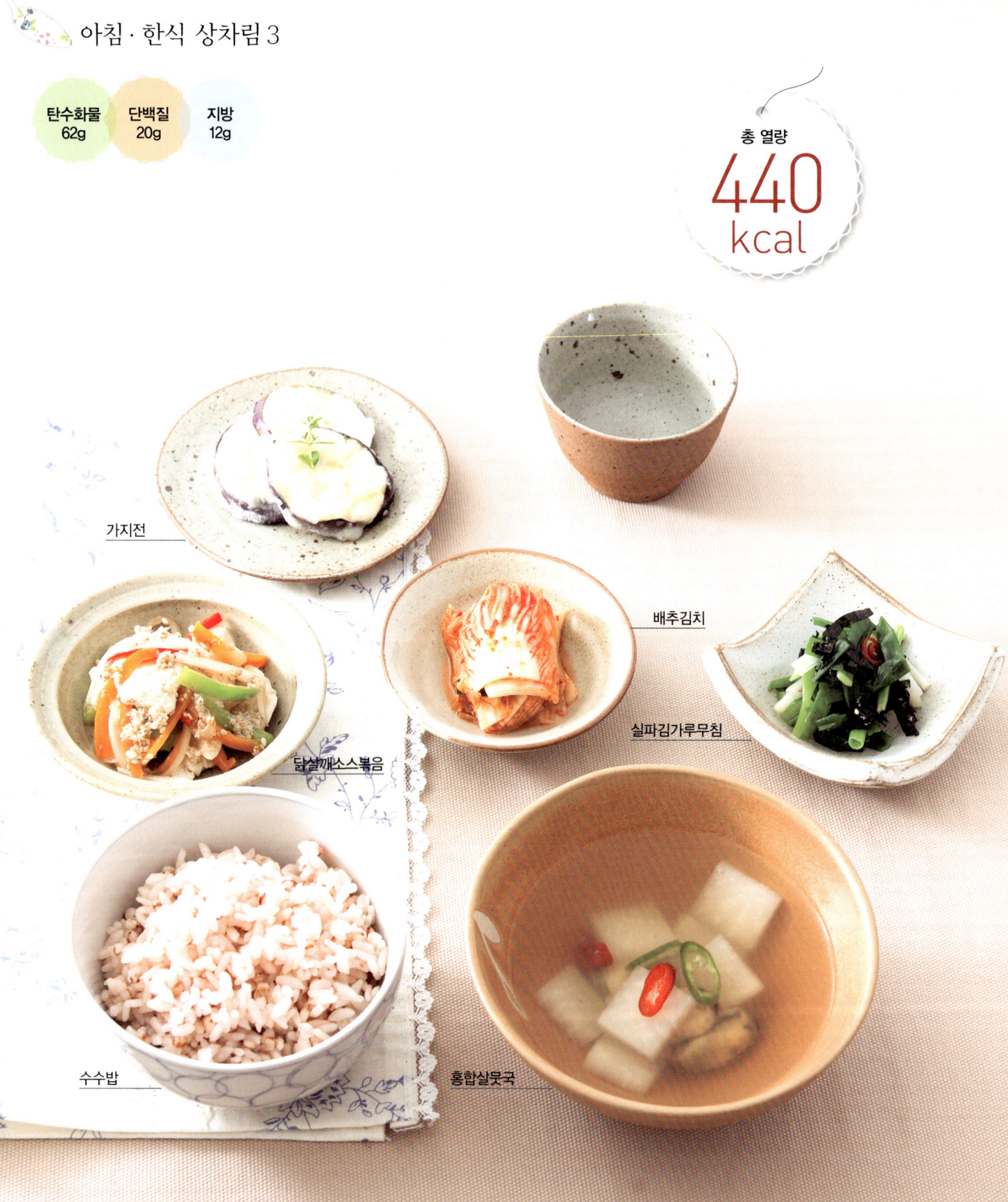

닭살깨소스볶음

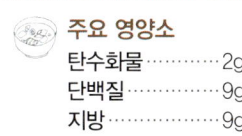

주요 영양소
- 탄수화물 ………… 2g
- 단백질 ………… 9g
- 지방 ………… 9g

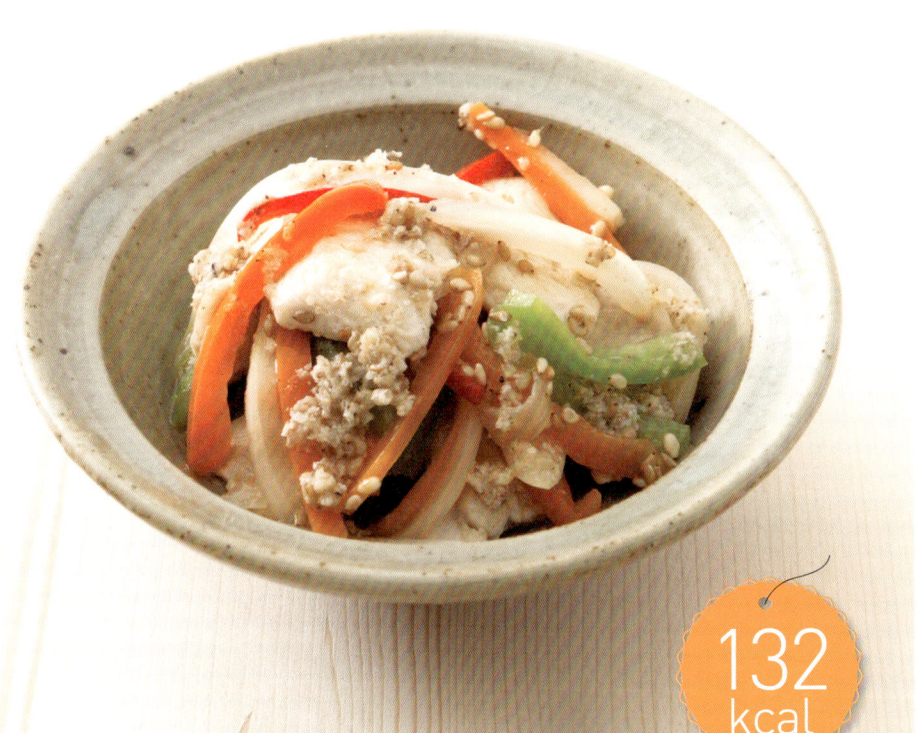

132 kcal

재료
닭가슴살 40g, 파프리카 15g, 양파 10g, 식용유 약간
닭가슴살 밑간 소금 0.2g, 다진 마늘·후춧가루 약간씩
깨소스 갈은 깨 5g, 진간장 3g, 맛술 3g, 다시마국물 15㎖

만들기
1 닭가슴살은 납작하게 썰어서 닭가슴살 밑간 재료로 밑간한다.
2 파프리카, 양파는 채 썬다.
3 볼에 분량의 깨소스 재료를 넣고 고루 섞는다.
4 팬에 식용유를 두르고 양파, 닭가슴살순으로 볶은 후 깨소스 재료를 넣고 볶는다.
5 닭가슴살이 익으면 파프리카를 넣고 볶는다.

·· 조리 포인트 ··
양념장이나 소스에 다시마국물을 넣어 만들면 더욱 깊은 맛을 낼 수 있다. 다시마국물은 건 다시마 5g, 가다랑어포 2g, 물을 넣고 끓인 후 체에 걸러서 만든다.

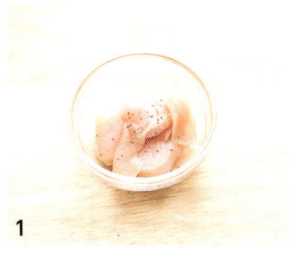

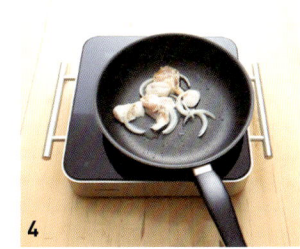

수수밥

 주요 영양소
탄수화물 … 46g • 단백질 … 4g • 지방 … 0g

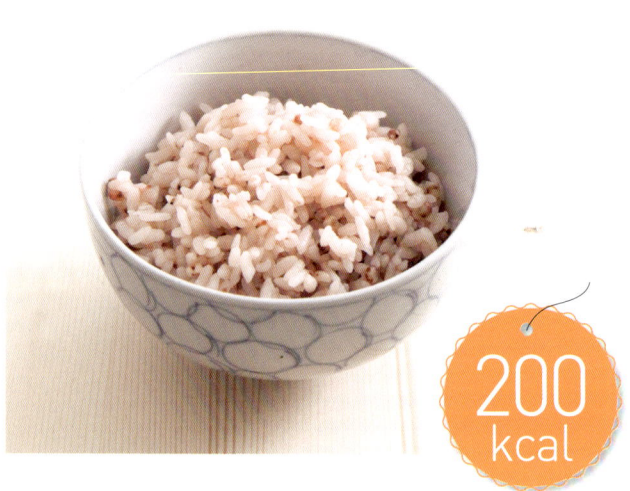

200 kcal

재료 _ 140g
쌀 55g, 수수 5g, 물 적당량

만들기
1 쌀과 수수는 씻어서 20분 정도 불린다.
2 불린 쌀에 물을 부어 고슬고슬하게 밥을 짓는다.

홍합살뭇국

 주요 영양소
탄수화물 … 2g • 단백질 … 2g • 지방 … 0g

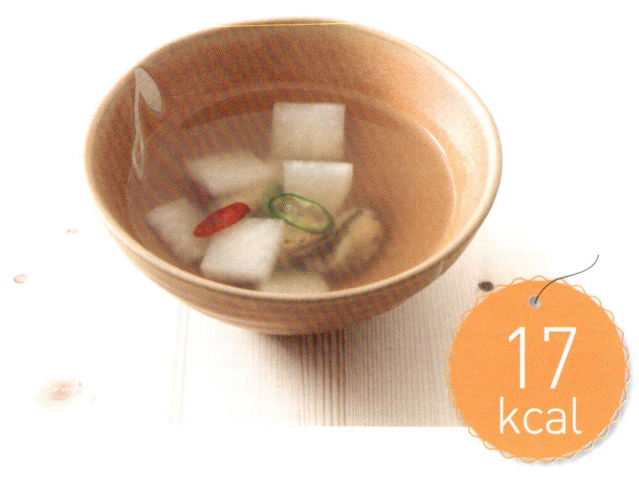

17 kcal

재료
홍합살 15g, 무 30g, 홍고추 · 풋고추 · 다진 마늘 약간씩, 소금 0.5g, 멸치국물 200㎖
멸치국물 마른 멸치 5g, 건다시마 2g, 무 10g, 대파 5g, 물 적당량

만들기
1 홍합은 소금물에 1시간 정도 담가 해감한 다음 깨끗이 씻는다.
2 무는 나박 썰고, 홍고추, 풋고추는 어슷 썬다.
3 냄비에 분량의 멸치국물 재료를 넣고 끓인 후 체에 걸러 멸치국물을 만든다.
4 냄비에 준비한 멸치국물, 홍합살, 나박 썬 무를 넣고 중불에서 충분히 끓인 다음 다진 마늘을 넣고 소금으로 간을 맞춘다.
5 그릇에 담고 어슷 썬 홍고추와 풋고추를 올린다.

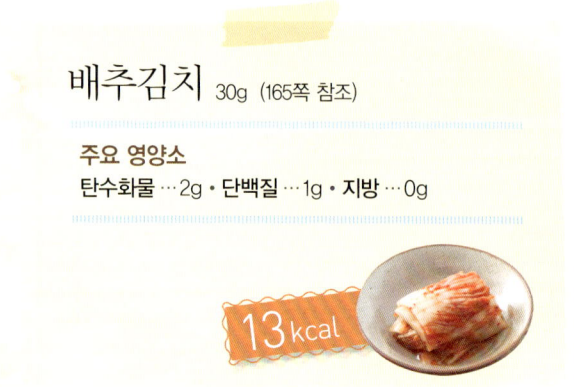

배추김치 30g (165쪽 참조)

주요 영양소
탄수화물 … 2g • 단백질 … 1g • 지방 … 0g

13 kcal

실파김가루무침

주요 영양소
탄수화물 …1g • 단백질 …1g • 지방 …0g

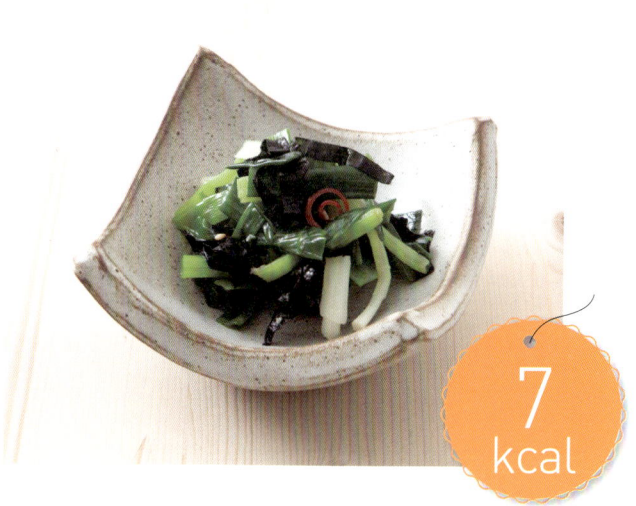

7 kcal

재료
실파 20g, 김 1/4장
양념 진간장 2g, 참기름 · 통깨 · 홍고추 약간씩

만들기
1 실파는 4cm 길이로 썰어 끓는 물에 데친다.
2 김은 가위로 실파와 같은 크기로 자른다.
3 볼에 실파, 김, 분량의 양념 재료를 넣고 고루 무친다.

가지전

주요 영양소
탄수화물 …9g • 단백질 …3g • 지방 …3g

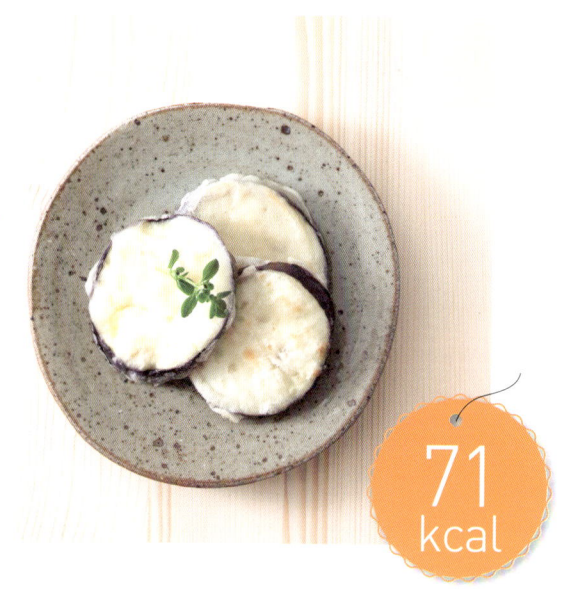

71 kcal

재료
가지 20g, 부침가루 12g, 물 약간, 식용유 5g

만들기
1 가지는 0.5cm 두께로 썬다.
2 부침가루에 물을 넣어 걸쭉하게 풀어준다.
3 가지에 부침가루 반죽옷을 입힌다.
4 팬에 식용유를 두르고 가지를 앞뒤로 노릇하게 부친다.

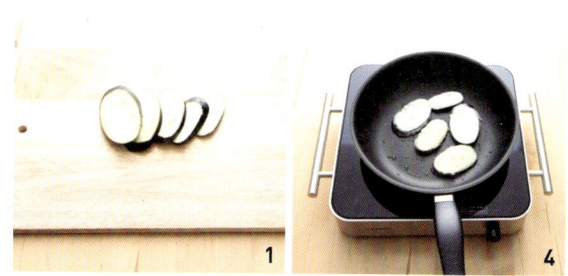

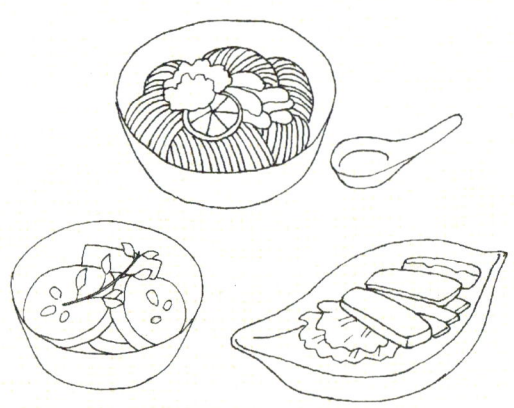

먹으면서 치료하는
맛있는 당뇨밥상

점심상

점심 · 일품 상차림 1

탄수화물 82g 단백질 28g 지방 9g

총 열량
529 kcal

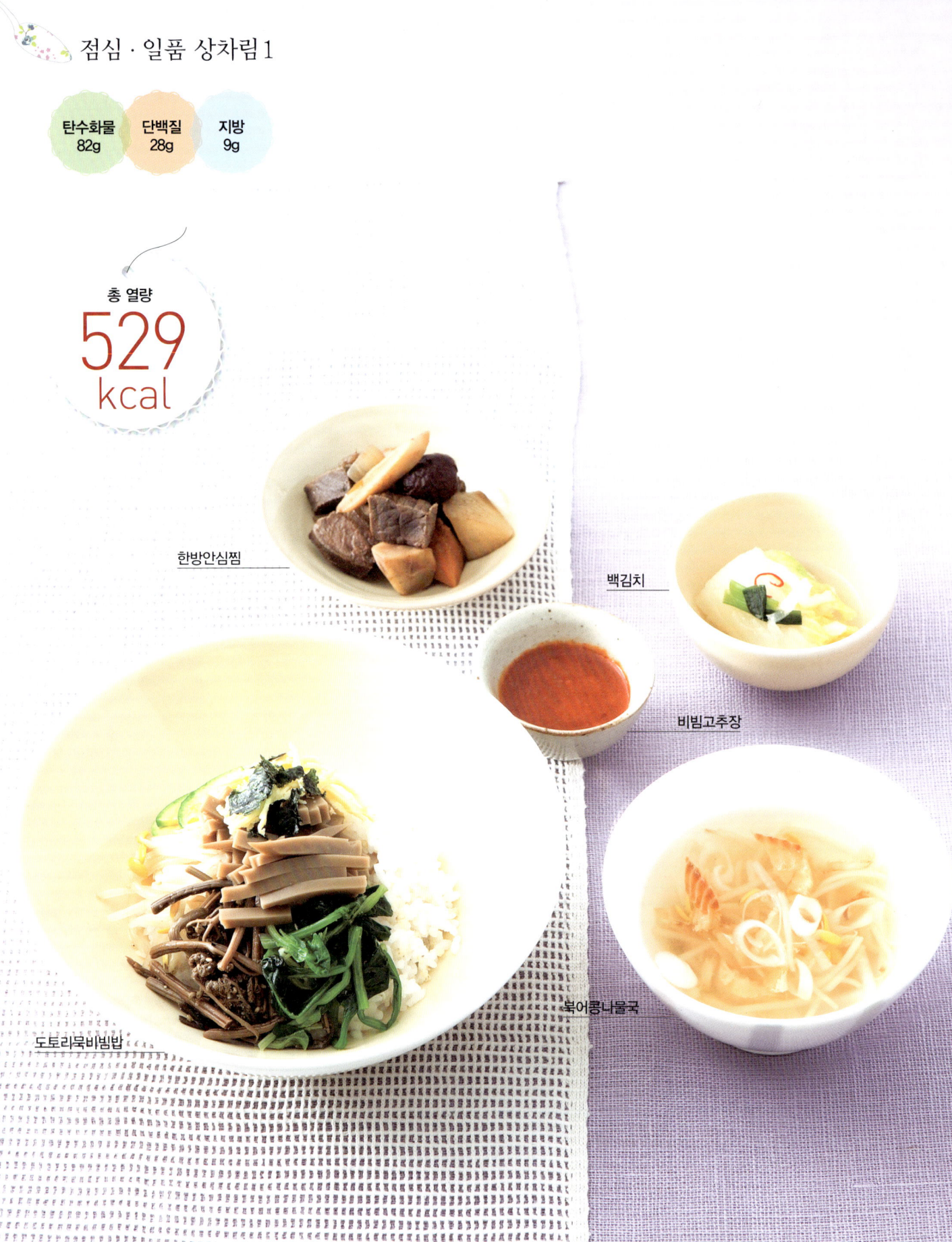

한방안심찜
백김치
비빔고추장
북어콩나물국
도토리묵비빔밥

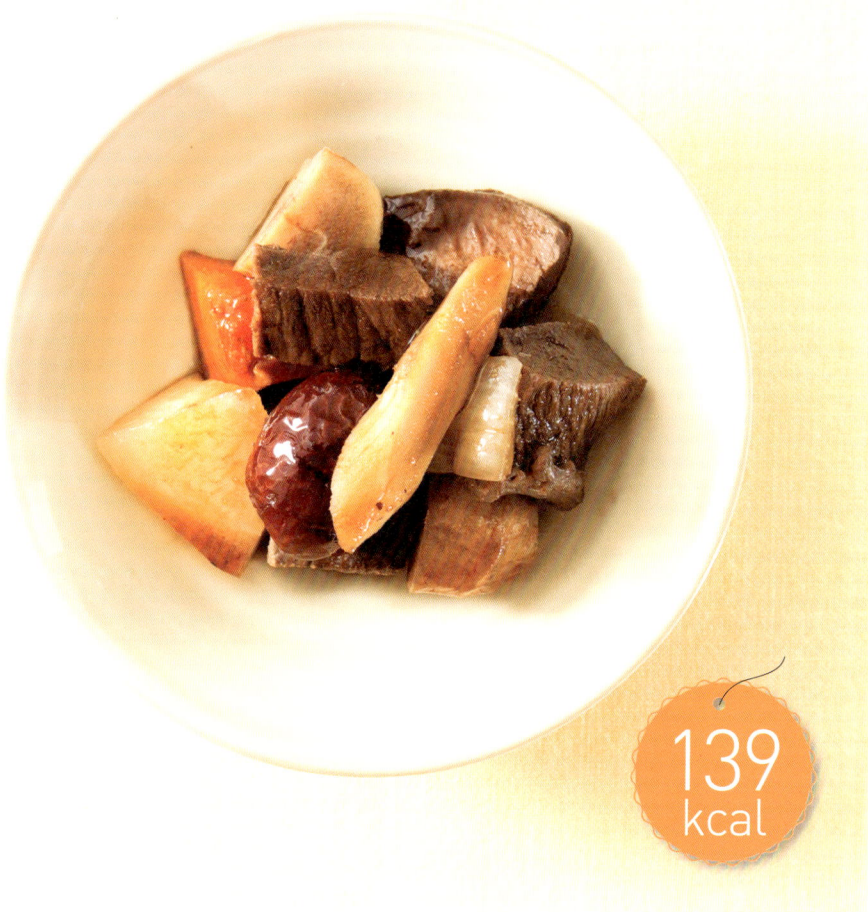

한방안심찜

주요 영양소
- 탄수화물 ………… 6g
- 단백질 ………… 16g
- 지방 ………… 5g

139 kcal

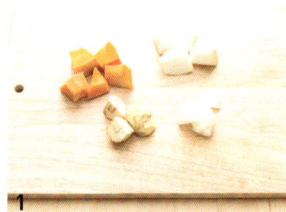
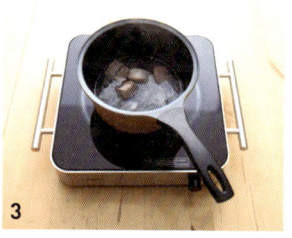
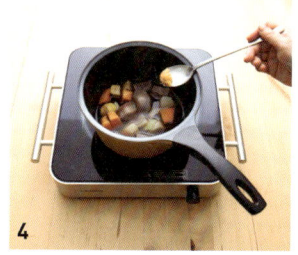
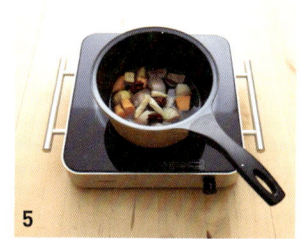

재료
소고기 안심 70g, 무 15g, 양파 5g, 단호박 10g, 밤 5g, 수삼 3g, 은행 3g, 대추 2g
양념 간장 5g, 아스파탐 0.3g, 다진 생강·다진 마늘·다진 파 약간씩

만들기
1 소고기는 먹기 좋은 크기로 썬다. 무, 양파, 단호박, 밤은 소고기 크기로 썬다.
2 수삼, 은행, 대추는 먹기 좋게 손질한다.
3 끓는 물에 소고기를 넣어 끓이다가 소고기가 부드러워지면 무, 양파, 단호박, 밤을 넣어 끓인다.
4 국물이 끓으면 분량의 양념 재료를 넣어 끓인다.
5 수삼, 은행, 대추를 넣어 완성한다.

도토리묵비빔밥

주요 영양소
탄수화물 ···73g • 단백질 ···7g • 지방 ···3g

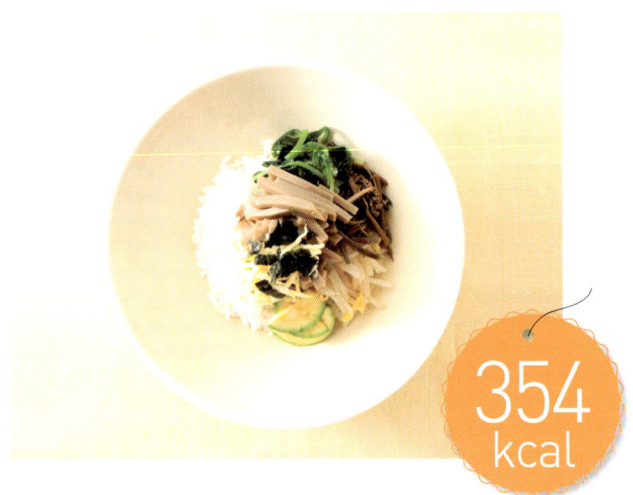

354 kcal

재료
차조밥 193g(쌀 78g, 차조 5g)
도토리묵 50g, 콩나물 10g, 시금치 10g, 고사리 10g, 애호박 10g, 달걀지단 5g, 김가루 1g, 식용유 2g, 참기름 3g, 소금 1.4g, 다진 마늘 약간
비빔고추장 고추장 10g, 다진 양파 10g, 아스파탐 0.5g, 참기름 · 참깨 약간씩

만들기
1 쌀과 차조는 씻어서 30분 정도 불린 후 밥을 짓는다.
2 도토리묵은 부서지지 않게 채 썬다.
3 콩나물, 시금치, 고사리는 손질하여 끓는 물에 소금(1g)을 넣고 각각 데친 다음 참기름, 소금(0.1g 씩), 다진 마늘로 양념한다.
4 애호박은 반달 모양으로 썬다. 팬에 식용유를 두르고 애호박, 소금(0.1g)을 넣고 볶는다.
5 달걀은 지단을 부친 후 채 썬다.
6 분량의 비빔고추장 재료를 섞는다.
7 밥을 그릇에 담고 도토리묵, 채소, 달걀지단, 김가루를 얹어 비빔고추장을 곁들인다.

· 조리 포인트 ·
보통 비빔밥에는 밥 1공기(210g)를 사용하지만, 도토리묵비빔밥은 곡류군인 도토리묵이 들어가므로 도토리묵 50g에 해당하는 밥 17.5g을 제외한 차조밥 193g을 사용한다.

북어콩나물국

주요 영양소
탄수화물 ···1g • 단백질 ···4g • 지방 ···1g

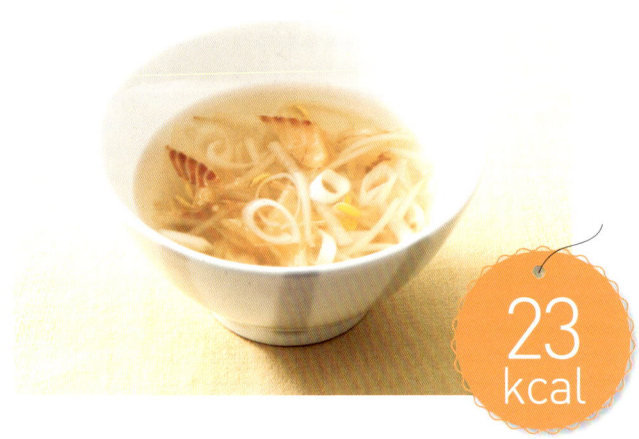

23 kcal

재료
북어 3g, 콩나물 30g, 무 10g, 간장 3g, 소금 0.3g, 대파 · 참기름 · 다진 마늘 약간씩, 물 적당량

만들기
1 북어는 손질하여 먹기 좋게 찢고 무는 채 썬다.
2 냄비에 참기름을 두르고 찢은 북어를 넣고 볶다가 간장으로 간을 한다.
3 2에 콩나물, 무, 물을 넣고 끓인 다음 국물이 뽀얗게 우러나면 다진 마늘과 소금으로 간을 맞춘 후 어슷 썬 대파와 참기름을 넣는다.

백김치 30g

주요 영양소
탄수화물 ···2g • 단백질 ···1g • 지방 ···0g

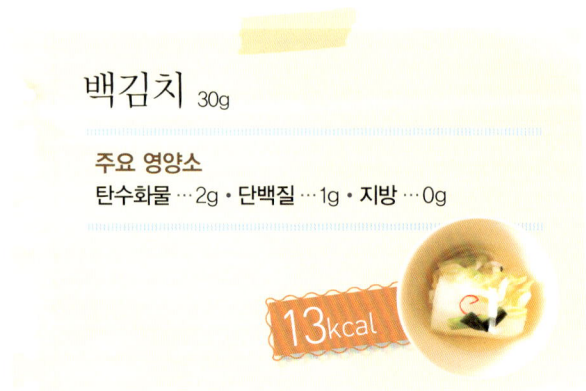

13 kcal

점심 · 일품 상차림 2

| 탄수화물 76g | 단백질 30g | 지방 10g |

총 열량
516 kcal

깍두기

오징어냉채

청국장덮밥

느타리버섯국

청국장덮밥

주요 영양소
- 탄수화물 ·········· 71g
- 단백질 ············· 24g
- 지방 ················ 10g

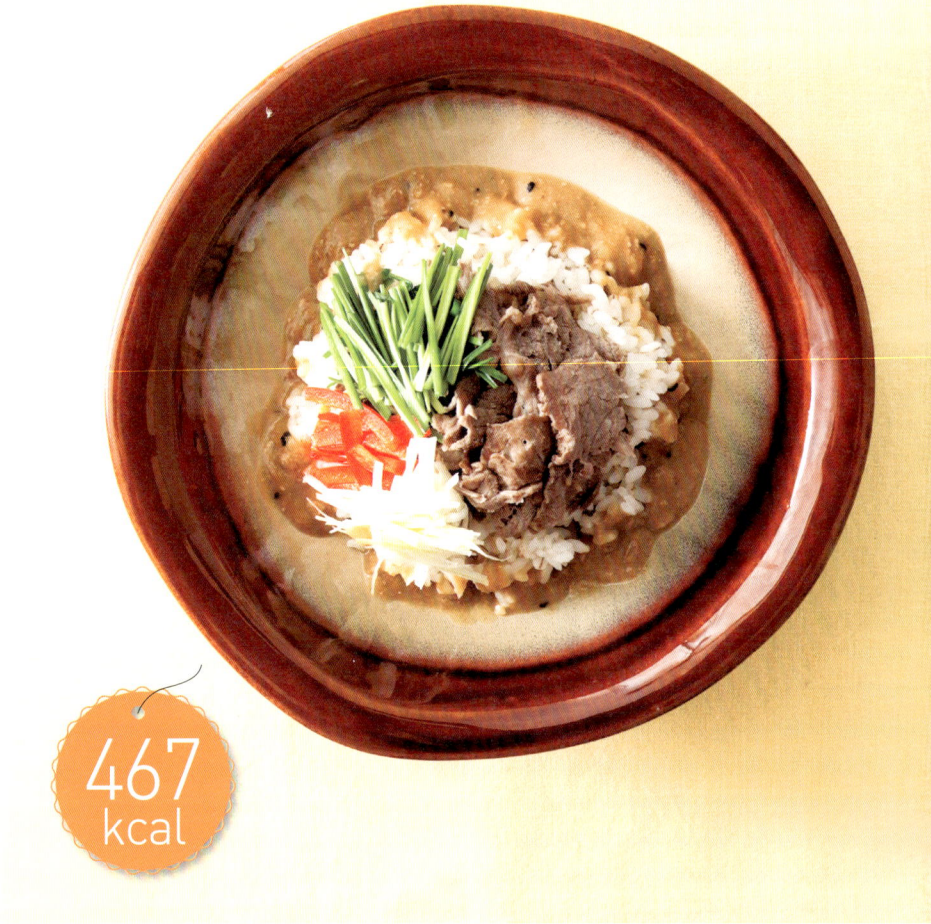

467 kcal

재료
보리밥 210g(쌀 80g, 보리쌀 10g)
소고기 불고기 60g, 영양부추 10g, 홍피망 5g, 대파(흰부분) 5g, 식용유 5g, 전분물 10g(전분 5g, 물 10㎖)
소고기 밑간 진간장 5g, 간 양파 5g, 아스파탐 1g, 다진 마늘·후춧가루 약간씩
덮밥소스 청국장 20g, 잔멸치 2g, 맛술·다진 마늘·참기름·검은깨 약간씩, 물 적당량

만들기
1 쌀과 보리쌀을 씻어서 불린 후 밥을 짓는다.
2 소고기는 소고기 밑간 재료로 밑간하여 30분 정도 재운다.
3 영양부추, 홍피망, 대파는 채 썬다.
4 팬에 식용유를 두르고 소고기를 볶는다.
5 소고기가 익기 시작하면 팬에 분량의 덮밥소스 재료를 넣고 끓인 후 전분물로 농도를 맞춘다.
6 보리밥에 준비한 재료들을 돌려 담고 덮밥소스를 곁들인다.

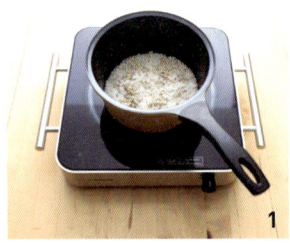

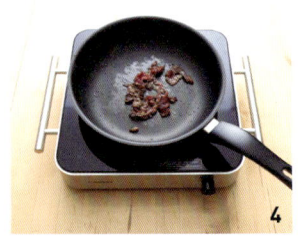

느타리버섯국

 주요 영양소
탄수화물 …2g • 단백질 …1g • 지방 …0g

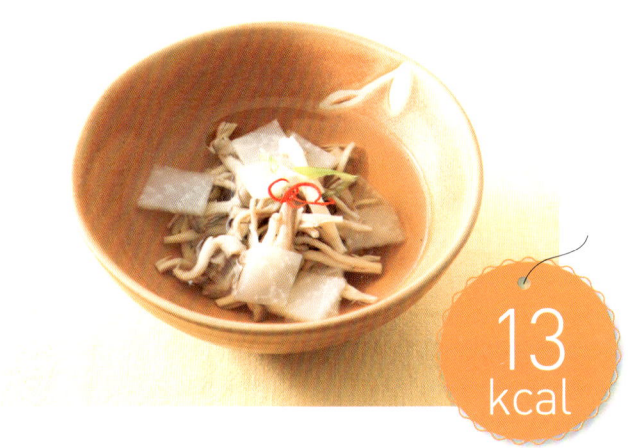

13 kcal

재료
애느타리버섯 30g, 무 20g, 멸치국물 200㎖, 국간장 3g, 소금 0.2g, 홍고추·대파 약간씩
멸치국물 마른 멸치 5g, 건다시마 2g, 무 10g, 대파 5g, 물 적당량

만들기
1 애느타리버섯은 밑동을 제거하고, 무는 나박썰기 한다.
2 냄비에 분량의 멸치국물 재료를 넣고 끓인 후 체에 걸러 멸치국물을 만든다.
3 냄비에 멸치국물을 붓고 애느타리버섯과 무를 넣고 끓인 후 국간장과 소금으로 간을 맞춘다.
4 불을 끄고 채 썬 홍고추와 대파를 넣는다.

오징어냉채

 주요 영양소
탄수화물 …1g • 단백질 …5g • 지방 …0g

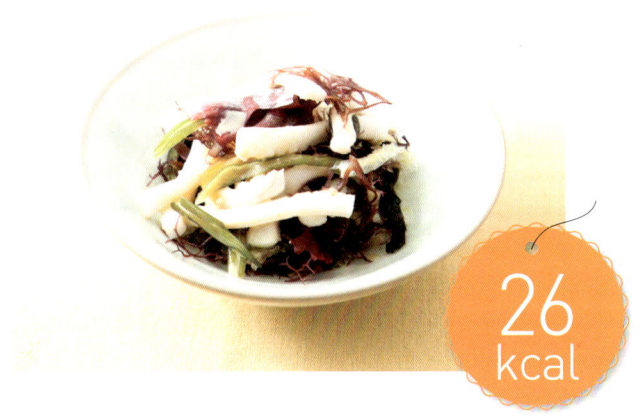

26 kcal

재료
오징어 25g, 해초(생) 25g
겨자양념 겨자가루 1g, 소금 0.2g, 식초 1g, 아스파탐 0.5g, 맛술 0.5g, 다진 마늘 0.5g

만들기
1 오징어는 소금물에 데친 후 채 썬다.
2 해초는 흐르는 물에 씻어 물기를 뺀 후 먹기 좋은 크기로 썬다.
3 분량의 겨자양념 재료를 섞어 겨자양념을 만든다.
4 겨자양념에 오징어와 해초를 넣어 고루 무친다.

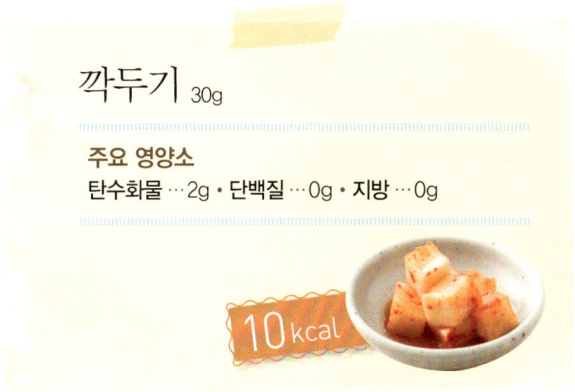

깍두기 30g
주요 영양소
탄수화물 …2g • 단백질 …0g • 지방 …0g

10 kcal

점심 · 일품 상차림 3

탄수화물 85g 단백질 28g 지방 8g

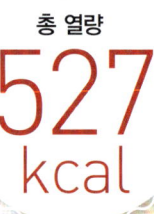
총 열량
527 kcal

새우가지조림

배추김치

닭가슴살두부비빔밥

시금치된장국

닭가슴살두부비빔밥

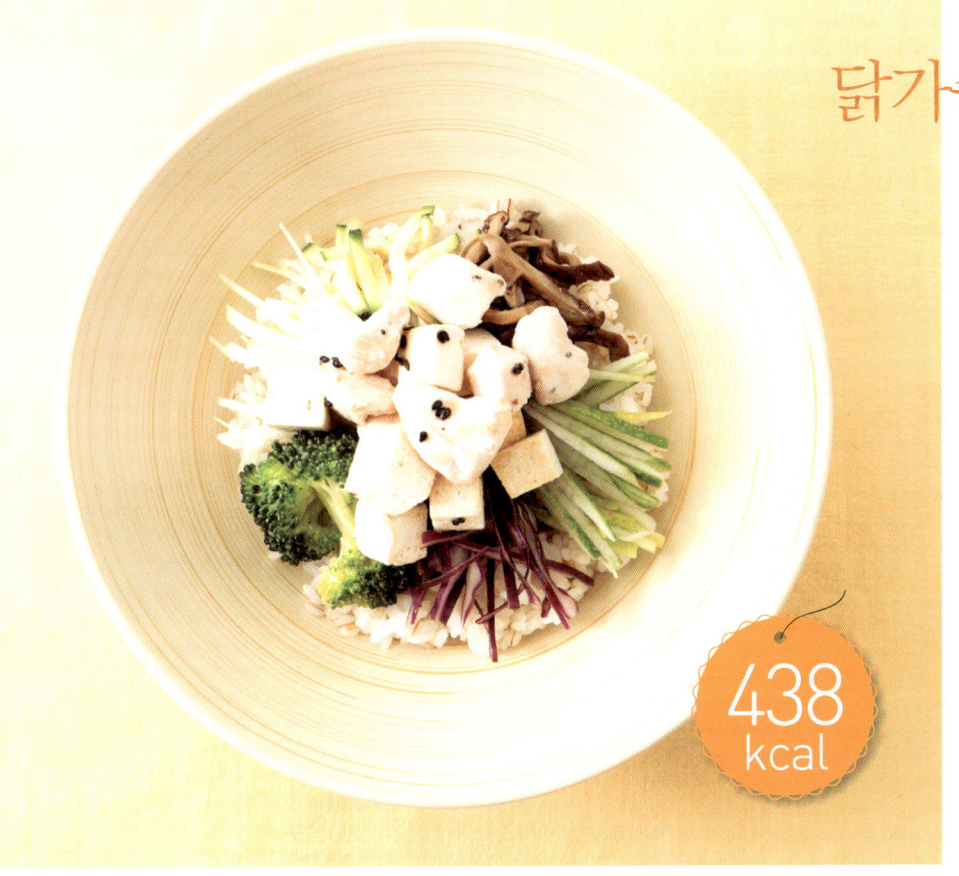

438 kcal

주요 영양소
- 탄수화물 ············ 75g
- 단백질 ············· 20g
- 지방 ················ 6g

재료
보리밥 210g(쌀 80g, 보리쌀 10g)
닭가슴살 40g, 두부 40g, 식용유 약간, 표고버섯·주키니호박·브로콜리 각 10g씩,
양배추·적양배추·오이 각 5g씩
닭가슴살 밑간 소금·다진 마늘·후춧가루 약간씩
간장레몬비빔장 간장 10g, 레몬즙 5g, 맛술 5g, 배즙 3g, 검은깨 약간

만들기
1 닭가슴살은 깍둑 썰어 **닭가슴살 밑간** 재료로 밑간한다.
2 두부는 깍둑 썰어 팬에 식용유를 두르고 노릇노릇하게 굽는다.
3 표고버섯, 주키니호박은 채 썰고, 브로콜리는 작은 송이로 자른다.
4 팬에 식용유를 두르고 1과 3의 재료를 각각 볶는다.
5 양배추, 적양배추, 오이는 채 썬다.
6 분량의 **간장레몬비빔장** 재료를 섞어서 비빔장을 만든다.
7 보리밥에 준비한 재료들을 돌려 담고 비빔장을 곁들여낸다.

·· 조리 포인트 ··
주키니호박은 일반 호박보다 영양가가 떨어지지만 수분이 많고 ß-카로틴, 비타민C, 칼륨, 철분 등이 풍부하다. 저칼로리 식품으로 당뇨식이나 다이어트식에도 좋으며, 맛이 담백해 다양한 요리에 활용할 수 있다.

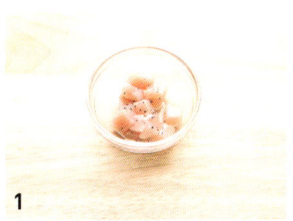
1

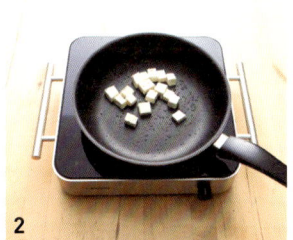
2

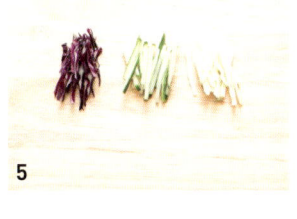
5

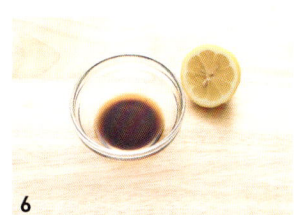
6

시금치된장국

주요 영양소
탄수화물 ··· 3g • 단백질 ··· 2g • 지방 ··· 1g

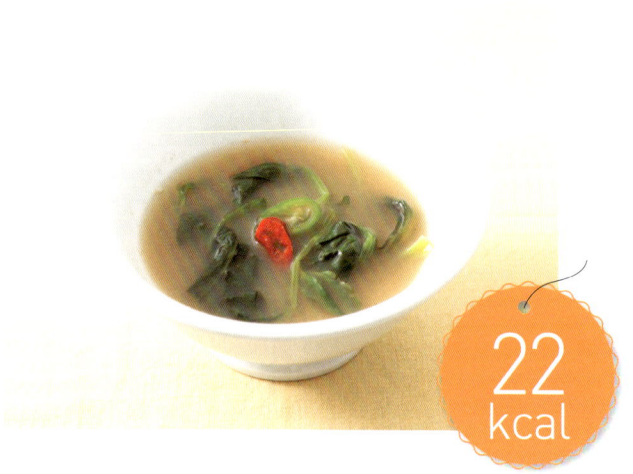

22 kcal

재료
시금치 30g, 된장 8g, 멸치국물 200㎖, 홍고추 · 풋고추 약간씩
멸치국물 마른 멸치 5g, 건다시마 2g, 무 10g, 대파 5g, 물 적당량

만들기
1 시금치는 손질하여 끓는 물에 살짝 데쳐서 찬물에 헹군 다음 물기를 짠다.
2 냄비에 분량의 멸치국물 재료를 넣고 끓인 후 체에 걸러 멸치국물을 만든다.
3 냄비에 준비한 멸치국물, 시금치, 된장을 넣고 중불에서 끓인다.
4 그릇에 국을 담고 어슷 썬 홍고추와 풋고추를 올려낸다.

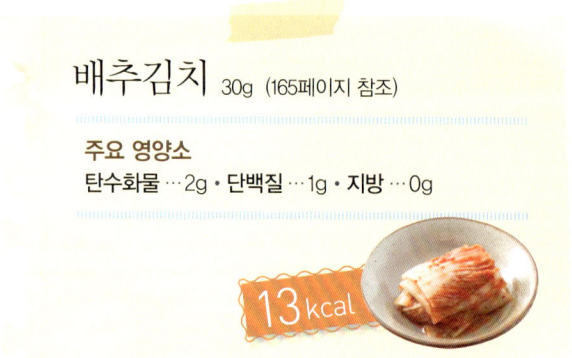

배추김치 30g (165페이지 참조)

주요 영양소
탄수화물 ··· 2g • 단백질 ··· 1g • 지방 ··· 0g

13 kcal

새우가지조림

주요 영양소
탄수화물 ··· 5g • 단백질 ··· 6g • 지방 ··· 1g

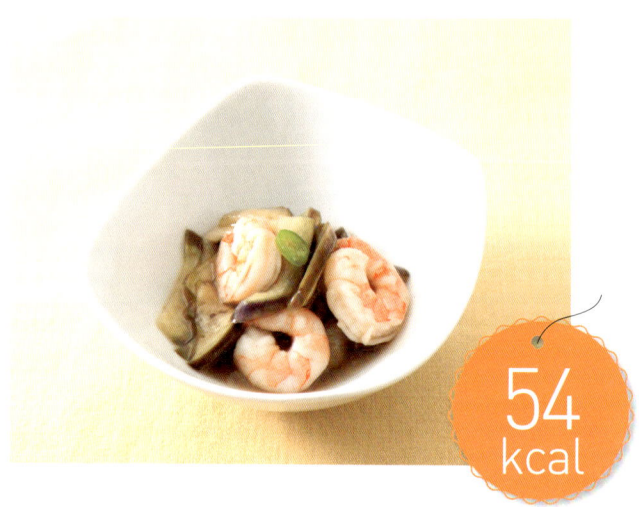

54 kcal

재료
새우 25g, 가지 30g, 식용유 약간, 전분물(전분 5g, 물 20㎖)
조림장 진간장 1g, 국간장 2g, 맛술 5g, 물 적당량

만들기
1 새우는 껍질을 벗기고 등에 있는 내장을 제거한다.
2 가지는 길게 반으로 가른 다음 채 썬다.
3 팬에 식용유를 두르고 중불에서 새우를 볶다가 새우에서 물기가 나오면 가지를 넣고 서로 잘 섞이게 볶는다.
4 가지가 익으면 분량의 조림장 재료를 모두 넣고, 끓기 시작하면 약불에서 조린다.
5 가지가 다 익으면 전분물을 넣어 푼다. 걸쭉하게 섞이면 불을 끈다.

점심·면 상차림 1

탄수화물 75g · 단백질 23g · 지방 10g

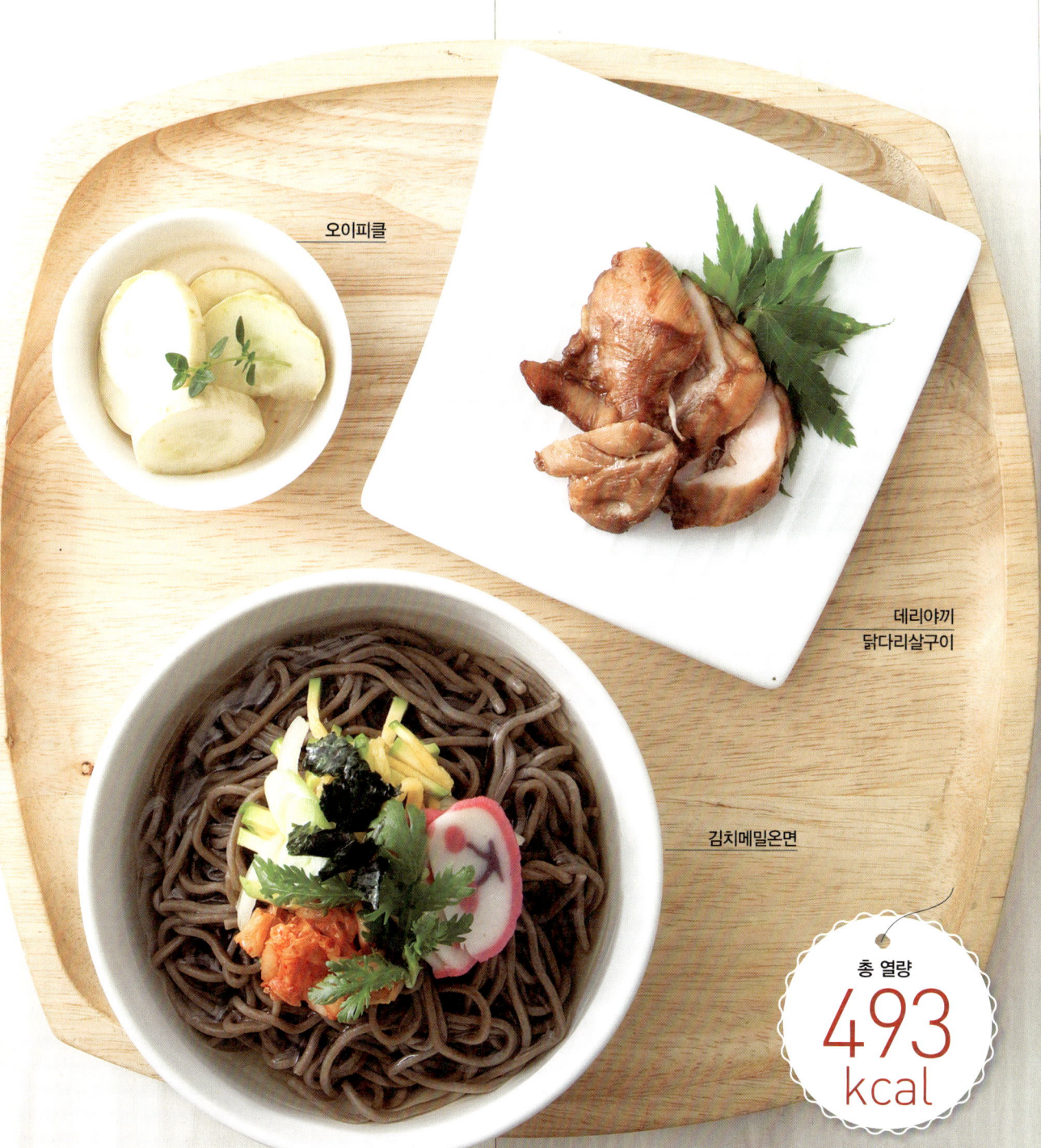

오이피클

데리야끼 닭다리살구이

김치메밀온면

총 열량 **493** kcal

김치메밀온면

주요 영양소
- 탄수화물 ·········· 73g
- 단백질 ············· 8g
- 지방 ················ 0g

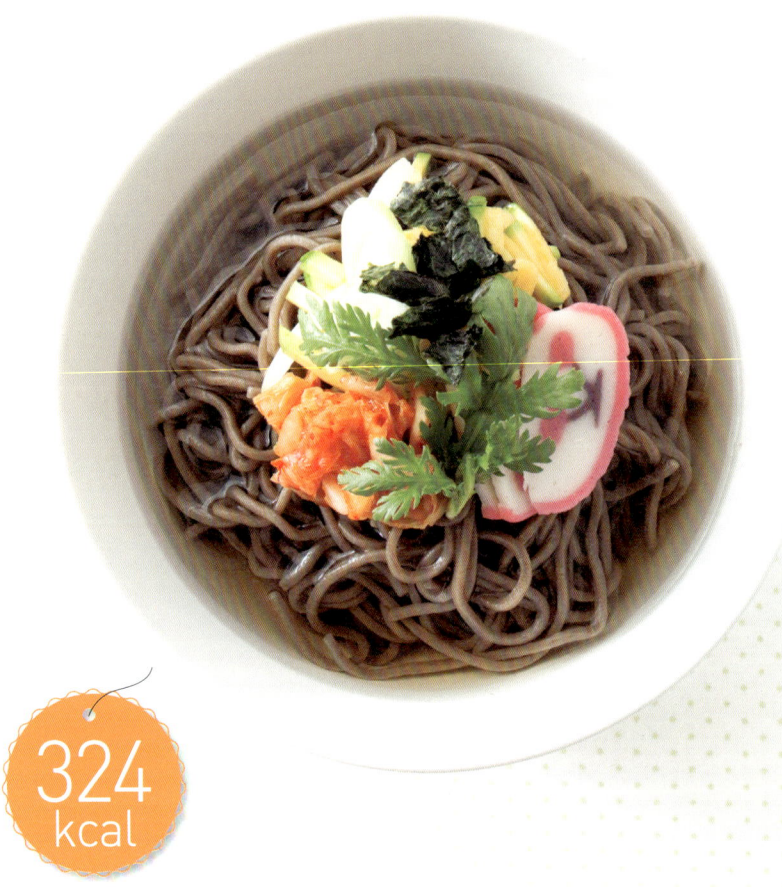

324 kcal

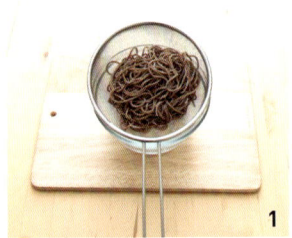
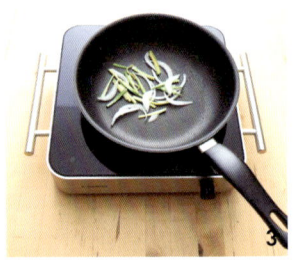
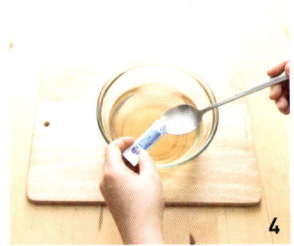
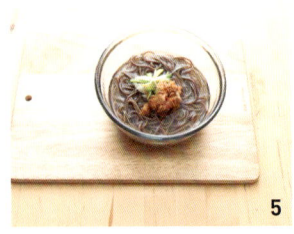

재료
생메밀면 120g, 배추김치 20g, 찐 어묵 5g, 호박 15g, 양파 10g, 멸치국물 300㎖, 식용유·소금 약간씩
멸치국물 마른 멸치 5g, 건다시마 2g, 무 10g, 대파 5g, 물 적당량
국물양념 국간장 5g, 소금 0.5g, 아스파탐 0.5g, 참기름·후춧가루 약간씩
고명 김가루·대파·쑥갓 약간씩

만들기
1 생메밀면은 끓는 물에서 면이 반투명해질 때까지 삶아 찬물에 헹군 후 물기를 뺀다.
2 배추김치는 먹기 좋게 채 썰고, 찐 어묵은 납작하게 썬다.
3 호박, 양파는 채 썰어 식용유를 두른 팬에 볶은 뒤 소금으로 간을 한다.
4 분량의 멸치국물 재료를 넣고 끓여 거른 후 분량의 국물양념 재료를 넣어 간을 맞춘다.
5 삶은 메밀면 위에 배추김치, 볶은 호박·양파, 찐 어묵을 올리고 국물을 부은 후 고명을 올린다.

데리야끼 닭다리살구이

주요 영양소
- 탄수화물 ………… 1g
- 단백질 ………… 15g
- 지방 ………… 10g

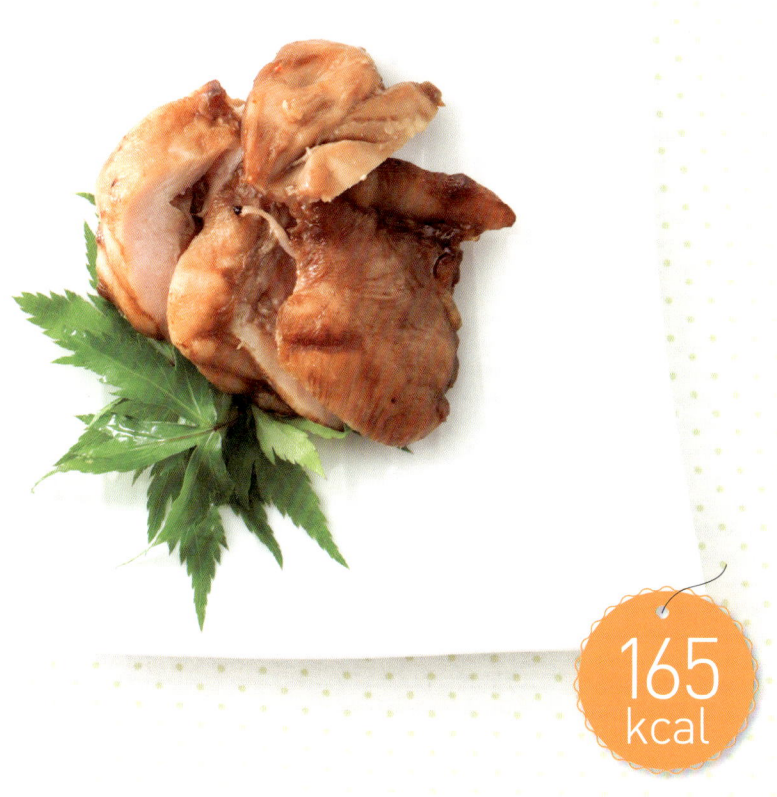

165 kcal

재료
닭다리살 80g, 식용유 5g
데리야끼소스 간장 10g, 다시마국물 40㎖, 청주 10g, 아스파탐 0.5g, 마른 고추·생강·통마늘·양파·대파 약간씩

만들기
1. 냄비에 분량의 데리야끼소스 재료를 넣어 끓인다.
2. 닭다리살은 껍질을 제거하고 데리야끼소스의 1/2 분량으로 밑간한다.
3. 팬에 식용유를 두르고 닭다리살을 앞뒤로 굽는다.
4. 나머지 1/2 분량의 소스를 닭다리살에 끼얹어가며 속이 잘 익도록 여러 번 뒤집으면서 노릇하게 굽는다.

···조리 포인트···
양념장이나 소스에 다시마국물을 넣어 만들면 더욱 깊은 맛을 낼 수 있다. 다시마국물은 건다시마 5g, 가다랑어포 2g, 물을 넣고 끓인 후 체에 걸러서 만든다.

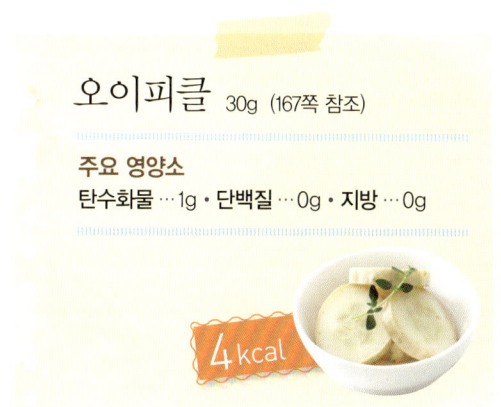

오이피클 30g (167쪽 참조)

주요 영양소
탄수화물 … 1g · 단백질 … 0g · 지방 … 0g

4 kcal

점심 · 면 상차림 2

- 탄수화물 66g
- 단백질 24g
- 지방 10g

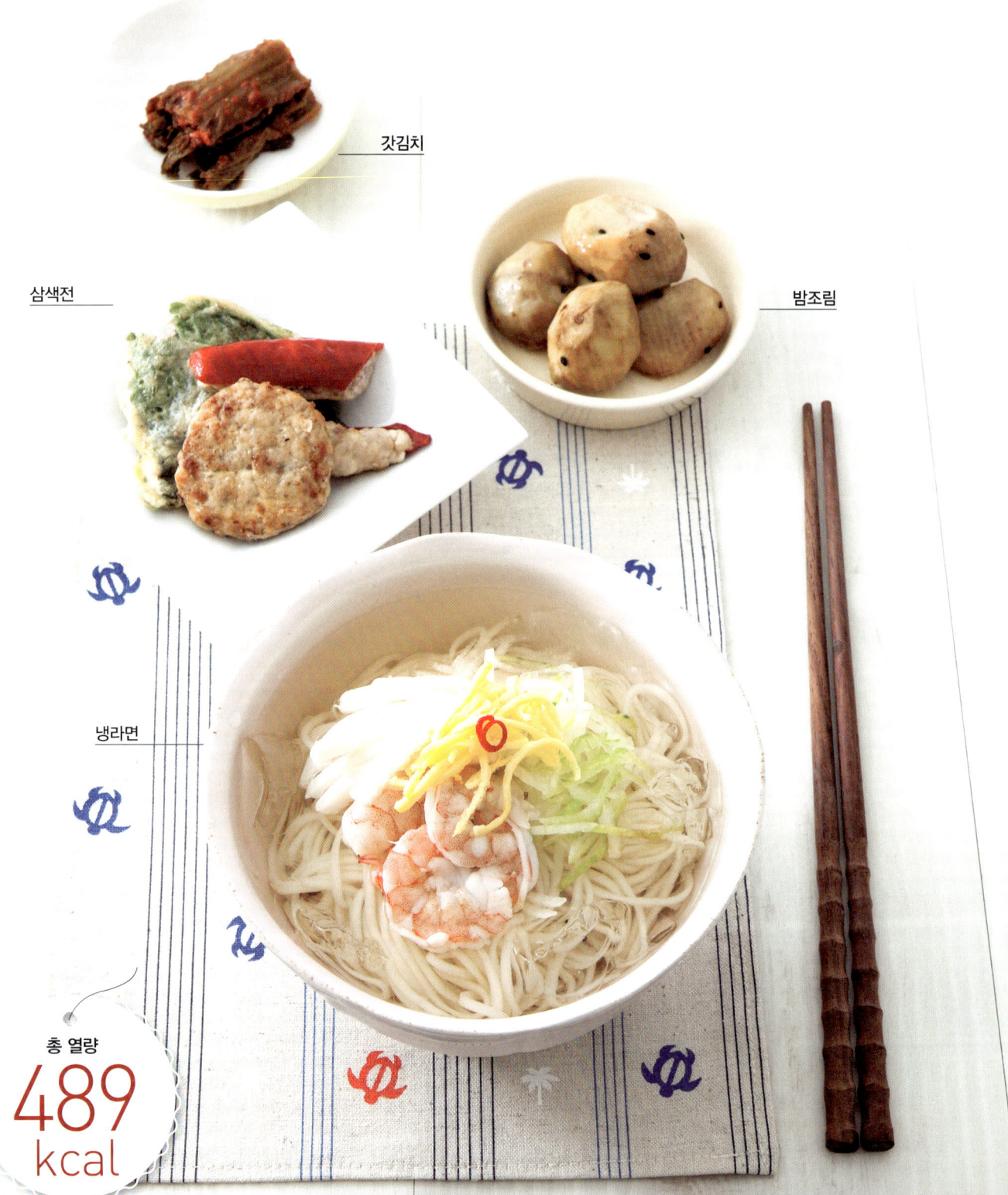

갓김치

삼색전

밤조림

냉라면

총 열량
489 kcal

냉라면

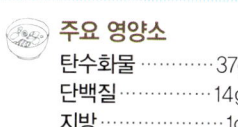

주요 영양소
- 탄수화물 ············ 37g
- 단백질 ············· 14g
- 지방 ··············· 1g

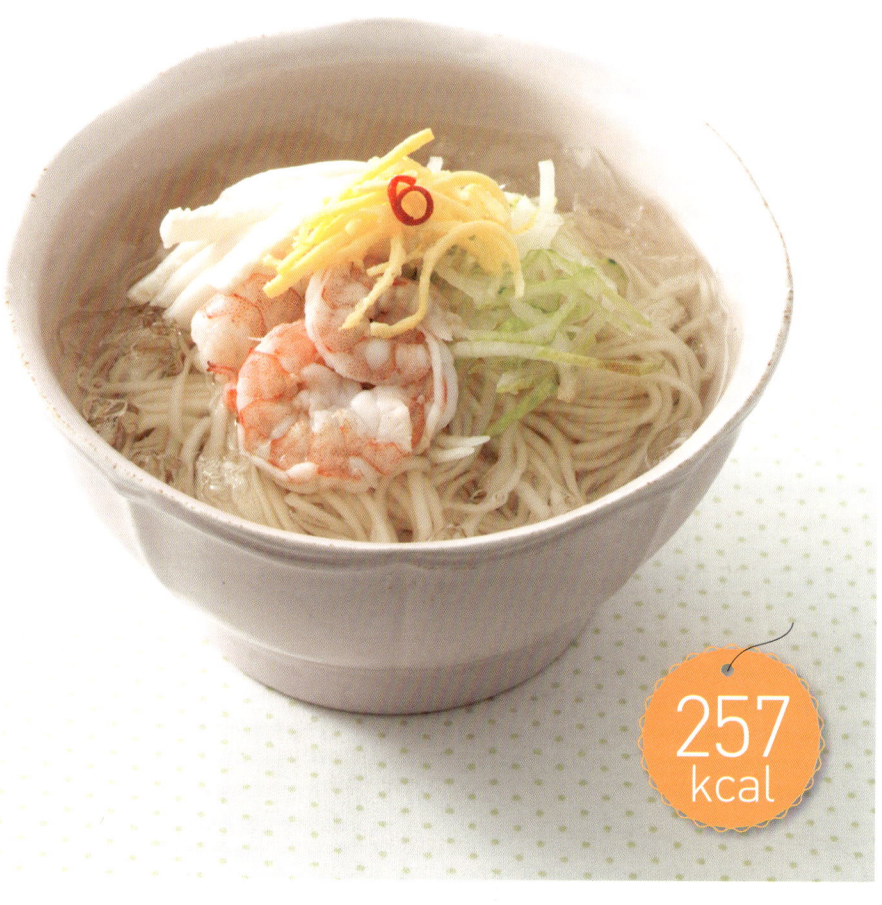

257 kcal

재료
생라면 160g, 오징어 25g, 새우살 25g, 해물국물 300㎖, 오이 10g, 배 10g, 달걀지단 3g
해물국물 고명으로 올리는 해물(오징어, 새우살), 건다시마·양파·무·대파 약간씩, 물 적당량
국물양념 소금 2g, 식초 10g, 아스파탐 1g, 배즙 20g

만들기
1 물에 오징어, 새우살, 건다시마, 양파, 무, 대파를 넣어 끓인 후 오징어와 새우살은 건져서 고명으로 사용하고, 나머지 건더기는 고운 체에 받쳐 **해물국물**을 준비한다.
2 생라면은 끓는 물에 삶은 후 건져 물기를 뺀다.
3 오이, 배, 달걀지단은 채 썬다.
4 해물국물을 차게 식힌 후 분량의 **국물양념**을 넣어 냉국물을 만든다.
5 물기를 뺀 라면에 오이, 배, 달걀지단을 올리고 냉국물을 붓는다. 1에서 건져낸 오징어와 새우살을 고명으로 얹는다.

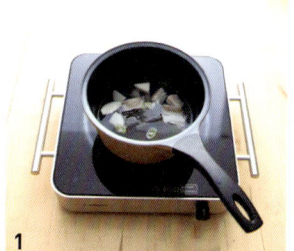
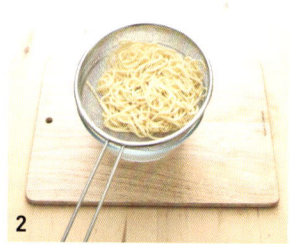
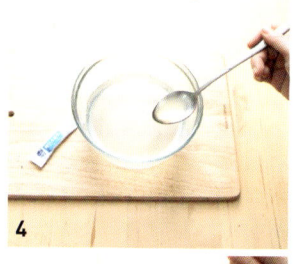
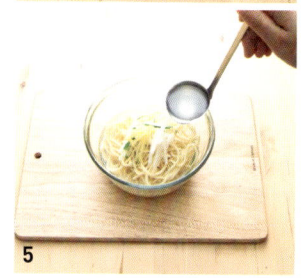

삼색전

주요 영양소
탄수화물 … 2g • 단백질 … 7g • 지방 … 8g

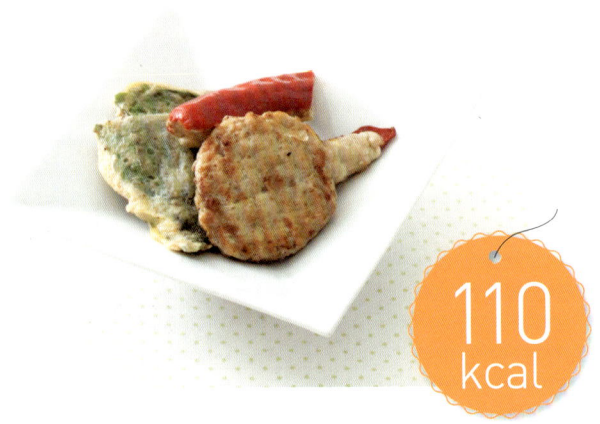

110 kcal

재료
깻잎 2g(1장), 홍고추 3g
육원전 두부 40g, 양파 · 당근 · 실파 약간씩, 소고기 다짐육 10g, 소금 0.2g
소고기 밑간 진간장 · 다진 마늘 · 참깨 · 후춧가루 약간씩
부침 재료 달걀 12g, 밀가루 약간, 식용유 5g

만들기
육원전 반죽하기
1. 두부는 으깬 뒤 베 보자기에 싸서 물기를 빼고, 양파, 당근은 잘게 다지고, 실파는 송송 썬다.
2. 소고기는 분량의 소고기 밑간 양념으로 양념한 후 1의 재료와 소금을 넣고 잘 섞어 육원전 반죽을 만든다.

육원전 · 깻잎전 · 고추전 만들기
1. 준비한 육원전 반죽을 동글납작하게 빚고 밀가루를 고루 묻힌 후 곱게 푼 달걀옷을 입힌다.
2. 깻잎은 꼭지를 자르고 큰 것은 반으로 가른다. 깻잎에 육원전 반죽을 올리고 반으로 접은 다음 밀가루, 달걀옷을 입힌다.
3. 홍고추는 꼭지를 떼고 반으로 잘라 씨를 털어낸 후 고추 안쪽에 밀가루를 고루 뿌리고 육원전 반죽을 채운 다음 속을 채운 면에 밀가루와 달걀옷을 입힌다.
4. 달군 팬에 식용유를 두르고 육원전, 깻잎전, 고추전을 노릇노릇하게 부친다.

밤조림

주요 영양소
탄수화물 … 25g • 단백질 … 2g • 지방 … 1g

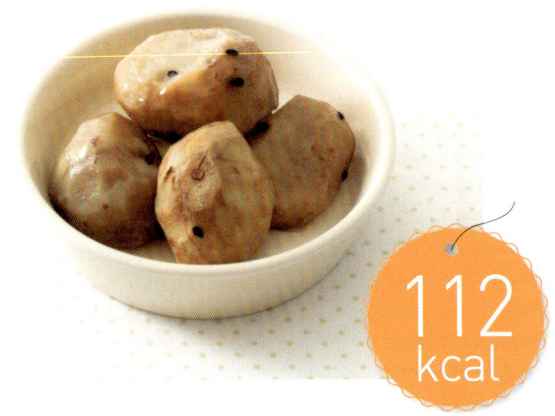

112 kcal

재료
깐 밤 70g, 전분물 10g(전분 3g, 물 7㎖), 아스파탐 0.2g, 검은깨 약간

만들기
1. 냄비에 깐 밤을 넣고 적당히 삶은 후 전분물을 넣어서 어우러지게 조린다.
2. 불을 끄고 아스파탐을 넣어 잘 섞은 다음 검은깨를 넣는다.

· · · 조리 포인트
당뇨밥상에는 물엿을 사용하지 않으므로 전분물을 이용하여 걸쭉한 느낌이 나도록 조리한다.

갓김치 25g

주요 영양소
탄수화물 … 2g • 단백질 … 1g • 지방 … 0g

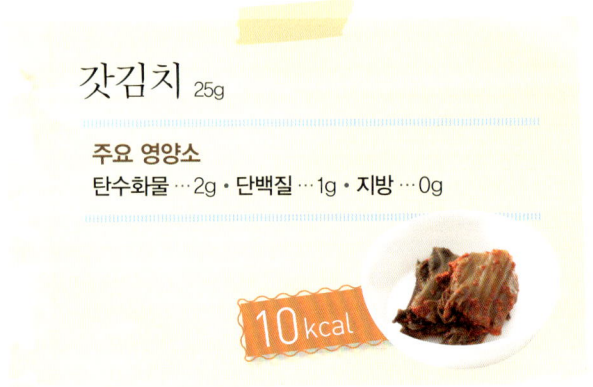

10 kcal

점심 · 면 상차림 3

| 탄수화물 71g | 단백질 45g | 지방 7g |

총 열량
526 kcal

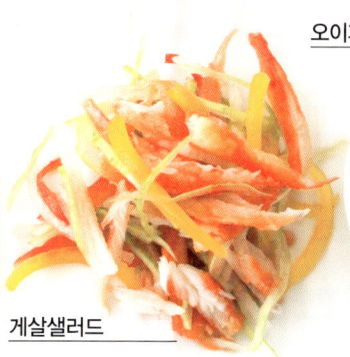
게살샐러드

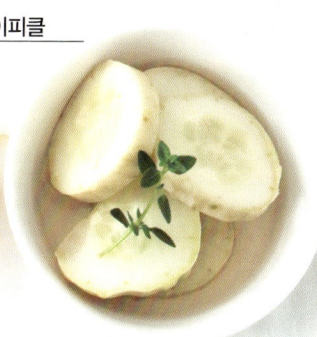
오이피클

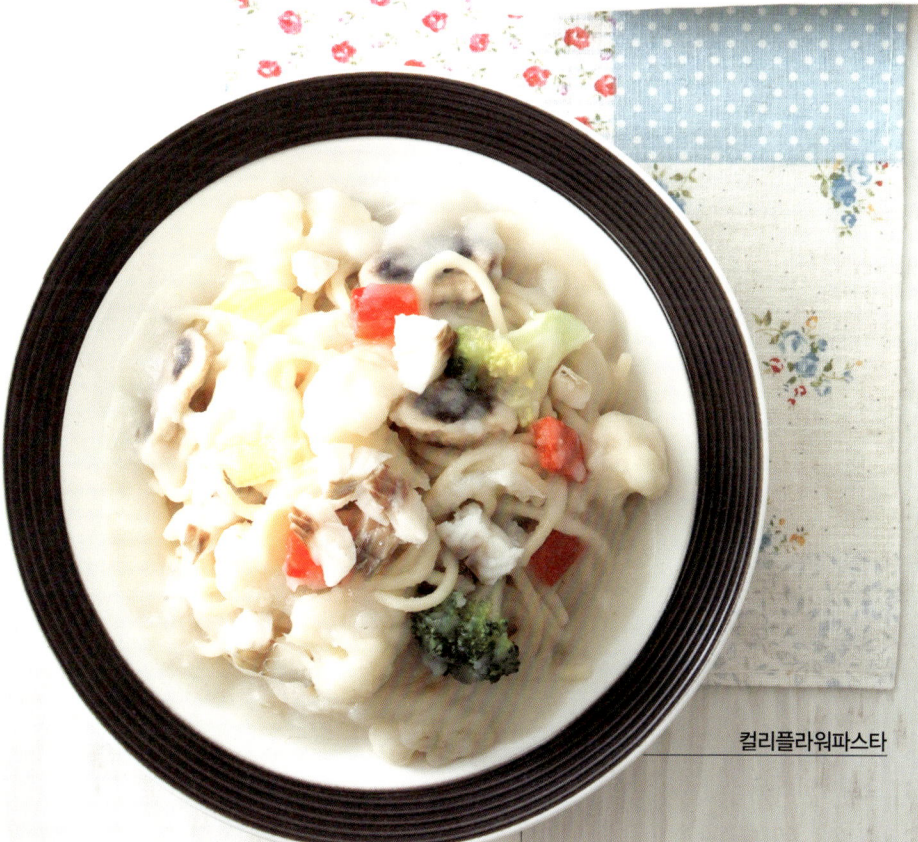
컬리플라워파스타

컬리플라워파스타

주요 영양소
- 탄수화물 68g
- 단백질 24g
- 지방 6g

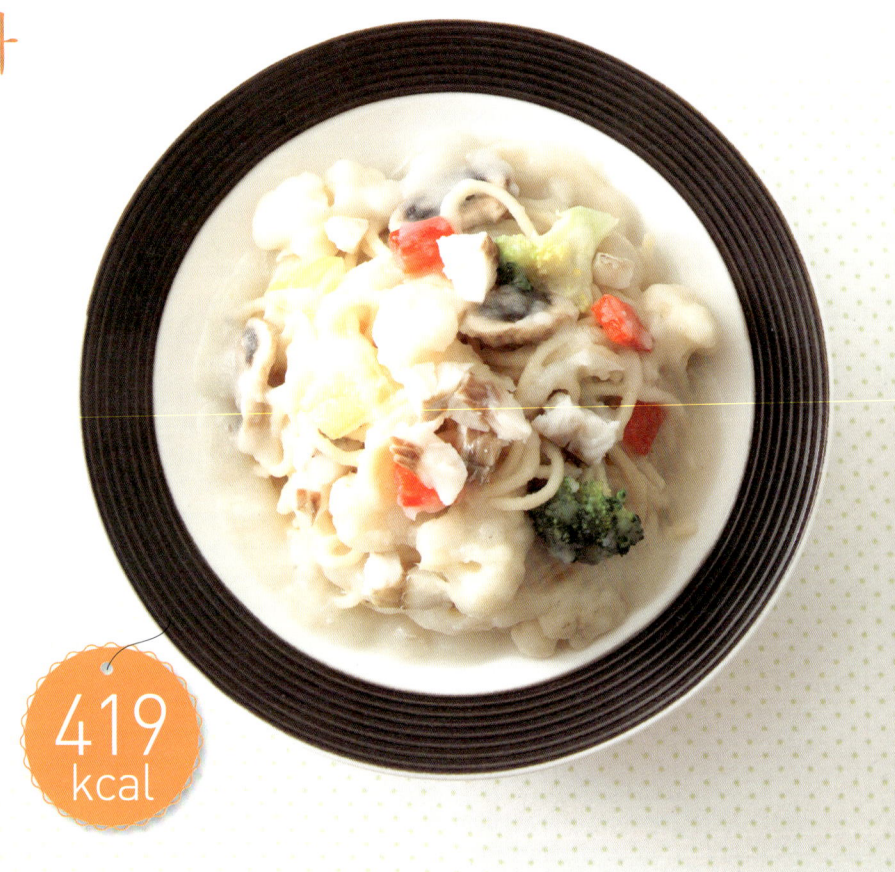

419 kcal

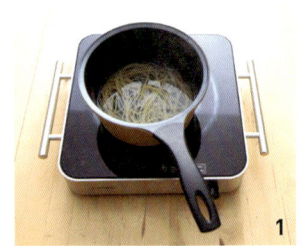
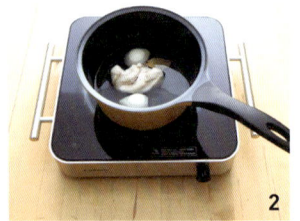
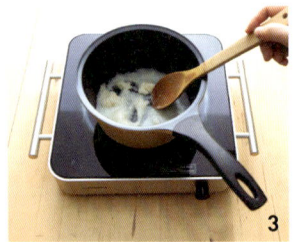
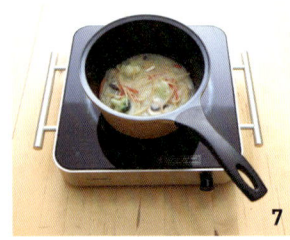

재료
스파게티면 68g, 닭국물 150㎖, 감자 105g, 대구살 70g, 컬리플라워 40g, 브로콜리 15g, 양송이버섯 10g, 양파 10g, 홍피망 5g, 올리브유 5g, 우유 50㎖, 소금 1g
닭국물 닭고기 40g, 셀러리 20g, 양파·월계수잎·통후추 약간씩, 물 적당량
대구살 밑간 소금·후춧가루 약간씩

만들기
1 스파게티면은 끓는 물에서 7~8분 정도 삶은 후 건져내 물기를 뺀다.
2 닭고기는 물에 셀러리, 양파, 월계수잎, 통후추를 넣고 끓인 후 체에 걸러 닭국물을 만든다.
3 감자는 껍질을 벗기고 납작하게 썰어 닭국물에 넣은 후 부드럽게 익으면 으깬다.
4 대구살은 한입 크기로 썰고 대구살 밑간 재료로 밑간한 다음 팬에 올려 굽는다.
5 컬리플라워, 브로콜리, 양송이버섯, 양파, 홍피망은 먹기 좋게 썬다.
6 팬에 올리브유를 두르고 준비한 채소를 볶다가 으깬 감자를 넣는다.
7 삶은 스파게티면과 대구살, 우유를 넣고 소금으로 간을 한다.

조리 포인트
보통 파스타에는 스파게티면 90g(3단위)을 사용하지만, 곡류군인 감자로 파스타 소스를 만들 때는 감자 105g에 해당하는 면 22.5g을 제외한 스파게티면 68g을 사용한다.

게살샐러드

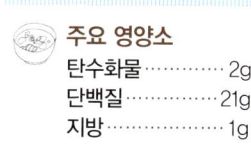

주요 영양소
탄수화물 ············ 2g
단백질 ············· 21g
지방 ··············· 1g

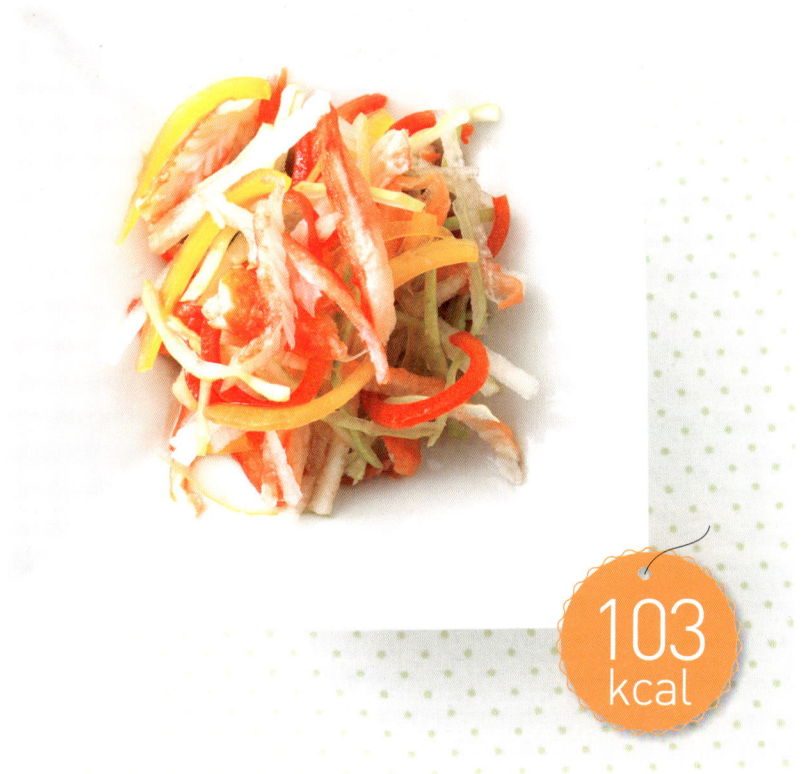

103 kcal

재료
게살 30g, 오이 5g, 파프리카 10g, 배 5g
오리엔탈드레싱 간장 3g, 식초 1g, 맛술 1g, 청주 1g, 다시마국물 10㎖

만들기
1 게살은 소금물에 씻은 후 체에 받쳐 물기를 뺀 다음 찢어서 준비한다.
2 오이, 파프리카, 배는 채 썬다.
3 볼에 분량의 오리엔탈드레싱 재료를 섞어 드레싱을 만든다.
4 그릇에 게살과 채소를 담고 드레싱을 뿌린다.

조리 포인트
양념장이나 소스에 다시마국물을 넣어 만들면 더욱 깊은 맛을 낼 수 있다. 다시마국물은 건다시마 5g, 가다랑어포 2g, 물을 넣고 끓인 후 체에 걸러서 만든다.

오이피클 30g (167쪽 참조)

주요 영양소
탄수화물 ··· 1g · 단백질 ··· 0g · 지방 ··· 0g

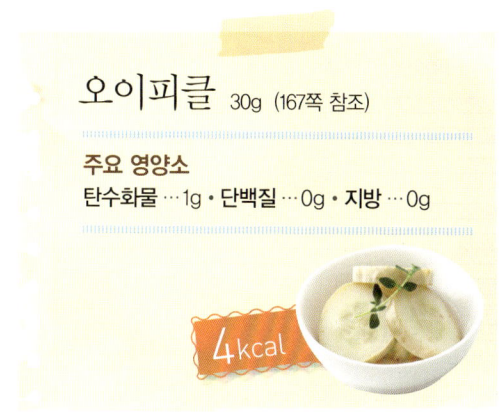

4 kcal

점심 · 한식 상차림 1

탄수화물 79g 단백질 28g 지방 14g

총 열량 **555** kcal

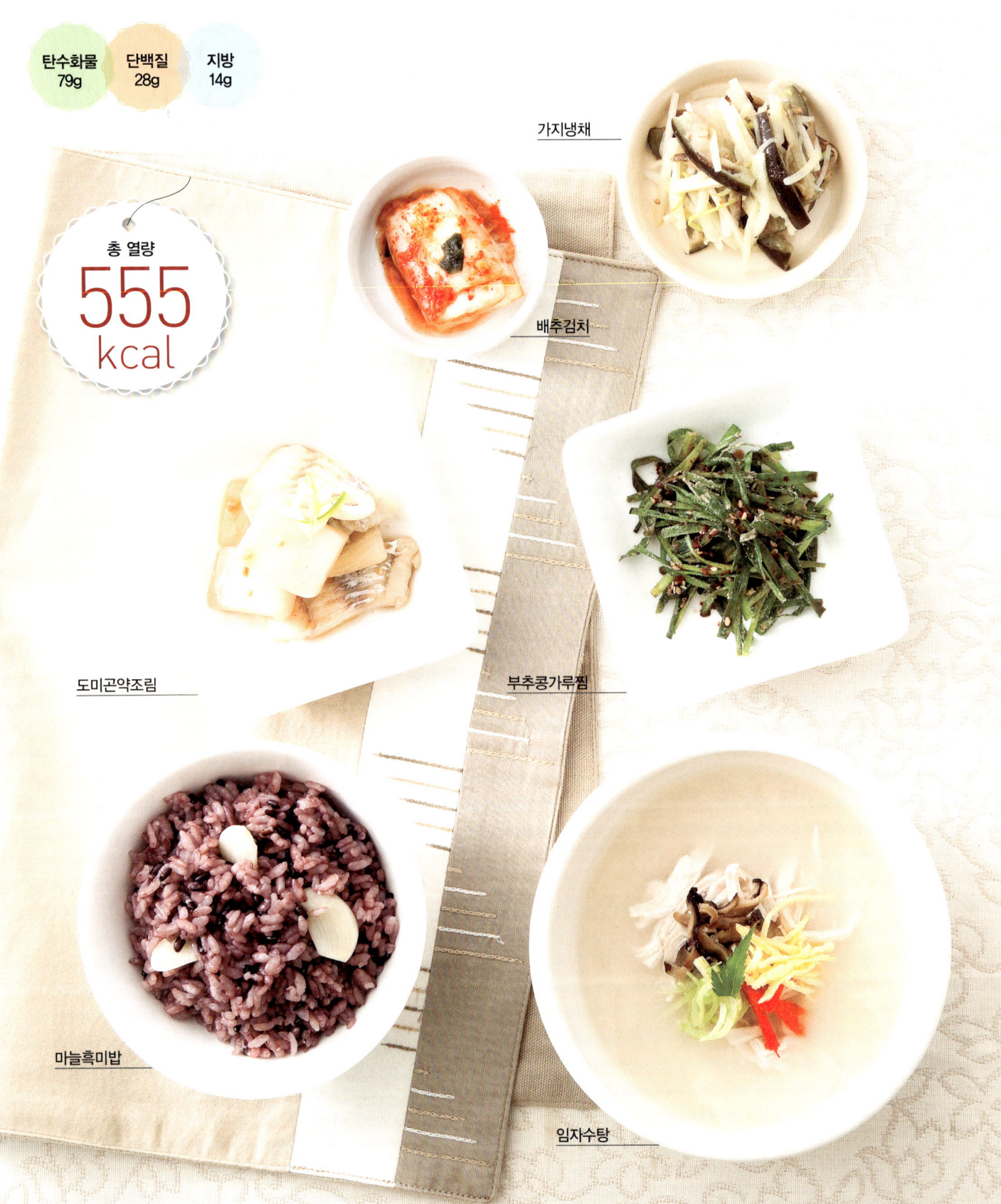

- 가지냉채
- 배추김치
- 도미곤약조림
- 부추콩가루찜
- 마늘흑미밥
- 임자수탕

임자수탕

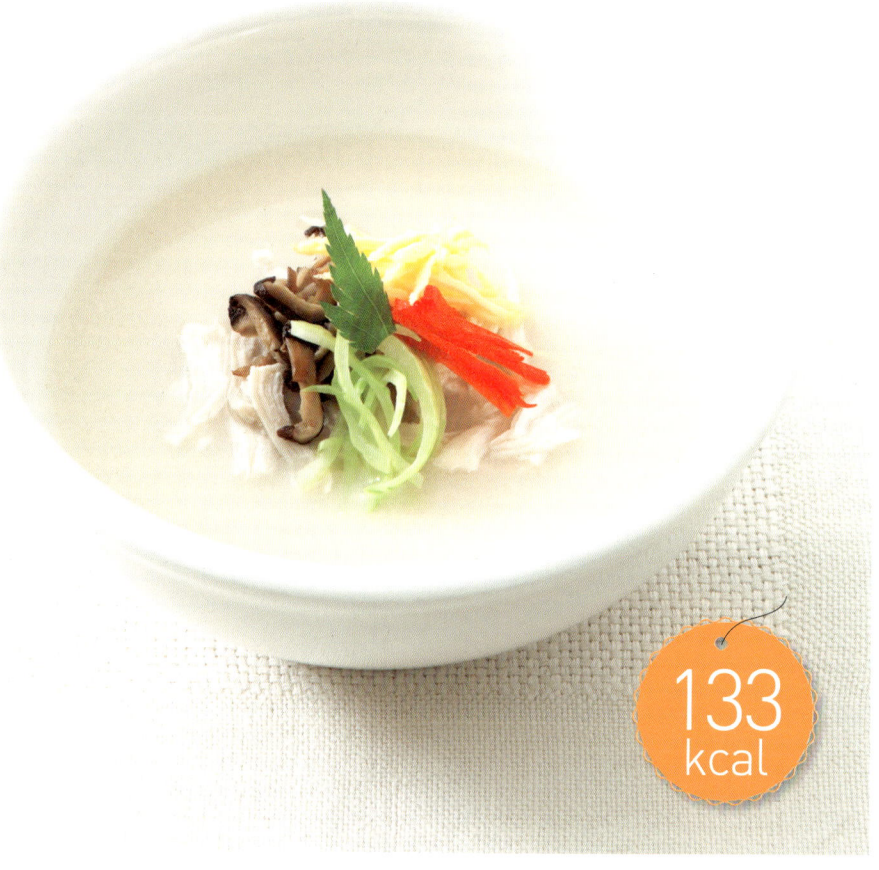

주요 영양소
- 탄수화물 ············ 2g
- 단백질 ············· 9g
- 지방 ·············· 10g

133 kcal

재료
닭가슴살 40g, 표고버섯 3g, 홍피망 3g, 오이 3g, 달걀지단 3g, 닭국물 200㎖, 식용유·후춧가루 약간씩
닭국물 고명으로 올리는 닭가슴살, 마늘·양파·대파·통후추 약간씩, 물 적당량
국물양념 잣 4g, 참깨 3g, 소금 1g, 다진 마늘 약간

만들기
1 냄비에 닭가슴살과 마늘, 양파, 대파, 통후추를 넣고 물을 붓고 삶는다. 닭가슴살이 익으면 건져 가늘게 찢고 국물은 걸러서 차게 식힌다.
2 표고버섯, 홍피망, 오이, 달걀지단은 채 썰어 각각 팬에 식용유를 두르고 볶아서 식힌다.
3 식힌 닭국물에 국물양념 재료를 넣어 곱게 갈아준다.
4 찢어놓은 닭가슴살과 2의 고명을 올리고 3의 국물을 붓는다.

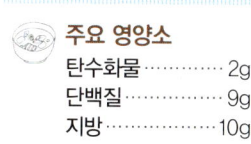
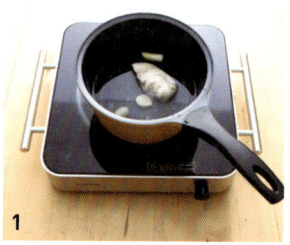
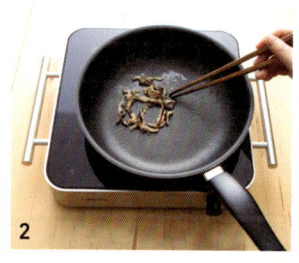
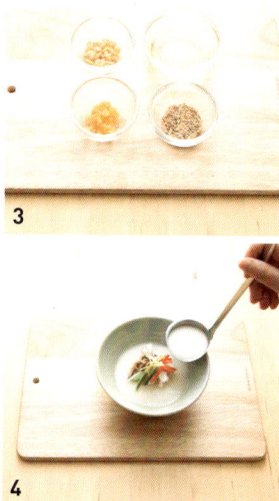

마늘흑미밥

주요 영양소
탄수화물 … 69g • 단백질 … 6g • 지방 … 0g

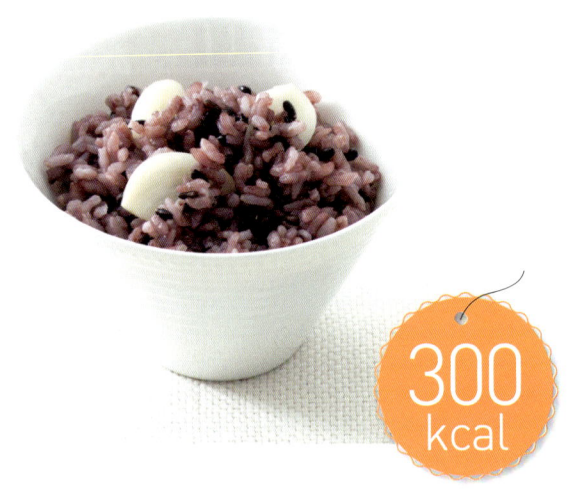

300 kcal

재료 _ 210g
쌀 80g, 흑미 10g, 마늘 20g, 물 적당량

만들기
1 쌀과 흑미는 씻어서 20분 정도 불린다.
2 마늘은 편으로 썬다.
3 불린 쌀에 마늘을 넣고 물을 부어 밥을 짓는다.

도미곤약조림

주요 영양소
탄수화물 … 1g • 단백질 … 9g • 지방 … 3g

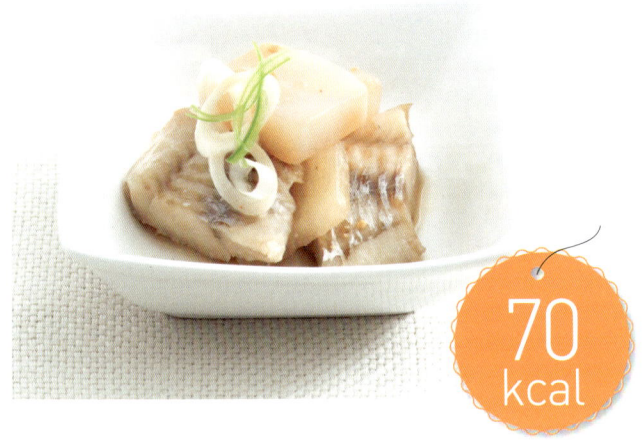

70 kcal

재료
도미 50g, 곤약 20g, 무 5g, 대파 약간
조림장 간장 10g, 맛술 5g, 아스파탐 0.5g, 다진 마늘 · 다진 생강 약간씩, 물 적당량

만들기
1 도미는 비늘, 내장, 머리, 지느러미를 제거하고 토막을 낸 다음 찬물에 헹군 후 키친타월을 이용하여 물기를 닦는다.
2 곤약과 무는 네모지게 썬다.
3 볼에 분량의 조림장 재료를 넣고 고루 섞어 조림장을 만든다.
4 냄비에 도미, 곤약, 무를 올린 다음 조림장을 얹어 조린다.
5 조림장이 1/2가량 졸여지면 도미를 뒤집어 더 익힌 다음 불을 끈다.
6 그릇에 도미곤약조림을 담고 어슷 썬 대파를 올린다.

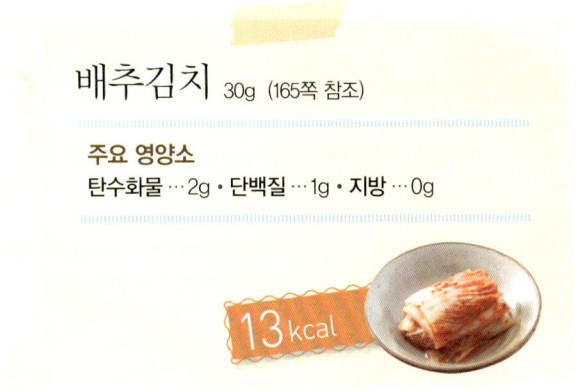

배추김치 30g (165쪽 참조)

주요 영양소
탄수화물 … 2g • 단백질 … 1g • 지방 … 0g

13 kcal

부추콩가루찜

주요 영양소
탄수화물 … 2g • 단백질 … 2g • 지방 … 1g

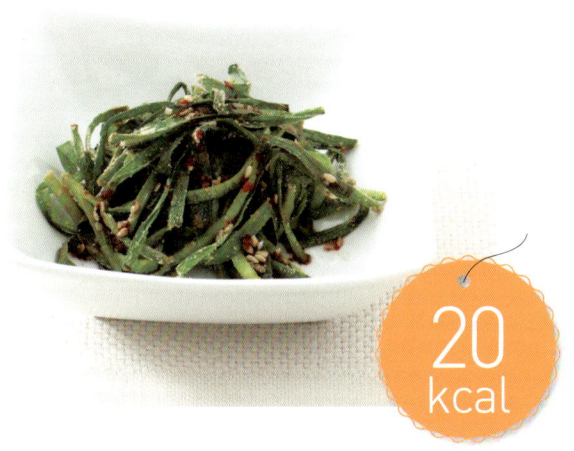

20 kcal

재료
부추 20g, 콩가루 3g
양념장 간장 3g, 물 10㎖, 통깨 · 아스파탐 · 고춧가루 약간씩

만들기
1 부추는 깨끗이 씻어 물기를 빼고 7~8cm 길이로 썰어 콩가루를 묻힌다.
2 콩가루 묻힌 부추는 오븐에서 스팀으로 약 3분간 찐다.
3 분량의 양념장 재료를 섞어 양념장을 만든다.
4 쪄낸 부추에 양념장을 넣고 버무린다.

가지냉채

주요 영양소
탄수화물 … 3g • 단백질 … 1g • 지방 … 0g

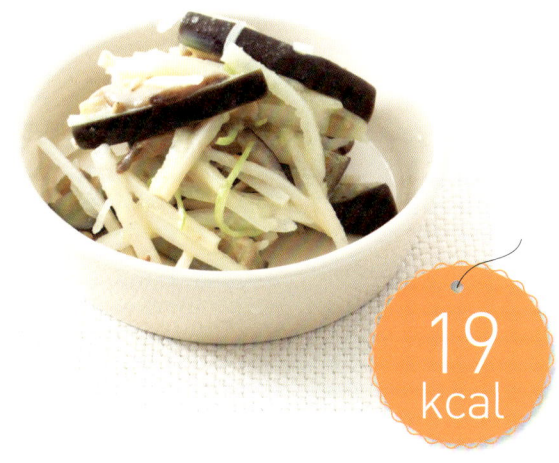

19 kcal

재료
가지 15g, 불린 표고버섯 5g, 배 10g, 오이 5g, 죽순 5g, 양파 5g
냉채양념 겨자가루 1g, 소금 0.5g, 레몬즙 3g, 아스파탐 0.5g, 다진 마늘 · 볶음 참깨 약간씩

만들기
1 가지는 길게 반으로 가른 다음 길이 4cm, 두께 1cm 크기로 썬다.
2 불린 표고버섯, 배, 오이, 죽순, 양파는 채 썬다.
3 볼에 분량의 냉채양념 재료를 넣고 고루 섞은 다음 가지와 2의 재료를 담고 고루 버무린다.

점심 · 한식 상차림 2

탄수화물 80g 단백질 22g 지방 10g

총 열량 **543** kcal

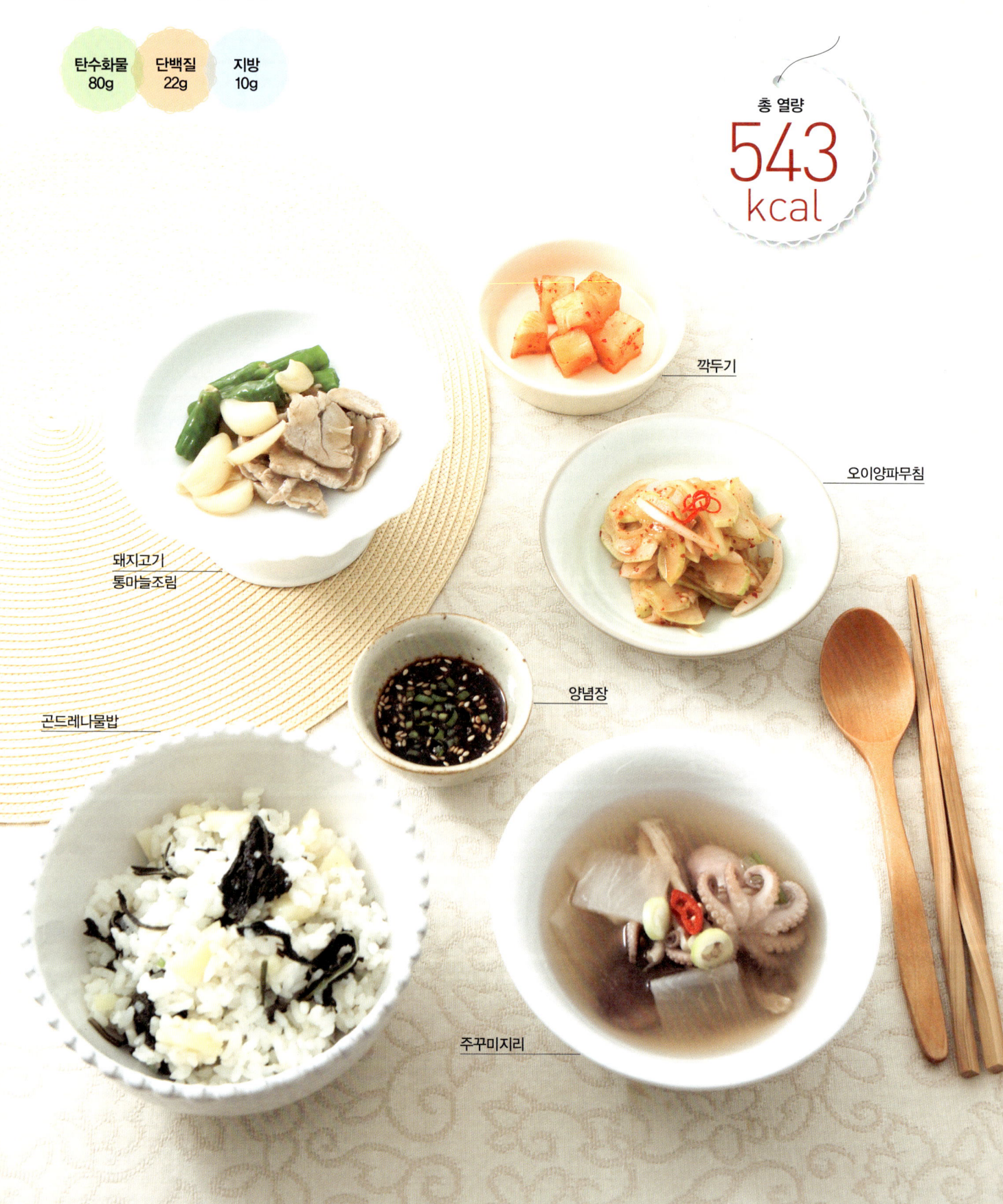

- 깍두기
- 오이양파무침
- 돼지고기 통마늘조림
- 양념장
- 곤드레나물밥
- 주꾸미지리

곤드레나물밥

주요 영양소
탄수화물··········· 80g
단백질 ············· 9g
지방 ················ 2g

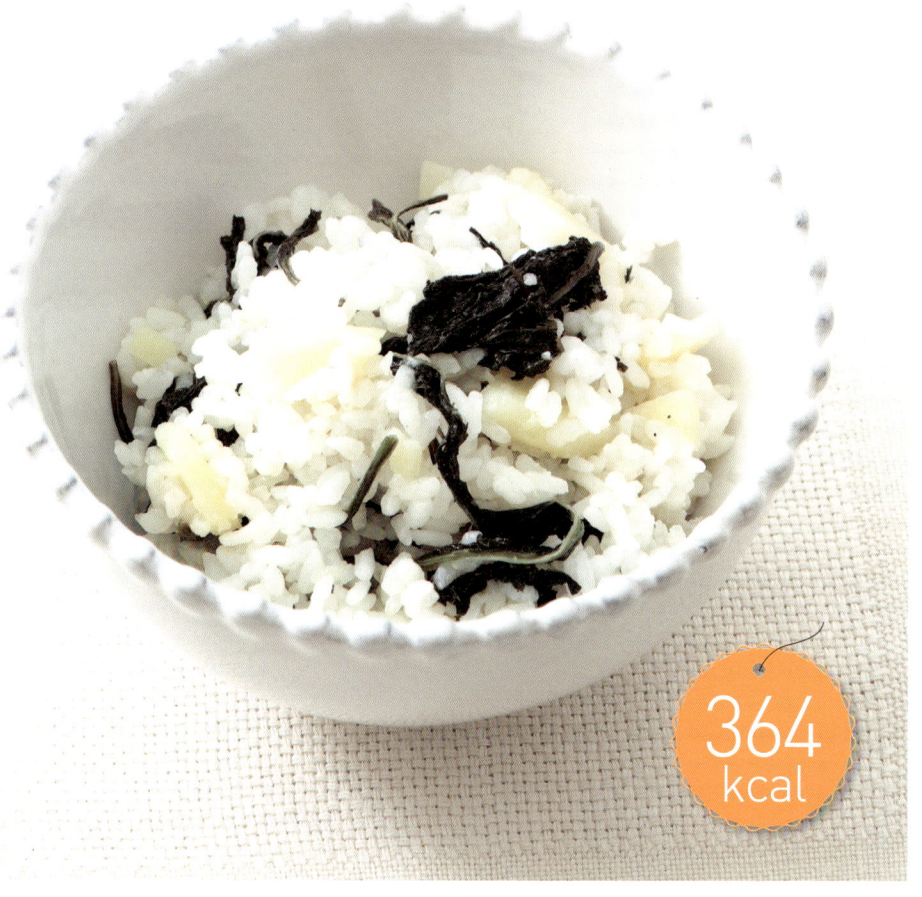

364 kcal

재료
쌀 80g, 감자 45g, 데친 곤드레 50g
양념장 간장 10g, 간 양파 20g, 다진 마늘 · 고춧가루 · 실파 · 깨소금 · 참기름 약간씩

만들기
1 쌀은 씻어 20분 정도 불린다.
2 감자와 데친 곤드레는 먹기 좋은 크기로 썬다.
3 냄비에 쌀과 감자, 곤드레를 넣어 밥을 짓는다.
4 분량의 양념장 재료를 섞어 밥과 함께 곁들여낸다.

··· 조리 포인트 ···
- 일품 밥에는 밥 1공기(210g)를 사용하지만, 곤드레나물밥은 곡류군인 감자가 들어가므로 감자 45g에 해당하는 밥 10g을 제외한 쌀 80g과 감자 45g을 사용한다.
- 계절에 따라 양념장에 실파 대신 달래 등을 넣어도 좋다.

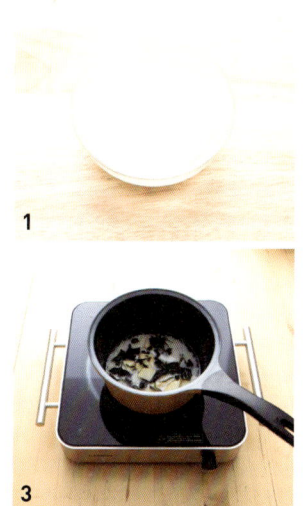

돼지고기통마늘조림

주요 영양소
- 탄수화물 ············ 1g
- 단백질 ············· 9g
- 지방 ·············· 8g

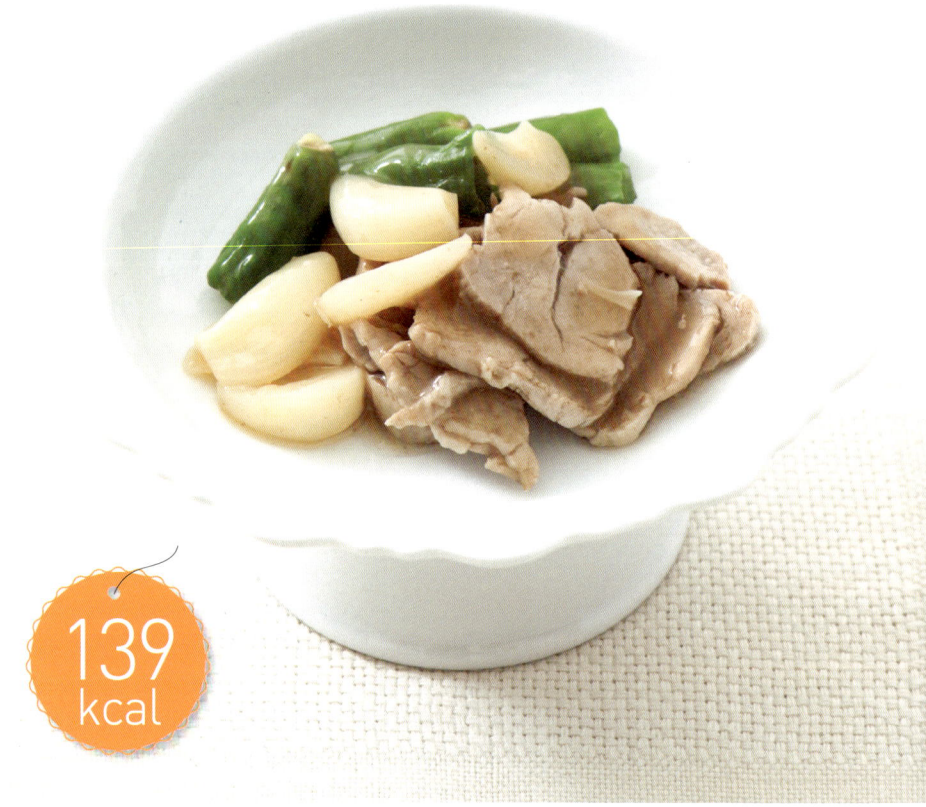

139 kcal

재료
돼지고기 안심 70g, 통마늘 20g, 꽈리고추 10g
돼지고기 밑간 소금 0.2g, 생강즙·후춧가루 약간씩
조림장 간장 5g, 아스파탐 0.5g, 다시마국물 100㎖, 통후추 약간
다시마국물 건다시마 20g, 가다랑어포 5g, 물 적당량

만들기
1 돼지고기는 납작하게 썰어 **돼지고기 밑간** 재료로 밑간한다.
2 통마늘은 반으로 썰고, 꽈리고추는 먹기 좋게 썬다.
3 냄비에 분량의 **다시마국물** 재료를 넣고 끓인 후 체에 걸러 다시마국물을 준비한다.
4 팬에 분량의 **조림장** 재료를 넣고 돼지고기, 통마늘을 넣어 끓인다.
5 돼지고기가 잘 익으면 꽈리고추를 넣어 조린다.

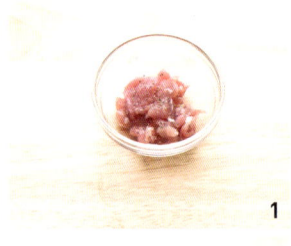

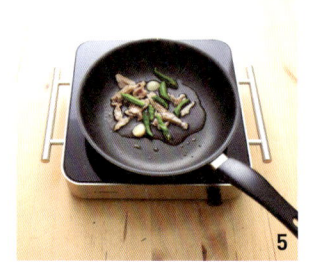

주꾸미지리

 주요 영양소
탄수화물 … 1g • 단백질 … 3g • 지방 … 0g

19 kcal

재료
주꾸미 25g, 느타리버섯 15g, 무 10g, 미나리 약간,
모시조개국물 200㎖
모시조개국물 모시조개 30g, 건다시마 · 무 · 대파 · 통후추 약간씩
양념 소금 0.3g, 국간장 3g, 다진 마늘 · 식초 약간씩

만들기
1 주꾸미를 끓는 물에 소금을 조금 넣고 쫄깃하게 데친다.
2 느타리버섯은 찢고, 무는 나박 썰고, 미나리는 4cm 길이로 썬다.
3 모시조개는 소금물에 1시간 정도 담가 해감한 다음 깨끗이 씻는다.
4 냄비에 **모시조개국물** 재료를 넣고 10분 정도 끓인 다음 고운 체에 재료를 걸러 모시조개국물을 준비한다.
5 냄비에 모시조개국물을 붓고 강불에서 끓이다 끓어오르면 주꾸미, 느타리버섯, 무를 넣고 약불에서 10분 정도 끓인 다음 분량의 **양념** 재료로 간을 하고 미나리를 넣는다.

오이양파무침

 주요 영양소
탄수화물 … 2g • 단백질 … 1g • 지방 … 0g

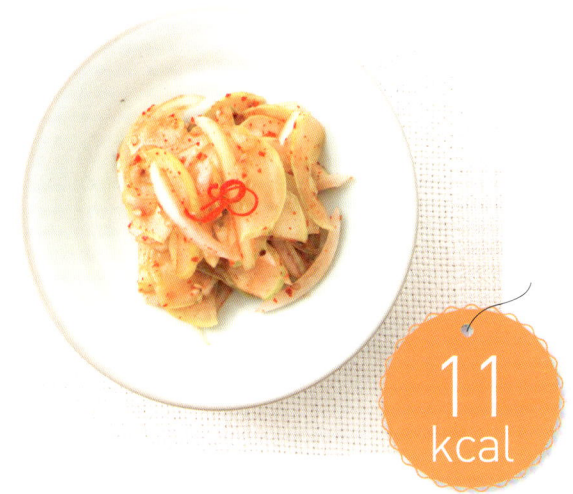

11 kcal

재료
오이 40g, 양파 5g, 굵은 소금 약간
무침양념 소금 0.3g, 식초 1g, 맛술 1g, 아스파탐 0.2g, 고춧가루 · 다진 마늘 · 참깨 · 참기름 약간씩

만들기
1 오이는 굵은 소금으로 껍질을 여러 번 문질러 깨끗이 씻은 다음 길게 반으로 갈라 어슷썰기 한다. 양파는 채 썬다.
2 볼에 분량의 **무침양념** 재료와 오이, 양파를 넣고 고루 무친다.

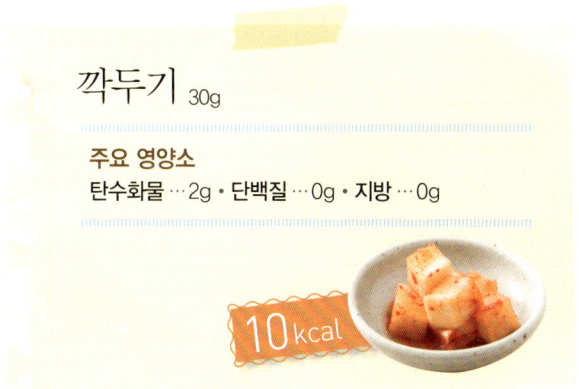

깍두기 30g

주요 영양소
탄수화물 … 2g • 단백질 … 0g • 지방 … 0g

10 kcal

점심 · 한식 상차림 3

- 탄수화물 85g
- 단백질 30g
- 지방 13g

총 열량 574 kcal

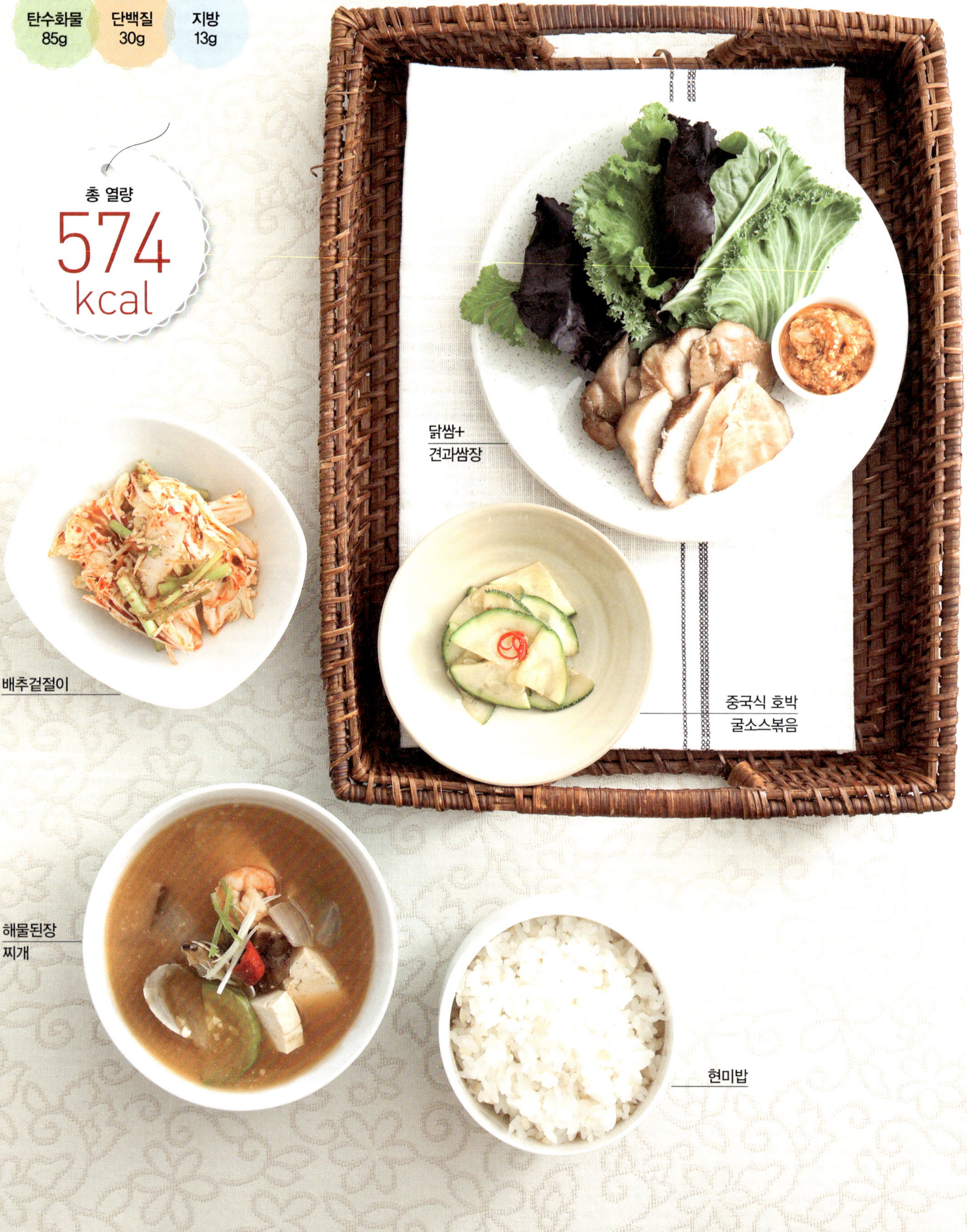

- 닭쌈 + 견과쌈장
- 배추겉절이
- 중국식 호박 굴소스볶음
- 해물된장찌개
- 현미밥

닭쌈

주요 영양소
- 탄수화물············ 7g
- 단백질·············· 17g
- 지방················ 8g

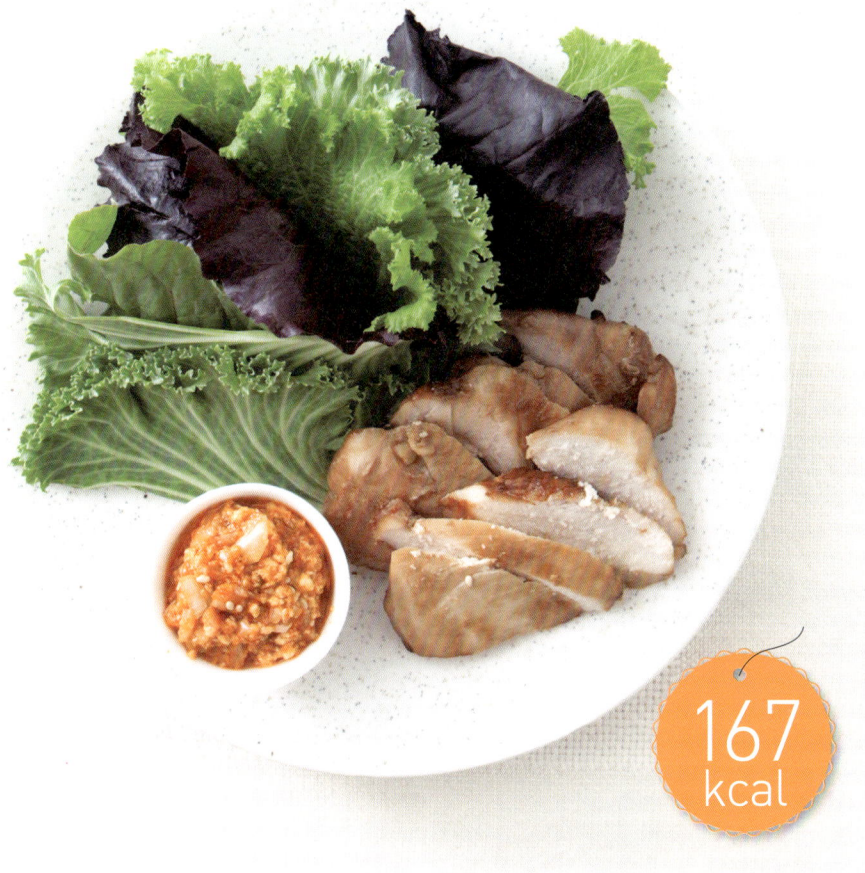

167 kcal

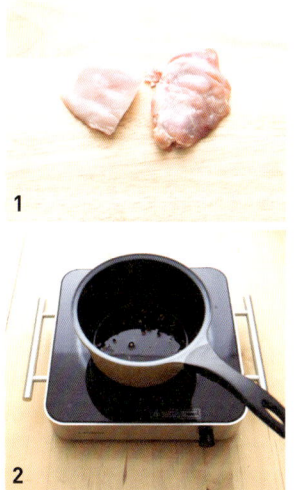

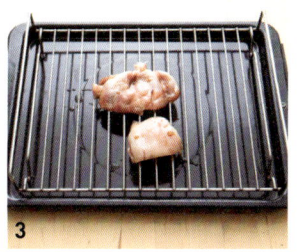

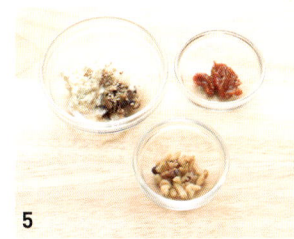

재료
닭다리살 30g, 닭가슴살 30g, 식용유 약간
마늘데리야끼소스 간장 10g, 물 50㎖, 다진 마늘 10g, 아스파탐 0.5g
쌈채소 상추·치커리·케일·적근대 40g씩
견과쌈장 쌈장 5g, 호두 5g, 버섯 5g, 두부 5g, 다진 양파·참기름·통깨 약간씩

만들기
1 닭다리살은 껍질을 벗기고, 닭가슴살은 그대로 준비한다.
2 냄비에 분량의 마늘데리야끼소스 재료를 넣고 끓인다.
3 닭다리살과 닭가슴살에 마늘데리야끼소스를 넣어 1시간 이상 재워두었다가 220도의 오븐에서 10분 정도 굽는다.
4 쌈채소는 씻어 물기를 뺀다.
5 호두, 버섯은 다지고, 두부는 으깬 뒤 쌈장, 다진 양파, 참기름, 통깨를 넣고 섞어 견과쌈장을 만든다.
6 닭고기는 먹기 좋게 썰어 담고 쌈채소와 쌈장을 곁들인다.

현미밥

주요 영양소
탄수화물 … 69g • 단백질 … 6g • 지방 … 0g

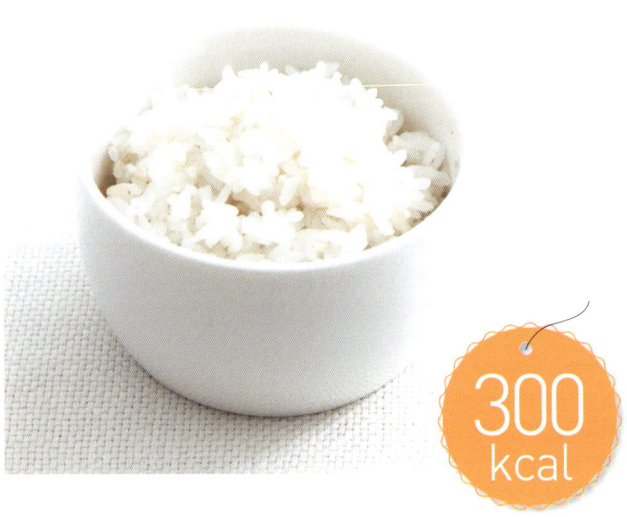

300 kcal

재료 _ 210g
쌀 80g, 현미 10g, 물 적당량

만들기
1 쌀과 현미는 씻어서 20분 정도 불린다.
2 불린 쌀에 물을 부어 고슬고슬하게 밥을 짓는다.

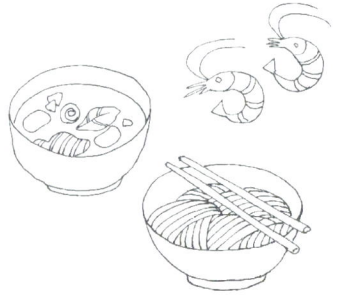

해물된장찌개

주요 영양소
탄수화물 … 8g • 단백질 … 6g • 지방 … 2g

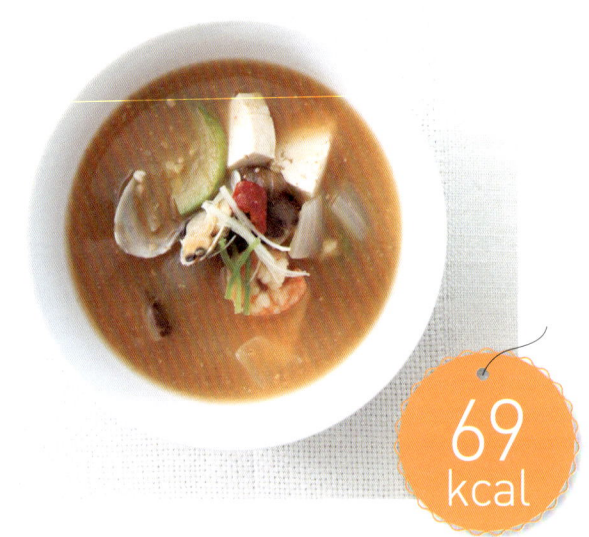

69 kcal

재료
새우 5g, 오징어 5g, 모시조개 7g, 두부 15g, 양파 10g, 표고버섯 5g, 애호박 5g, 풋고추·홍고추·대파 약간씩, 멸치국물 200㎖, 된장 15g, 고추장 5g, 다진 마늘 약간
멸치국물 마른 멸치 5g, 건다시마 2g, 무 10g, 대파 5g, 물 적당량

만들기
1 새우는 껍질을 벗기고 등에 있는 내장을 제거한다. 오징어는 채 썬다. 모시조개는 소금물에 1시간 정도 담가 해감한 다음 깨끗이 씻는다.
3 두부는 1cm 두께로 네모지게 썰고, 양파와 표고버섯은 사방 1cm 크기로 깍둑 썬다.
4 애호박은 0.5cm 두께로 반달 썰고, 풋고추·홍고추·대파는 곱게 채 썬다.
5 냄비에 분량의 **멸치국물** 재료를 넣고 끓인 후 고운 체에 재료를 받쳐 멸치국물을 준비한다.
6 냄비에 멸치국물을 붓고, 된장과 고추장을 고운 체에 걸러 멸치국물에 푼 다음 새우, 오징어, 모시조개를 넣고 강한 불에서 한소끔 끓인다.
7 끓어오르면 두부, 채소 순으로 넣고 약불에서 10분 정도 더 끓인다.

중국식 호박굴소스볶음

 주요 영양소
탄수화물 ⋯ 1g • 단백질 ⋯ 1g • 지방 ⋯ 2g

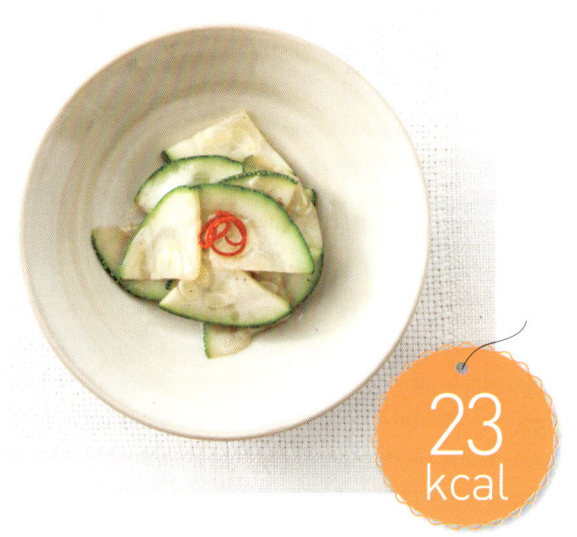

23 kcal

재료
주키니호박 40g, 굴소스 2g, 식용유 3g, 홍고추 약간

만들기
1. 호박은 반달 모양으로 썬다.
2. 팬에 식용유를 두르고 호박을 볶는다. 호박에서 나오는 물을 좀 거두어낸다.
3. 호박이 반 정도 익으면 굴소스를 넣고 한 번 더 볶는다.
4. 홍고추는 보기 좋게 썰어 고명으로 올려낸다.

배추겉절이

 주요 영양소
탄수화물 ⋯ 0g • 단백질 ⋯ 0g • 지방 ⋯ 1g

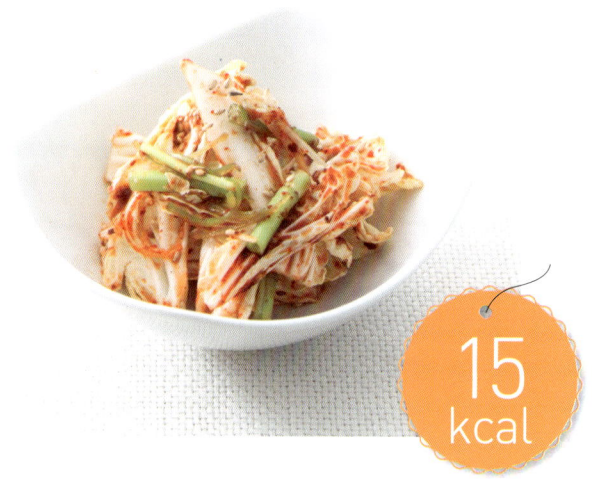

15 kcal

재료
배추 30g, 미나리 2g
양념장 간장 1.5g, 아스파탐 0.5g, 고춧가루 · 참기름 · 통깨 약간씩

만들기
1. 배추와 미나리는 손질하여 4cm 길이로 썬다.
2. 볼에 배추, 미나리를 넣고 분량의 양념장 재료를 넣고 고루 버무린다.

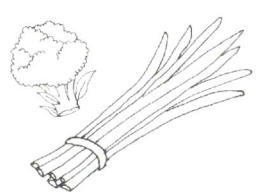

점심 · 한식 상차림 4

- 탄수화물 80g
- 단백질 25g
- 지방 10g

총 열량
507 kcal

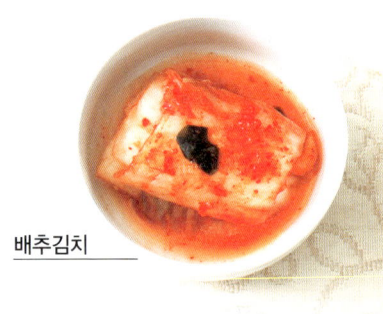
배추김치

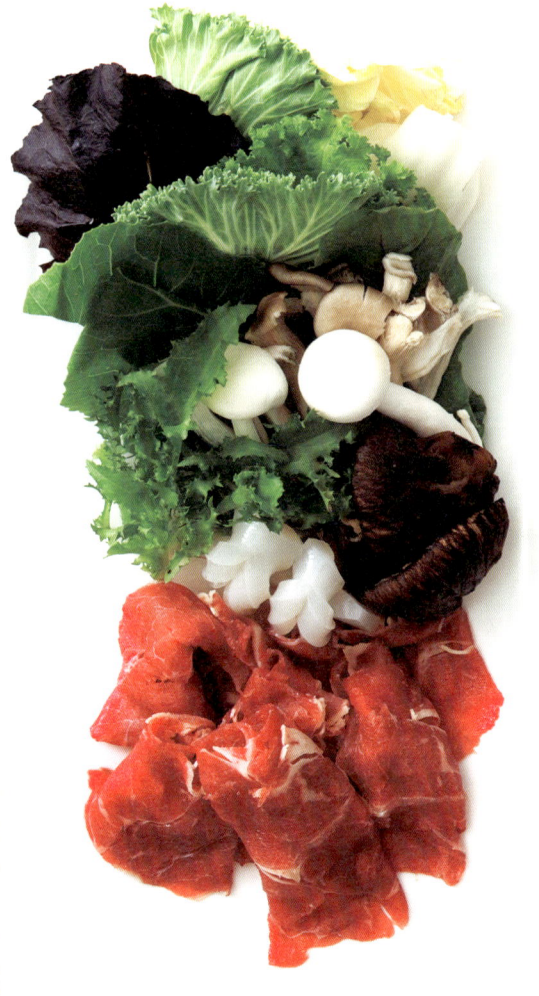
샤브샤브

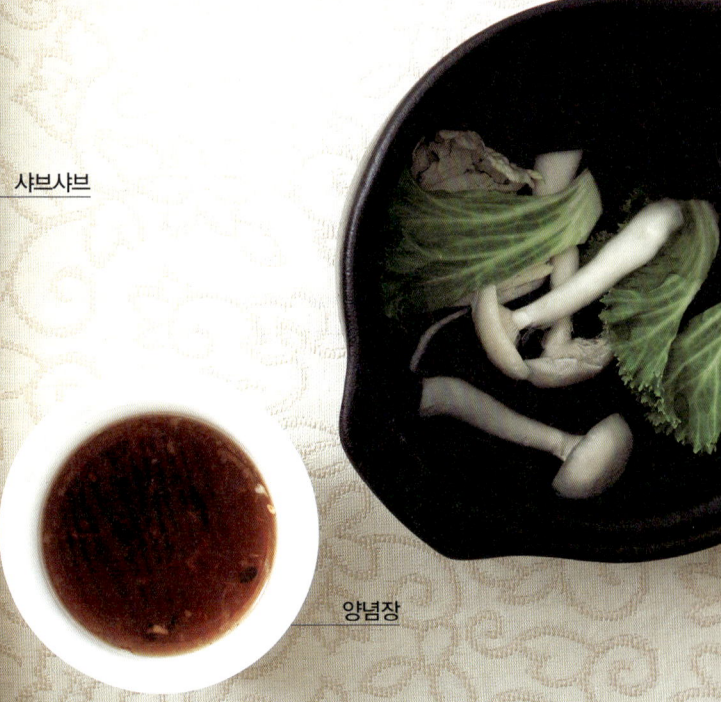
양념장

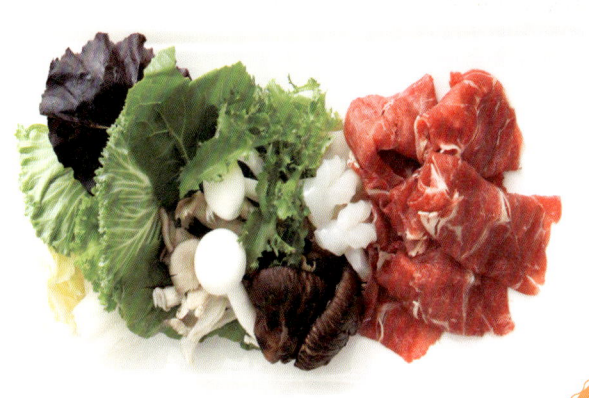
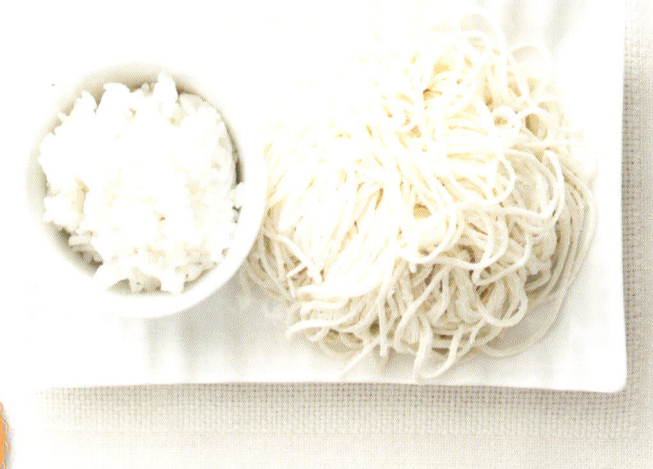

494 kcal

샤브샤브

재료
소고기 샤브샤브용 80g, 곤약 20g, 국수(생) 140g, 밥 70g
채소 재료 배추 20g, 적근대 10g, 케일 10g, 치커리 10g, 신기추 10g
버섯 재료 표고버섯 20g, 느타리버섯 20g, 백일송이버섯 20g
샤브샤브국물 재료 다시마국물 500㎖, 청주 20g, 소금 약간
다시마국물 건다시마 20g, 가다랑어포 5g, 물 적당량
양념장 다시마국물 40㎖, 간장 10g, 식초 3g, 간 무 10g, 실파 약간

주요 영양소
탄수화물 ········· 78g
단백질 ············ 24g
지방 ················ 10g

만들기
1 곤약은 한입 크기로 납작하게 썰고, 채소류는 깨끗하게 씻는다. 버섯류는 먹기 좋은 크기로 썬다.
2 분량의 다시마국물 재료를 넣어 끓인 후 거른 다시마국물에 청주, 소금을 넣어 샤브샤브국물을 만든다.
3 분량의 양념장 재료를 섞어 양념장을 만든다.
4 큰 접시에 준비한 소고기, 곤약, 채소류, 버섯류를 먹음직스럽게 담고, 정량한 국수와 밥은 따로 담아낸다.
5 끓고 있는 샤브샤브국물에 준비한 채소류, 버섯류, 소고기를 익혀서 양념장에 찍어 먹는다.
6 국수를 넣어 끓여 먹고, 밥은 죽으로 끓여 먹는다.

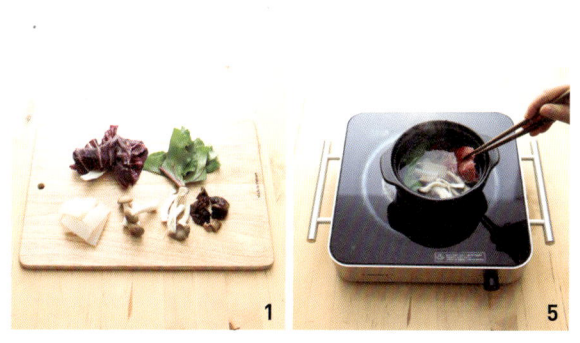

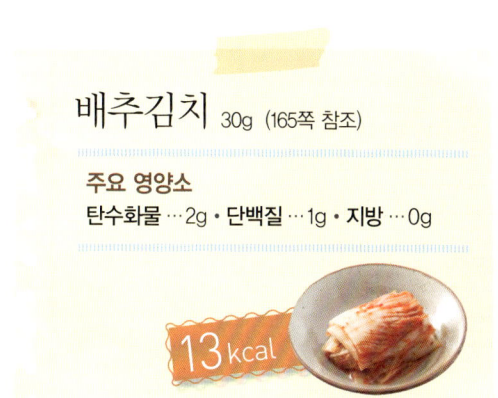

배추김치 30g (165쪽 참조)

주요 영양소
탄수화물 … 2g · 단백질 … 1g · 지방 … 0g

13 kcal

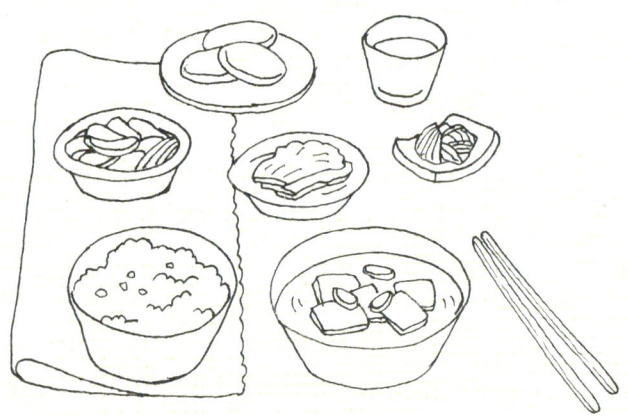

먹으면서 치료하는
맛있는 당뇨밥상

저녁상

저녁 · 일품 상차림 1

탄수화물 98g   **단백질** 27g   **지방** 10g

총 열량
593 kcal

- 오이선
- 수삼나박김치
- 두부장떡
- 황태비빔국수
- 곤약뭇국

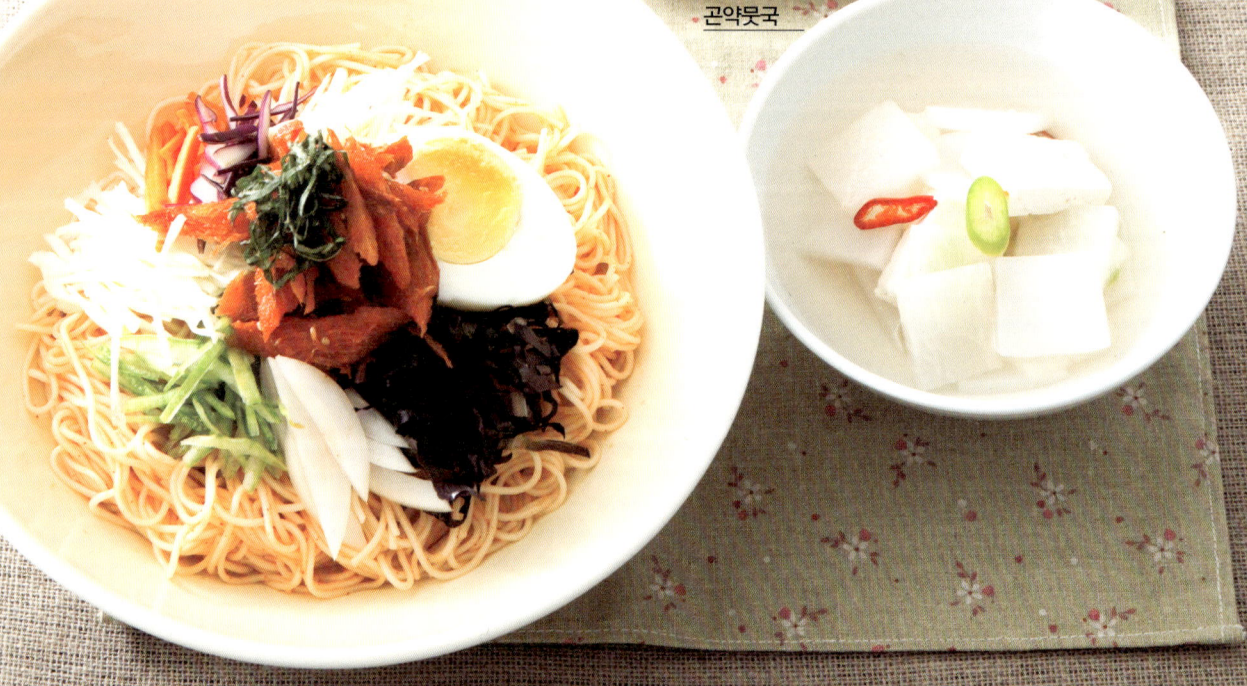

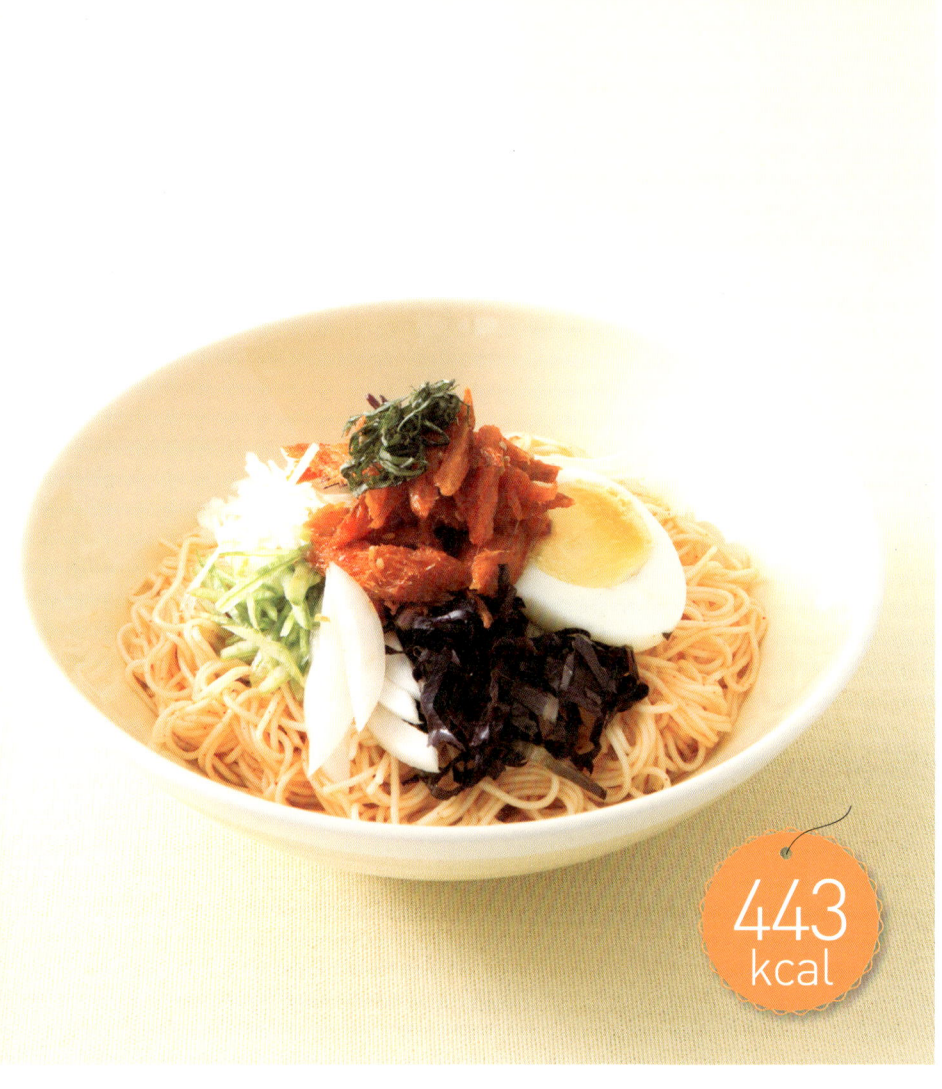

황태비빔국수

주요 영양소
- 탄수화물··········· 82g
- 단백질··············· 17g
- 지방·················· 5g

443 kcal

재료
국수(건) 90g, 황태 7g, 삶은 달걀 28g(1/2개), 양배추 5g, 적양배추 5g, 양파 5g, 오이 5g, 당근 5g, 적상추 5g, 깻잎 약간, 식용유 약간
고추장양념장 고추장 20g, 배즙 10g, 식초 5g, 다진 마늘 5g, 아스파탐 0.5g, 참기름·통깨 약간씩

만들기
1 황태는 잔뼈를 제거하고 작게 잘라 팬에 식용유를 두르고 볶다가 **고추장양념장** 재료를 섞어서 재운다.
2 국수는 끓는 물에 넣고 면이 투명해질 때까지 삶아서 건진다.
3 양배추, 적양배추, 양파, 오이, 당근, 적상추, 깻잎은 채 썬다.
4 재워놓은 고추장양념장에서 황태를 꺼내고 남은 양념장에 삶은 국수를 넣어 섞는다.
5 그릇에 양념한 국수를 담고 황태, 채 썬 채소들, 삶은 달걀을 올려낸다.

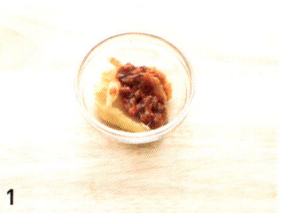
1

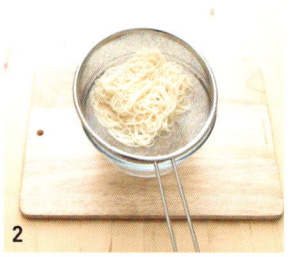
2

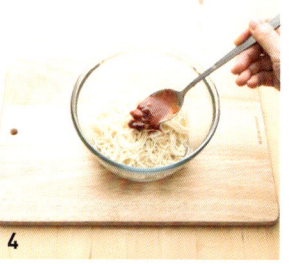
4

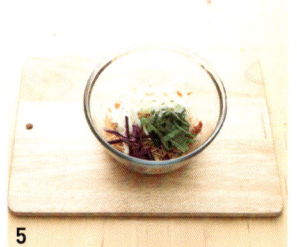
5

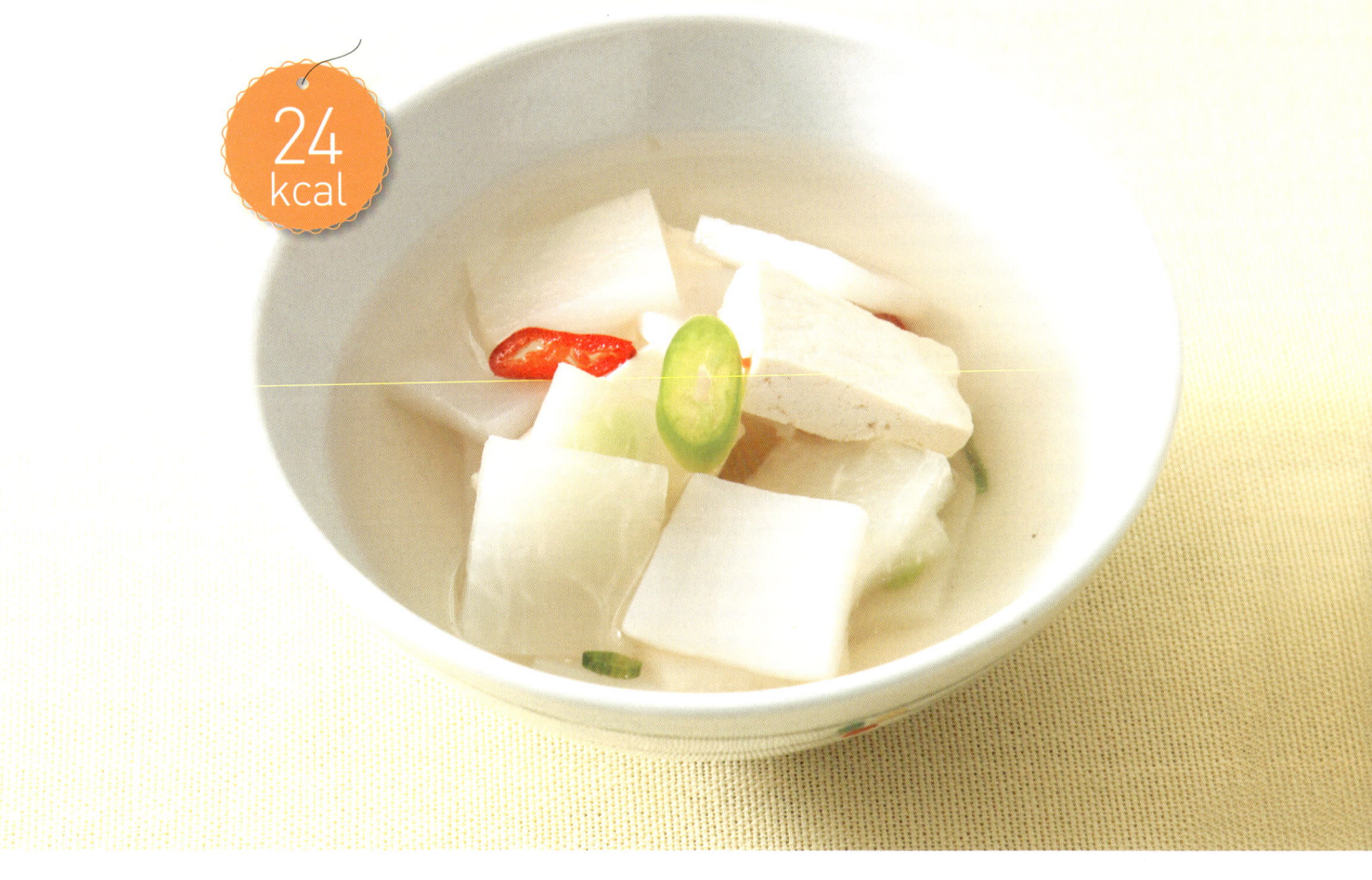

주요 영양소
탄수화물 ………… 2g
단백질 …………… 2g
지방 ……………… 1g

곤약뭇국

재료
곤약 20g, 무 20g, 두부 20g, 홍고추·풋고추 약간씩, 모시조개국물 200㎖, 소금 0.3g, 국간장 3g
모시조개국물 모시조개 30g, 건다시마·양파·대파·통후추 약간씩

만들기
1 곤약, 무, 두부는 먹기 좋은 크기로 나박썰기 한다.
2 홍고추와 풋고추는 어슷썰기 한다.
3 모시조개는 소금물에 1시간 정도 담가 해감한 다음 깨끗이 씻는다.
4 냄비에 모시조개국물 재료를 넣고 10분 정도 끓인 다음 고운 체에 재료를 받쳐 모시조개 국물을 준비한다.
5 냄비에 모시조개국물, 무를 넣고 한소끔 끓인 후 곤약, 두부를 넣고 5분 정도 끓인 다음 소금과 국간장으로 간을 맞추고, 홍고추와 풋고추를 넣고 불을 끈다.

두부장떡

 주요 영양소
탄수화물 … 12g • 단백질 … 6g • 지방 … 3g

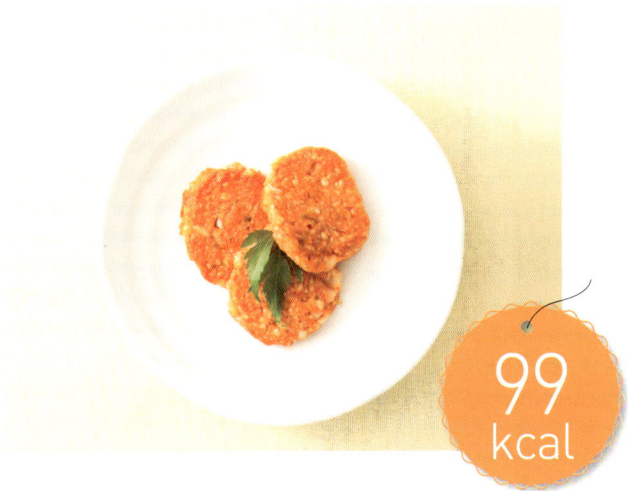

99 kcal

재료
두부 40g, 김치 20g, 실파 5g, 식용유 약간
장떡양념 고추장 5g, 쌈장 2g, 밀가루 10g, 다진 마늘 · 참기름 · 들깨 가루 약간씩

만들기
1 두부는 으깨어 베 보자기에 싸서 물기를 빼고, 김치는 잘게 다지고, 실파는 송송 썬다.
2 볼에 두부, 김치, 실파를 넣고, 장떡양념 재료를 넣고 주물러 치대어 찰기가 생기도록 한다.
3 반죽을 직경 4cm, 두께 0.5cm 크기로 동글납작하게 빚는다.
4 팬에 식용유를 두르고 장떡을 올려 앞뒤로 노릇하게 굽는다.

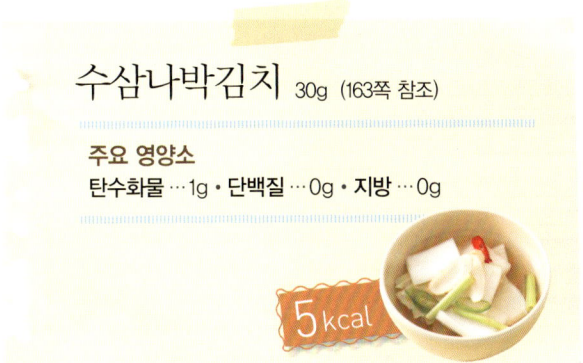

수삼나박김치 30g (163쪽 참조)

주요 영양소
탄수화물 … 1g • 단백질 … 0g • 지방 … 0g

5 kcal

오이선

 주요 영양소
탄수화물 … 1g • 단백질 … 2g • 지방 … 1g

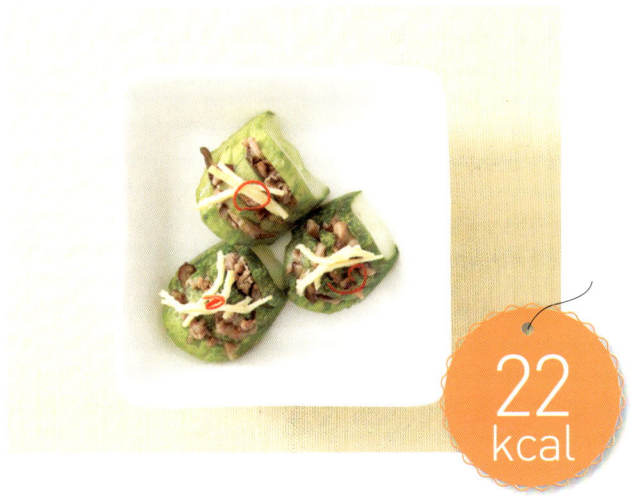

22 kcal

재료
오이 35g, 소고기 10g, 표고버섯 5g, 달걀지단 2g, 홍고추 약간, 식용유 약간
오이절임 굵은 소금 약간
소고기/버섯 밑간 간장 · 아스파탐 · 다진 마늘 약간씩
단촛물 식초 5g, 아스파탐 0.5g, 물 5㎖, 소금 약간

만들기
1 오이는 굵은 소금으로 껍질을 문질러 깨끗이 씻은 다음 길이로 반을 자르고 3cm 길이로 어슷하게 썰어 일정한 간격으로 칼집을 두 군데 넣는다.
2 소고기와 표고버섯은 채 썰어 각각 밑간 양념하여 20분 정도 재워둔다.
3 달걀은 지단을 부쳐서 채 썰고, 홍고추도 채 썬다.
4 팬에 식용유를 두르고 소고기와 표고버섯을 각각 볶는다.
5 오이의 칼집 넣은 부분에 소고기와 표고버섯을 채워 넣고, 지단과 홍고추는 고명으로 올린다.
6 그릇에 오이선을 담고 분량의 재료를 섞어 만든 단촛물을 뿌린다.

저녁 · 일품 상차림 2

- 탄수화물 91g
- 단백질 28g
- 지방 7g

총 열량 549 kcal

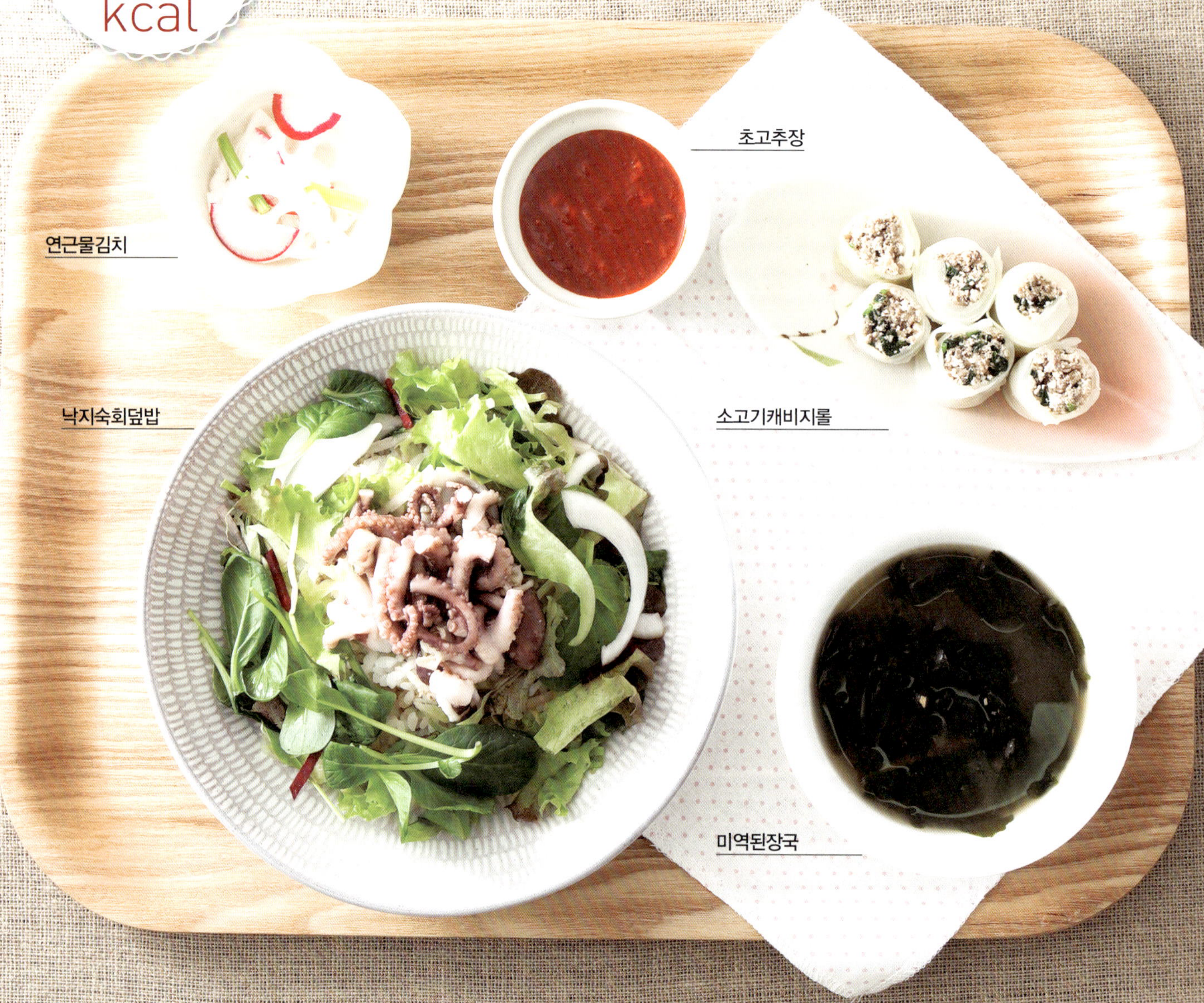

연근물김치

초고추장

소고기캐비지롤

낙지숙회덮밥

미역된장국

낙지숙회덮밥

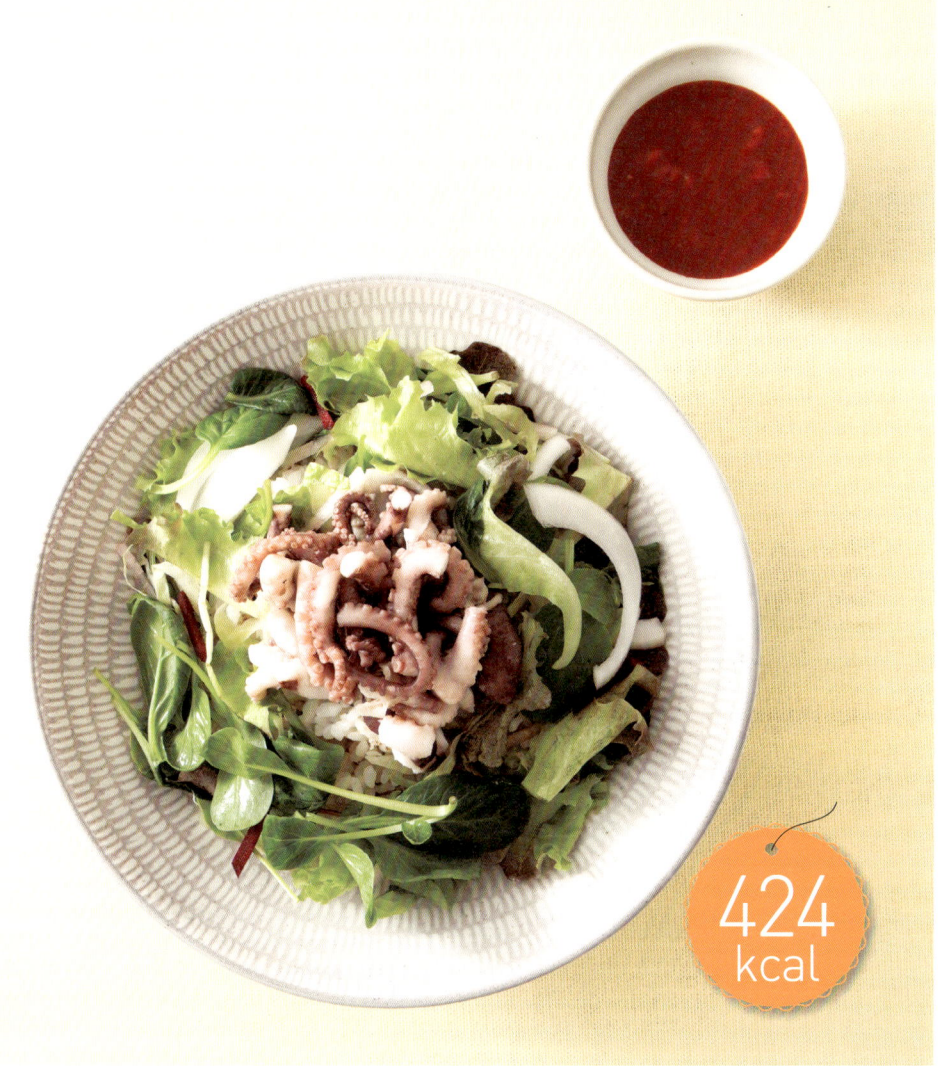

424 kcal

🍚 **주요 영양소**
- 탄수화물 ············ 82g
- 단백질 ················ 19g
- 지방 ·················· 2g

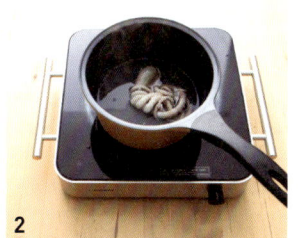

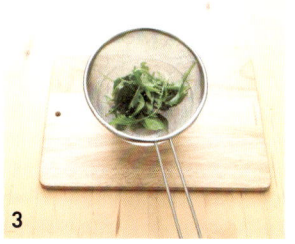

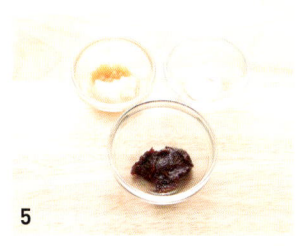

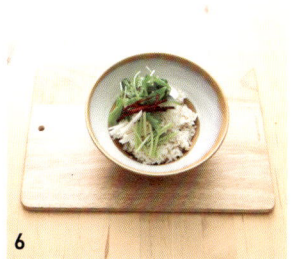

재료
보리밥 210g(쌀 80g, 보리 10g), 낙지 100g, 어린잎채소 10g, 로메인 10g, 무 10g, 비트 5g, 양파 5g
초고추장 고추장 15g, 배즙 30g, 식초 5g, 아스파탐 0.5g, 참기름·다진 마늘 약간씩

만들기
1. 쌀과 보리를 섞어서 밥을 짓는다.
2. 낙지는 소금에 문질러 씻은 후 끓는 물에 넣어 익으면 건져낸다.
3. 어린잎채소는 씻어 물기를 뺀다.
4. 로메인, 무, 비트, 양파는 곱게 채 썬다.
5. 분량의 초고추장 재료를 섞어서 초고추장을 만든다.
6. 보리밥에 준비한 재료들을 돌려 담고 초고추장을 곁들여낸다.

미역된장국

 주요 영양소
탄수화물 …2g • 단백질 …1g • 지방 …0g

11 kcal

재료
미역(건) 5g, 멸치국물 200㎖, 된장 10g, 다진 마늘 약간
멸치국물 마른 멸치 5g, 건다시마 2g, 무 10g, 대파 5g, 물 적당량

만들기
1 미역은 차가운 물에 1시간 정도 담가 불린다.
2 냄비에 분량의 멸치국물 재료를 넣어 끓인 후 체에 걸러 멸치국물을 만든다.
3 멸치국물에 된장을 풀고 미역을 넣어 끓인다.
4 미역이 부드럽게 익으면 다진 마늘을 넣고 불을 끈다.

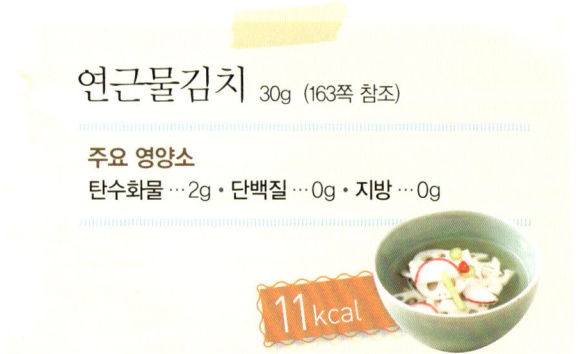

연근물김치 30g (163쪽 참조)

주요 영양소
탄수화물 …2g • 단백질 …0g • 지방 …0g

11 kcal

소고기캐비지롤

 주요 영양소
탄수화물 …5g • 단백질 …8g • 지방 …5g

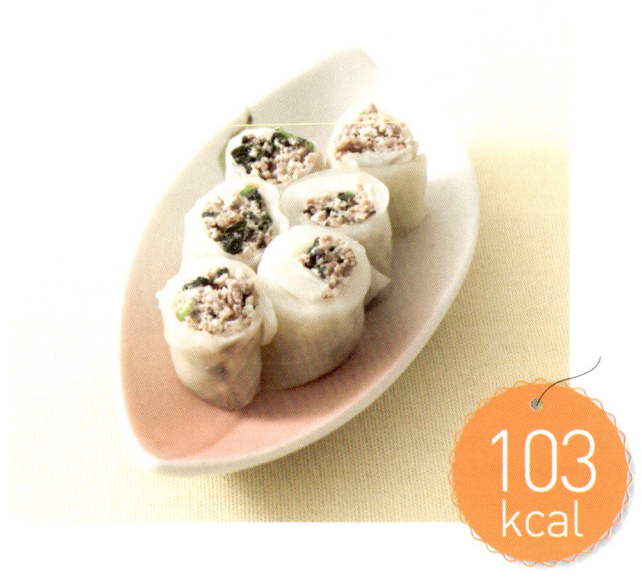

103 kcal

재료
양배추 50g, 소고기 다짐육 30g, 두부 20g, 시금치 10g, 표고버섯 5g, 실파 약간
소고기 밑간 소금 · 다진 마늘 · 후춧가루 약간씩

만들기
1 양배추는 쌈을 쌀 수 있는 크기로 떼어서 끓는 물에 데친다.
2 소고기는 밑간 재료로 양념하여 30분간 재워둔다.
3 두부는 으깨어 베 보자기에 싸서 물기를 빼고, 실파는 송송 썬다.
4 시금치는 끓는 물에 데치고, 표고버섯은 다져서 물기를 꼭 짜서 준비한다.
5 2~4의 재료를 섞어 캐비지롤 소를 만든다.
6 도마에 데친 양배추를 펴서 올리고 캐비지롤 소를 올리고 돌돌 말아 찜통에 넣고 20분간 쪄낸다.
7 쪄낸 캐비지롤을 먹기 좋게 자르고, 초간장을 곁들인다.

조리 포인트
소고기캐비지롤을 낼 때는 초간장을 곁들여낸다. 초간장은 간장 3g, 식초 3g, 아스파탐 0.1g, 다시마국물 10㎖를 섞어 만든다.

저녁 · 일품 상차림 3

총 열량
458 kcal

탄수화물 77g
단백질 29g
지방 5g

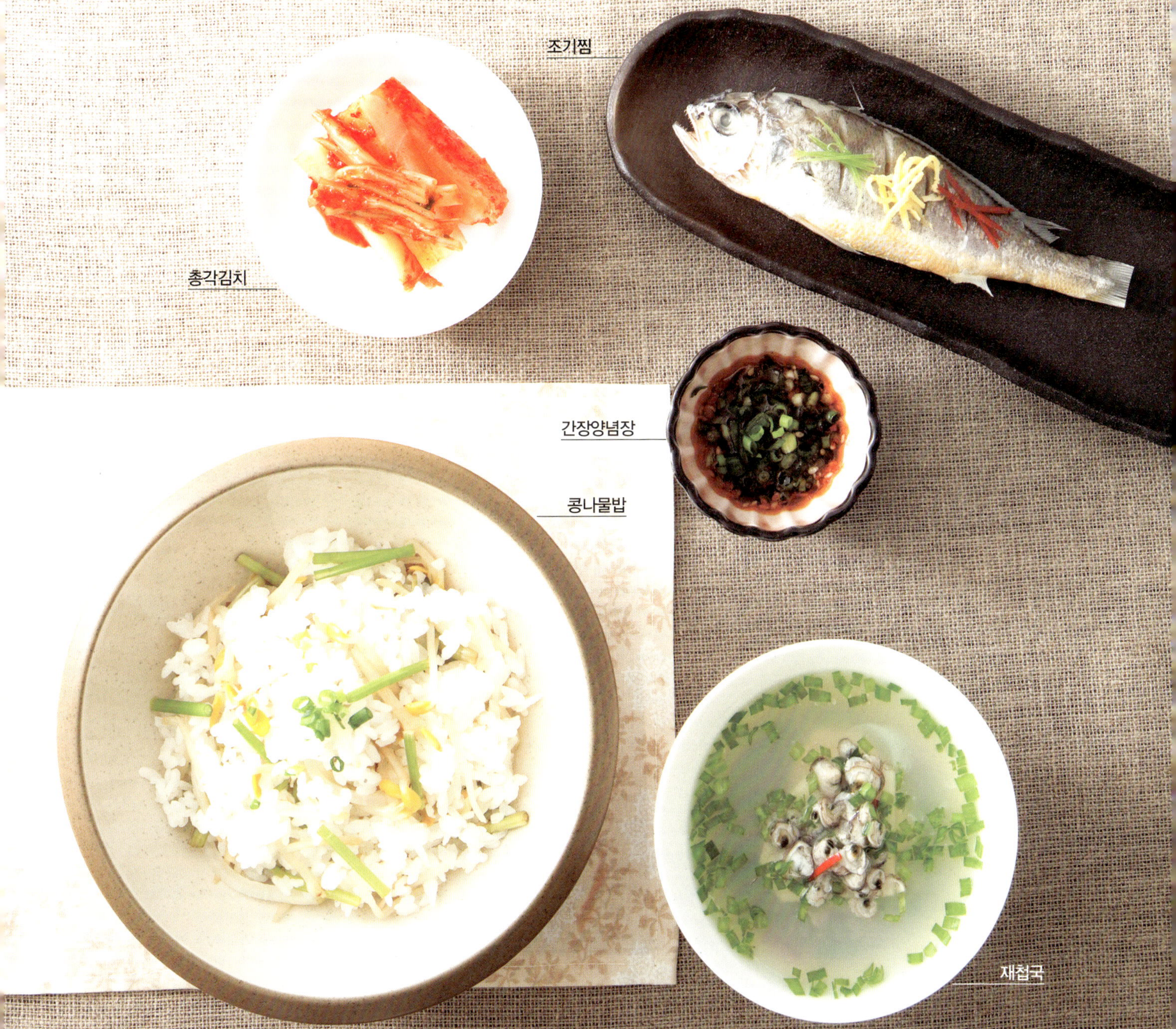

조기찜

총각김치

간장양념장

콩나물밥

재첩국

콩나물밥

주요 영양소
- 탄수화물 ………… 72g
- 단백질 ………… 9g
- 지방 ………… 2g

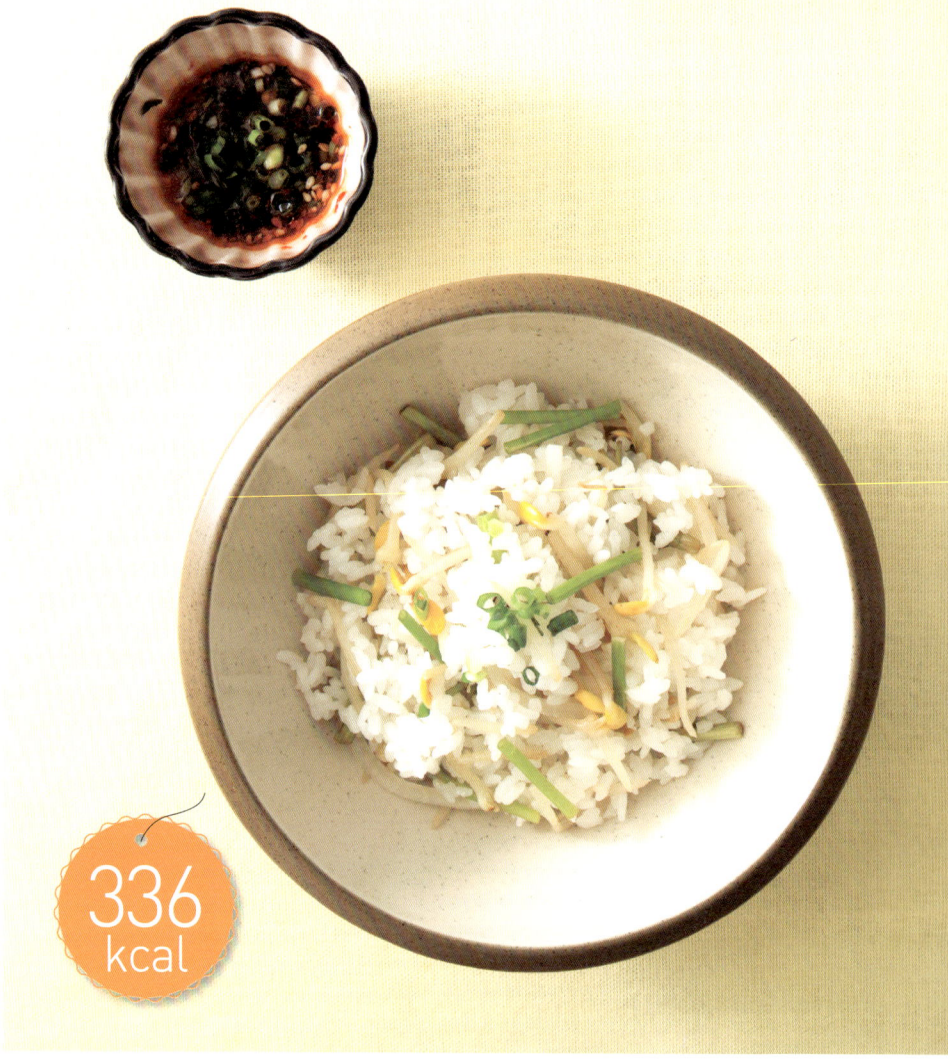

336 kcal

재료
쌀 90g, 콩나물 40g, 미나리 20g, 무 10g, 물 적당량
간장양념장 간장 5g, 실파 10g, 다시마국물 10㎖, 통깨·참기름·고춧가루 약간씩

만들기
1 쌀은 씻어 20분 정도 불린다.
2 콩나물은 다듬어 씻은 후 물기를 빼고, 미나리는 3cm 길이로 썰고, 무는 채 썬다.
3 냄비에 쌀과 콩나물, 무를 넣어 밥을 한다.
4 쌀이 충분히 뜸이 들면 미나리를 넣어 섞는다.
5 콩나물밥을 그릇에 담고, 분량의 간장양념장 재료를 섞어 곁들여낸다.

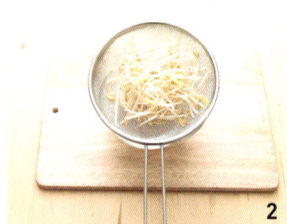

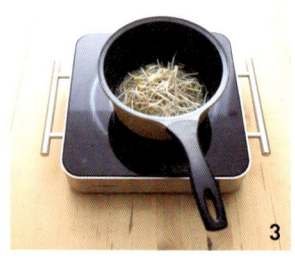

조리 포인트

양념장이나 소스에 다시마국물을 넣어 만들면 더욱 깊은 맛을 낼 수 있다. 다시마국물은 건다시마 5g, 가다랑어포 2g, 물을 넣고 끓인 후 체에 걸러서 만든다.

재첩국

주요 영양소
탄수화물 ⋯ 2g • 단백질 ⋯ 5g • 지방 ⋯ 1g

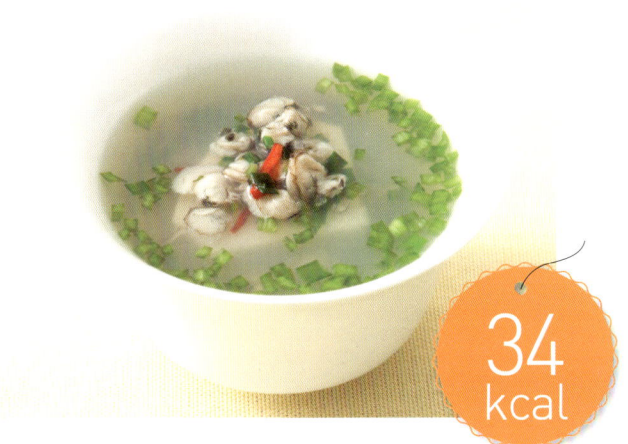

34 kcal

재료
재첩 35g, 부추 3g, 홍고추 약간, 소금 0.5g, 다진 마늘 약간, 물 적당량

만들기
1 재첩은 찬물에 하루 정도 담가서 해감한 다음 흐르는 물에 여러 번 깨끗이 씻는다.
2 냄비에 물을 붓고 재첩을 넣은 후 강불에서 끓인다.
3 부추는 1cm 길이로 썰고, 홍고추는 채 썬다.
4 재첩 입이 모두 열리면 소금으로 간을 맞추고 부추, 홍고추, 다진 마늘을 넣고 불을 끈다.

조기찜

주요 영양소
탄수화물 ⋯ 1g • 단백질 ⋯ 14g • 지방 ⋯ 2g

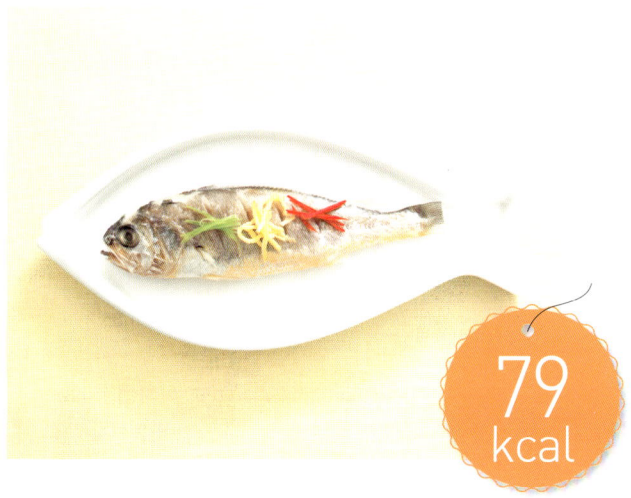

79 kcal

재료
조기 75g, 달걀지단 2g, 홍고추 2g, 풋고추 2g
조기 밑간 소금 · 맛술 · 후춧가루 약간씩

만들기
1 조기는 손질하여 조기 밑간 재료로 밑간한다.
2 달걀지단, 홍고추, 풋고추는 채 썰어 고명을 만든다.
3 양념한 조기에 고명을 올려 김이 오른 찜통에 넣어 찐다.

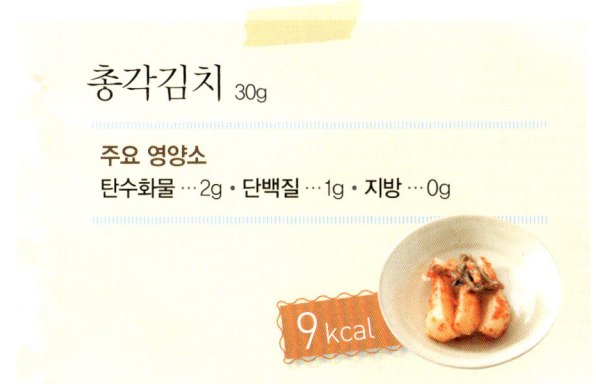

총각김치 30g

주요 영양소
탄수화물 ⋯ 2g • 단백질 ⋯ 1g • 지방 ⋯ 0g

9 kcal

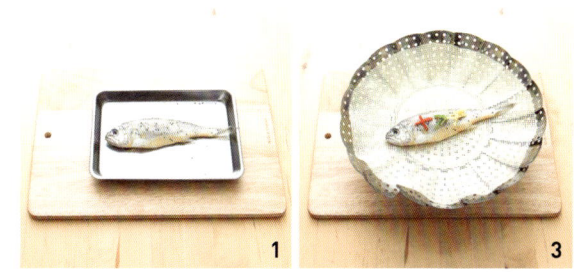

저녁 · 일품 상차림 4

탄수화물 89g 단백질 32g 지방 12g

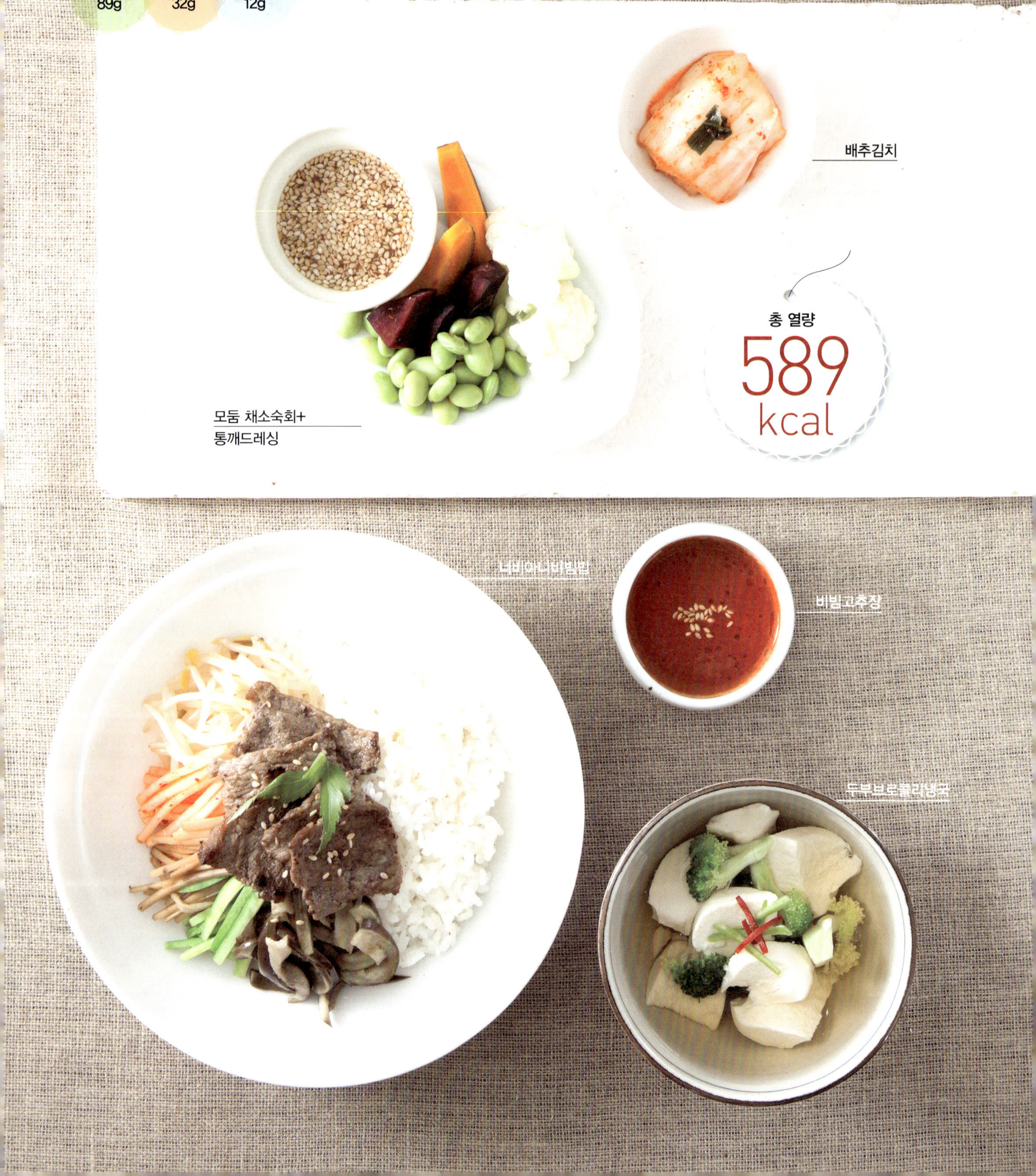

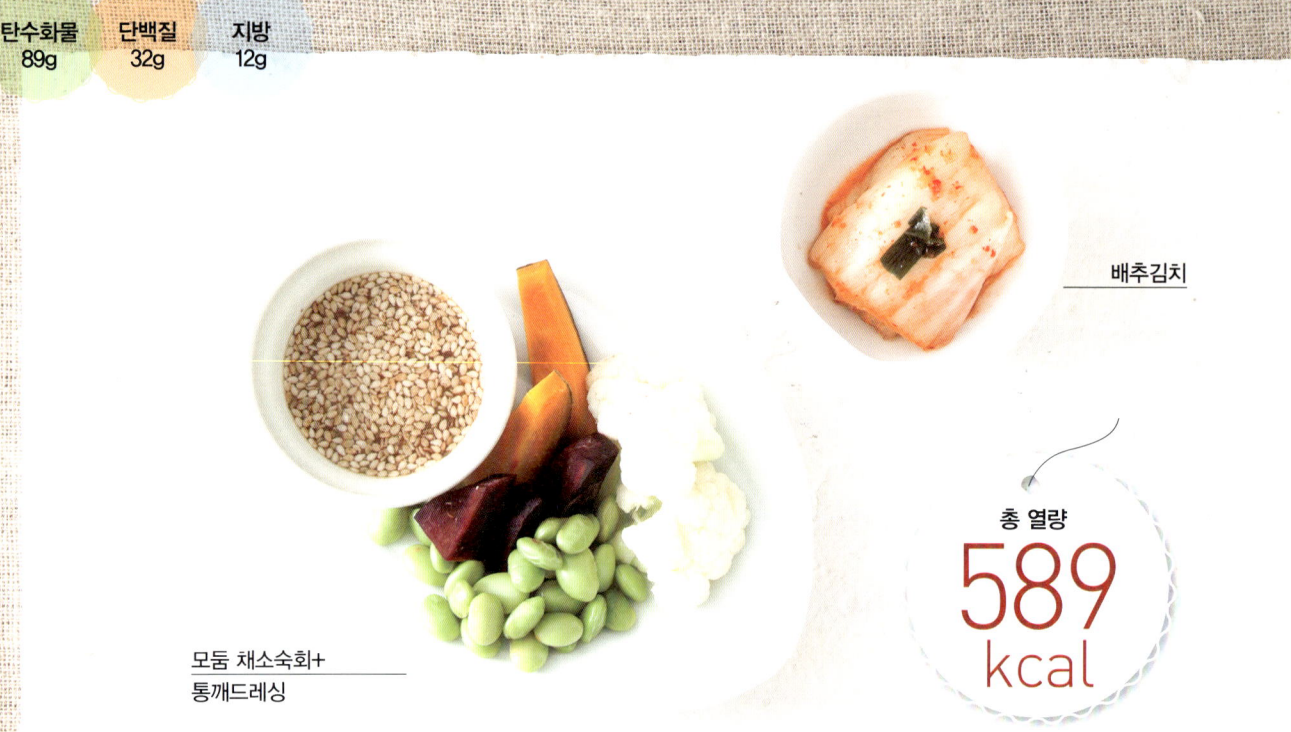

배추김치

모둠 채소숙회+
통깨드레싱

총 열량
589 kcal

나비야나비빔밥

비빔고추장

두부브로콜리냉국

너비아니비빔밥

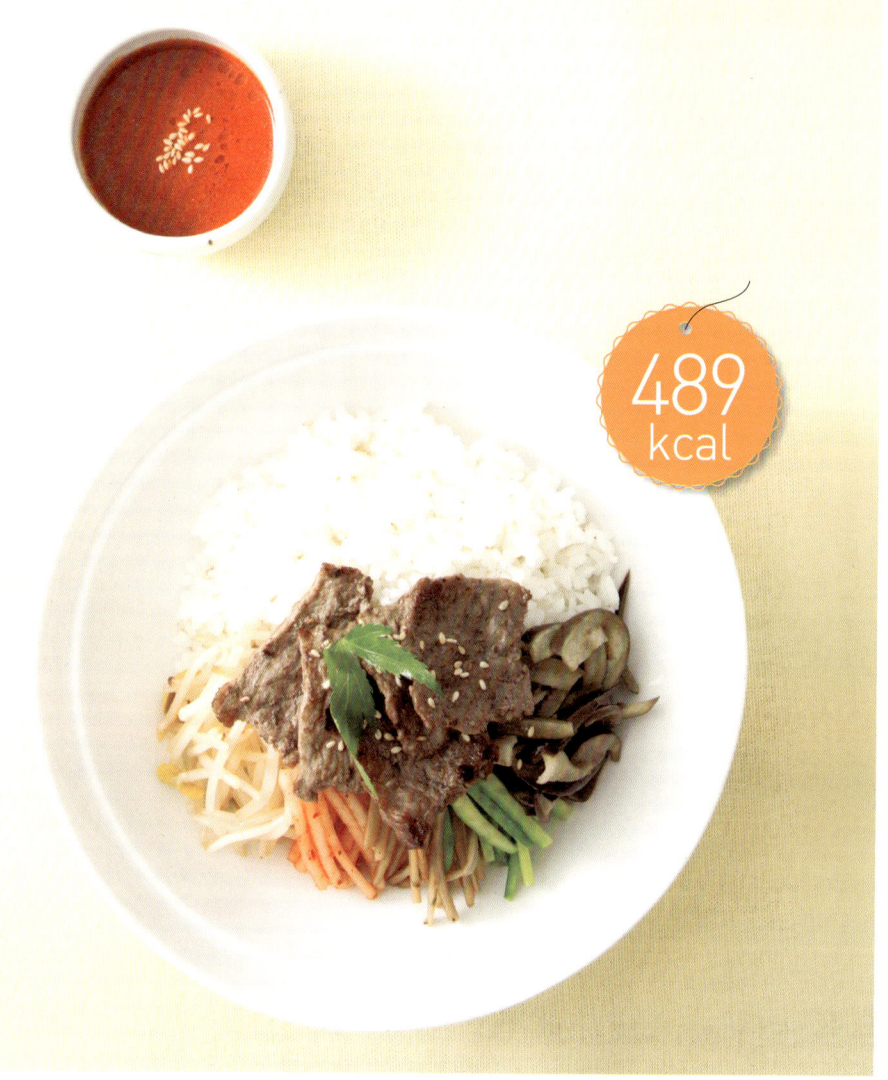

489 kcal

주요 영양소
탄수화물 ············ 80g
단백질 ··············· 23g
지방 ···················· 9g

재료
쌀밥 210g(쌀 90g), 소고기 65g, 콩나물 20g, 가지 20g, 애호박 10g, 무 20g, 우엉 15g, 통깨 약간
소고기 밑간 간장 3g, 아스파탐 · 다진 마늘 · 후춧가루 약간씩
콩나물양념 소금 · 다진 마늘 · 참기름 약간씩
가지/애호박양념 소금 · 식용유 약간씩
무양념 소금 · 고춧가루 · 식초 · 아스파탐 약간씩
우엉양념 진간장 · 식용유 약간씩
비빔고추장 고추장 15g, 배즙 15g, 레몬즙 5g, 아스파탐 0.5g, 참기름 · 통깨 약간씩

만들기
1 소고기는 납작하게 썰어 **소고기 밑간** 재료로 밑간을 하여 팬에 굽는다.
2 콩나물은 데쳐서 **콩나물양념** 재료로 양념한다.
3 가지와 애호박은 채 썰어 팬에 식용유를 두르고 각각 볶아서 소금으로 간한다.
4 무와 우엉은 채 썬다. 무는 소금에 절여 물기를 짜고 고춧가루, 식초, 아스파탐으로 양념하고, 우엉은 팬에 식용유를 두르고 진간장을 넣고 볶는다.
5 **비빔고추장** 재료를 섞어서 비빔장을 만든다.
6 밥 위에 준비한 재료들을 돌려 담은 후 통깨를 뿌리고 비빔고추장을 곁들여낸다.

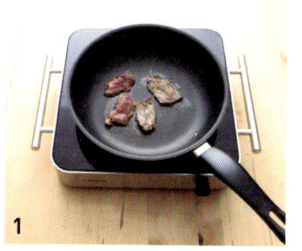
1

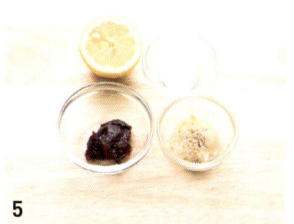
5

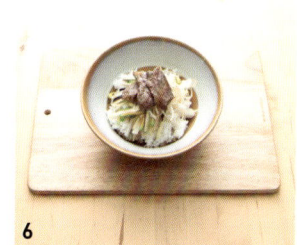
6

두부브로콜리냉국

주요 영양소
탄수화물 ···1g • 단백질 ···4g • 지방 ···1g

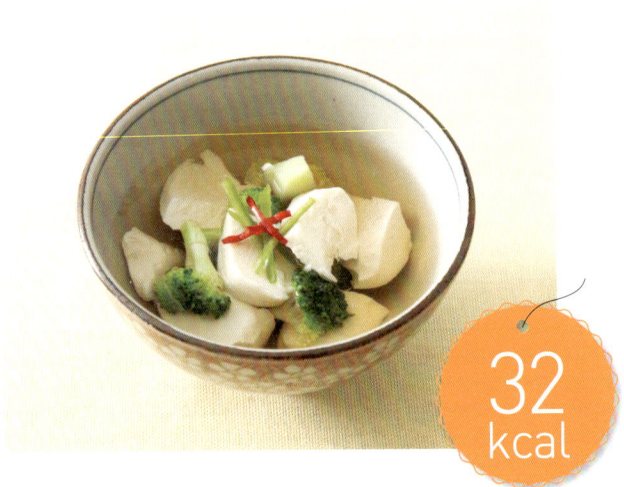

32 kcal

재료
연두부 50g, 브로콜리 20g, 풋고추 · 홍고추 약간씩, 다시마국물 200㎖
다시마국물 건다시마 5g, 가다랑어포 2g, 물 적당량
양념 간장 3g, 소금 0.2g, 배즙 20g, 식초 15g, 레몬 5g,
아스파탐 0.2g, 다진 마늘 · 통깨 약간씩

만들기
1. 연두부는 숟가락으로 한 숟갈씩 떠서 준비한다.
2. 브로콜리는 끓는 물에 데쳐서 먹기 좋게 썬다.
3. 풋고추, 홍고추는 채 썬다.
4. 냄비에 분량의 다시마국물 재료를 넣어 끓여 거른 후 차게 식혀서 분량의 양념 재료를 넣어 냉국국물을 만든다.
5. 연두부, 브로콜리, 고추에 4의 국물을 부어준다.

모둠 채소숙회

주요 영양소
탄수화물 ···6g • 단백질 ···4g • 지방 ···2g

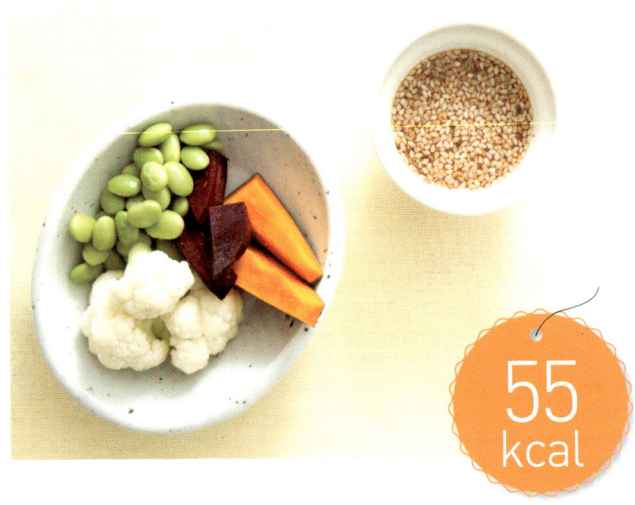

55 kcal

재료
단호박 20g, 비트 20g, 풋콩 20g, 컬리플라워 25g
통깨드레싱 통깨 5g, 간장 5g, 다시마국물 25㎖, 맛술 5g

만들기
1. 단호박, 비트, 풋콩, 컬리플라워는 깨끗이 씻어 먹기 좋은 크기로 자른 다음 찜통에 넣어 20분 정도 찐다.
2. 볼에 분량의 통깨드레싱 재료를 넣고 고루 섞는다.
3. 쪄낸 채소를 그릇에 담고 통깨드레싱을 곁들여낸다.

배추김치 30g (165쪽 참조)

주요 영양소
탄수화물 ···2g • 단백질 ···1g • 지방 ···0g

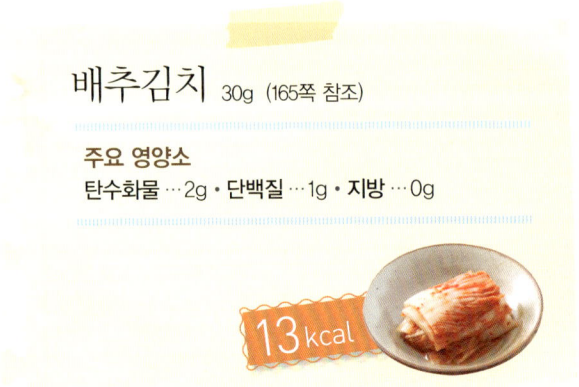

13 kcal

저녁 · 일품 상차림 5

총 열량
444 kcal

탄수화물 67g 단백질 24g 지방 8g

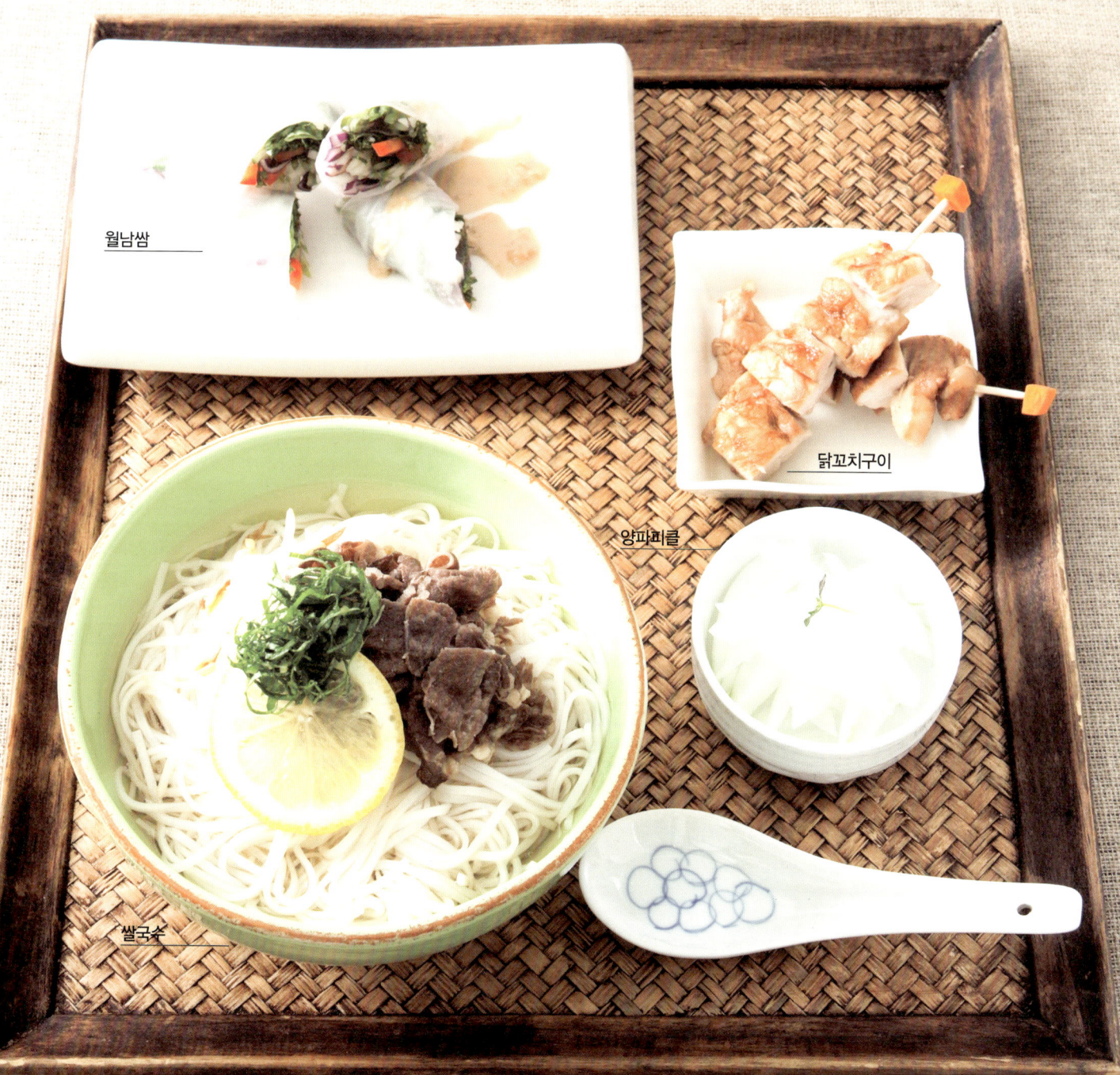

월남쌈

닭꼬치구이

양파피클

쌀국수

쌀국수

주요 영양소
탄수화물 ············ 56g
단백질 ··············· 10g
지방 ···················· 1g

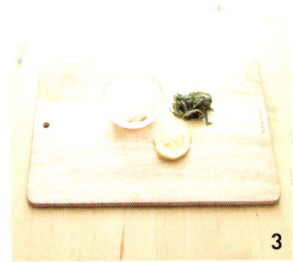
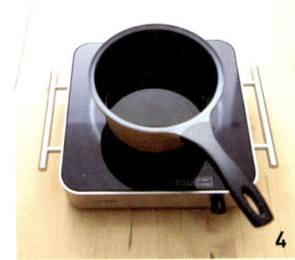
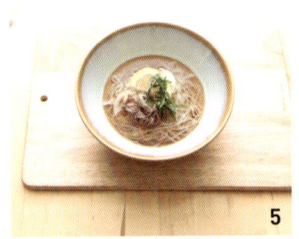

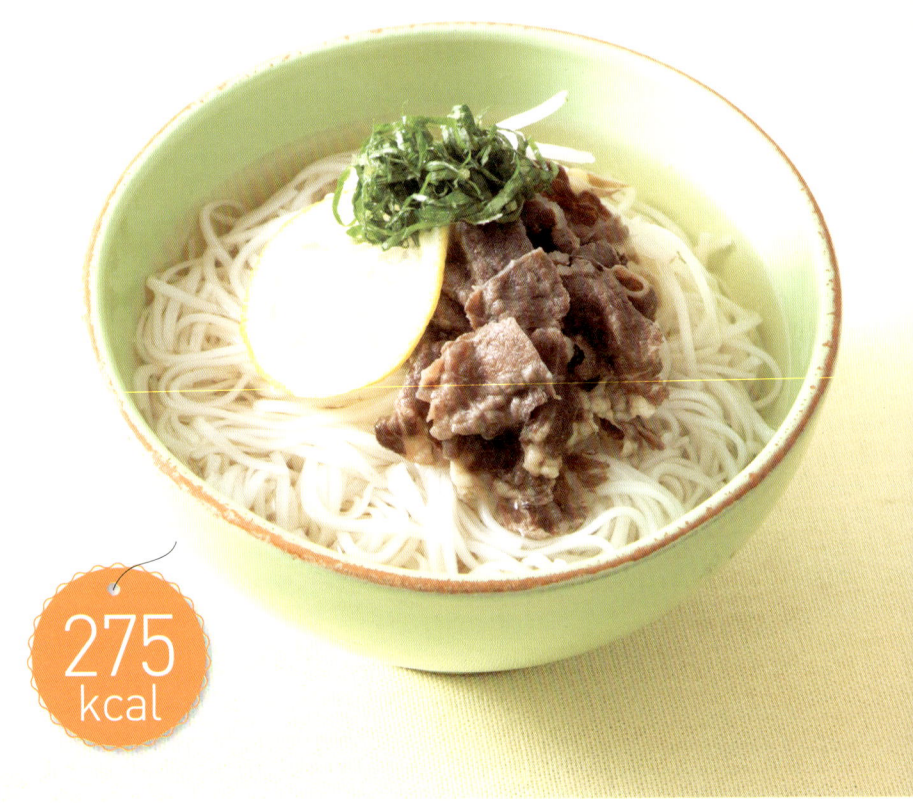

275 kcal

재료
쌀국수(건) 80g, 소고기 양지 20g, 숙주 30g, 양파 30g, 레몬 2g, 깻잎 1g, 쌀국수국물 300㎖, 스리라차칠리소스 10g
쌀국수국물 가다랑어포 10g, 국간장 15g, 소금 2g, 물 적당량
양파절임 식초 · 소금 · 아스파탐 약간씩

만들기
1 소고기는 충분히 삶은 후 편으로 썰어 고명으로 준비한다.
2 숙주는 끓는 물에 살짝 담갔다 건져 고명으로 준비한다.
3 채 썬 양파를 양파절임 재료에 절여 준비하고, 레몬은 편 썰기를 하여 고명으로 준비한다. 깻잎은 돌돌 말아 가늘게 채 썬다.
4 냄비에 쌀국수국물 재료를 넣어 끓인 후 체에 걸러 쌀국수국물을 준비한다.
5 쌀국수를 뜨거운 물에 삶아 물기를 뺀 뒤, 모양을 잡아 그릇에 넣고 국물을 부은 후 숙주, 양파, 소고기, 깻잎, 레몬 순서로 고명을 올린다.
6 기호에 따라 스리라차칠리소스를 넣어 먹을 수 있도록 따로 제공한다.

조리 포인트
쌀국수(건)는 90g을 섭취해야 하지만, 월남쌈의 라이스페이퍼 역시 쌀로 만들어 곡류군으로 볼 수 있어 쌀국수의 양을 10g 가량 감량하여 80g으로 줄여 섭취한다.

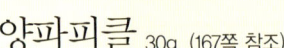

양파피클 30g (167쪽 참조)

주요 영양소
탄수화물 ··· 3g · **단백질** ··· 0g · **지방** ··· 0g

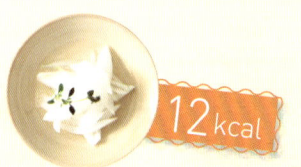

12 kcal

월남쌈

주요 영양소
탄수화물 … 5g • 단백질 … 5g • 지방 … 5g

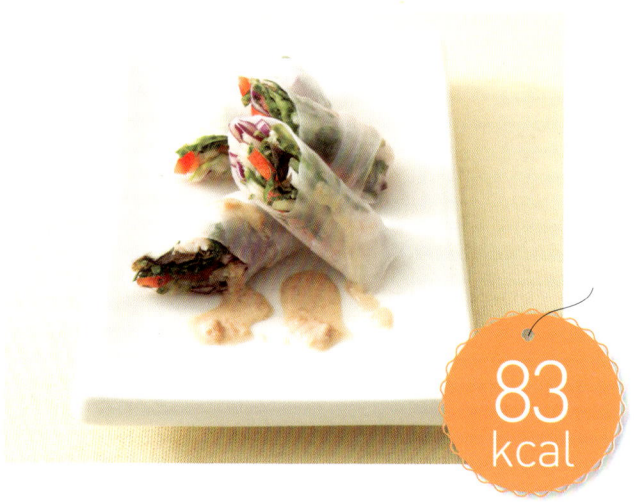

83 kcal

재료 _ 15g×4개
라이스페이퍼 12g, 오이 15g, 홍피망 15g, 적양배추 15g, 새우 12g, 새싹 2g, 깻잎 2g
땅콩소스 땅콩버터 10g, 레몬즙 · 아스파탐 약간씩

만들기
1. 오이는 적당한 크기로 잘라 가운데 씨 부분을 제외하고 돌려 깎아 채 썬다.
2. 홍피망도 씨를 제거하고 가늘게 채 썰고, 적양배추도 같은 크기로 채 썬다.
3. 새우는 머리와 내장을 제거한 다음 끓는 물에 3분 정도 데친다.
4. 새싹은 깨끗이 씻고, 깻잎은 돌돌 말아 가늘게 채 썬다.
5. 분량의 땅콩소스 재료를 섞어 소스를 만든다.
6. 라이스페이퍼는 뜨거운 물에 살짝 담갔다 꺼내 펼친 후 준비한 재료들을 올리고 돌돌 말아 어슷 썰기고, 땅콩소스를 곁들여낸다.

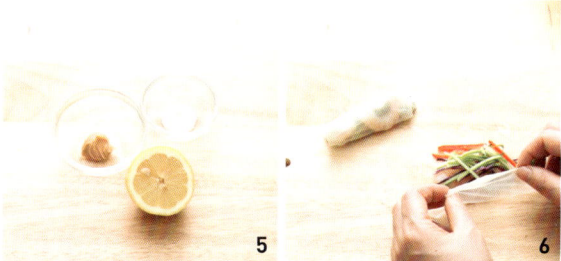

닭꼬치구이

주요 영양소
탄수화물 … 3g • 단백질 … 9g • 지방 … 2g

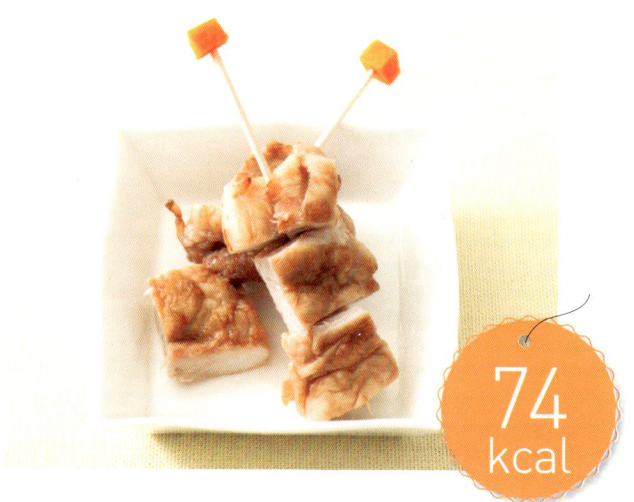

74 kcal

재료
닭다리살 50g, 데리야끼소스 20g, 실파 약간
닭다리살 밑간 마늘즙 · 후춧가루 약간씩
데리야끼소스 진간장 10g, 아스파탐 5g, 맛술 5g, 멸치국물 40㎖, 물 약간

만들기
1. 분량의 데리야끼소스 재료를 넣고 약불에서 조린다.
2. 닭다리살에 마늘즙, 후춧가루를 뿌려 재워둔 뒤 데리야끼 소스를 발라 재워둔다.
3. 재워둔 닭다리살에 데리야끼소스를 발라 200도의 오븐에서 15분간 굽고, 고명으로 송송 썬 실파를 얹는다.

····· **조리 포인트** ·····

소스에 멸치국물을 넣어 만들면 더욱 깊은 맛을 낼 수 있다. 냄비에 마른 멸치 5g, 건다시마 2g, 무 10g, 대파 5g, 물 적당량을 넣어 끓인 후 체에 걸러 멸치국물을 만든다.

저녁 · 한식 상차림 1

- 탄수화물 79g
- 단백질 26g
- 지방 6g

총 열량 473 kcal

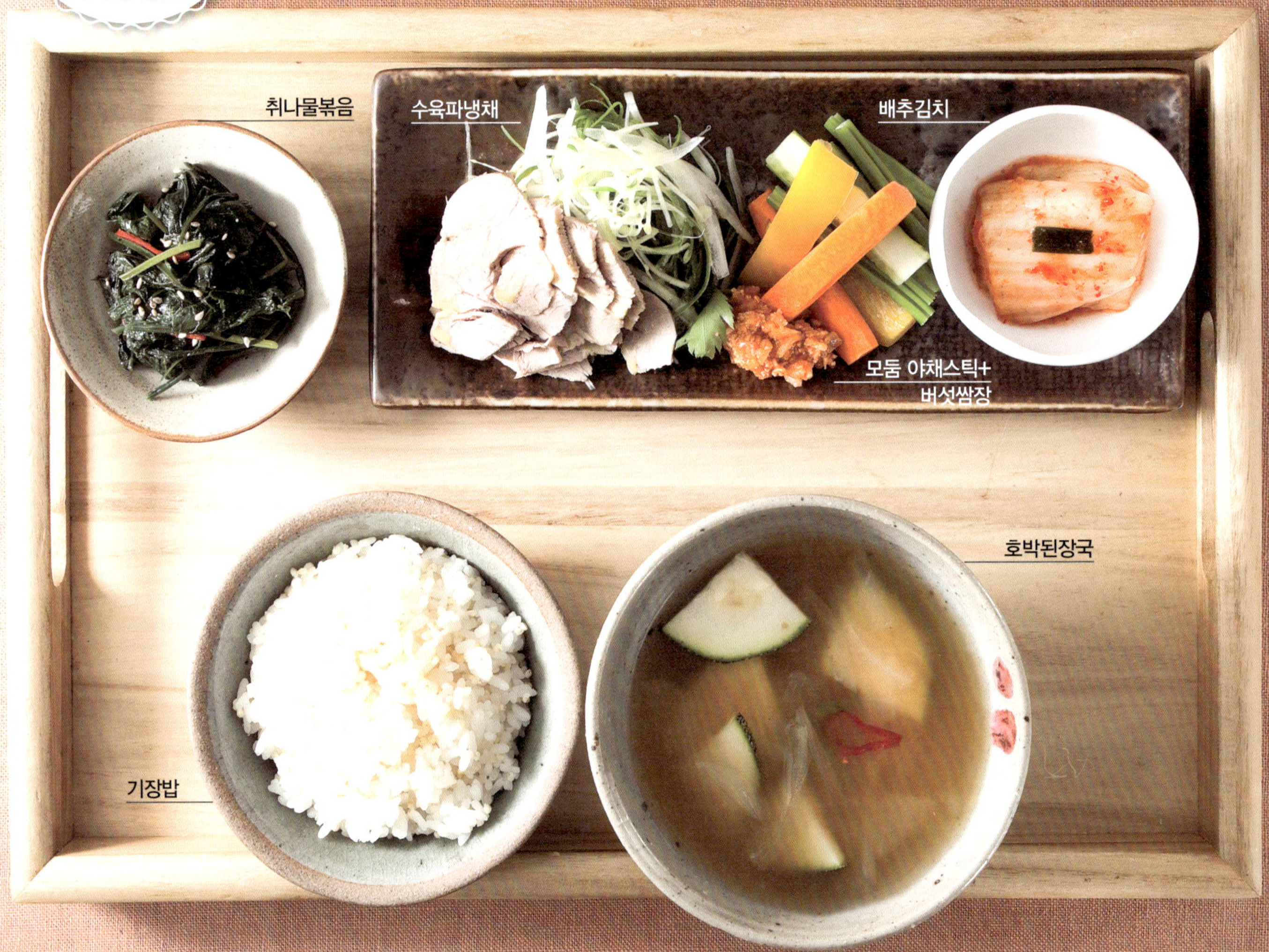

- 취나물볶음
- 수육파냉채
- 배추김치
- 모둠 야채스틱 + 버섯쌈장
- 호박된장국
- 기장밥

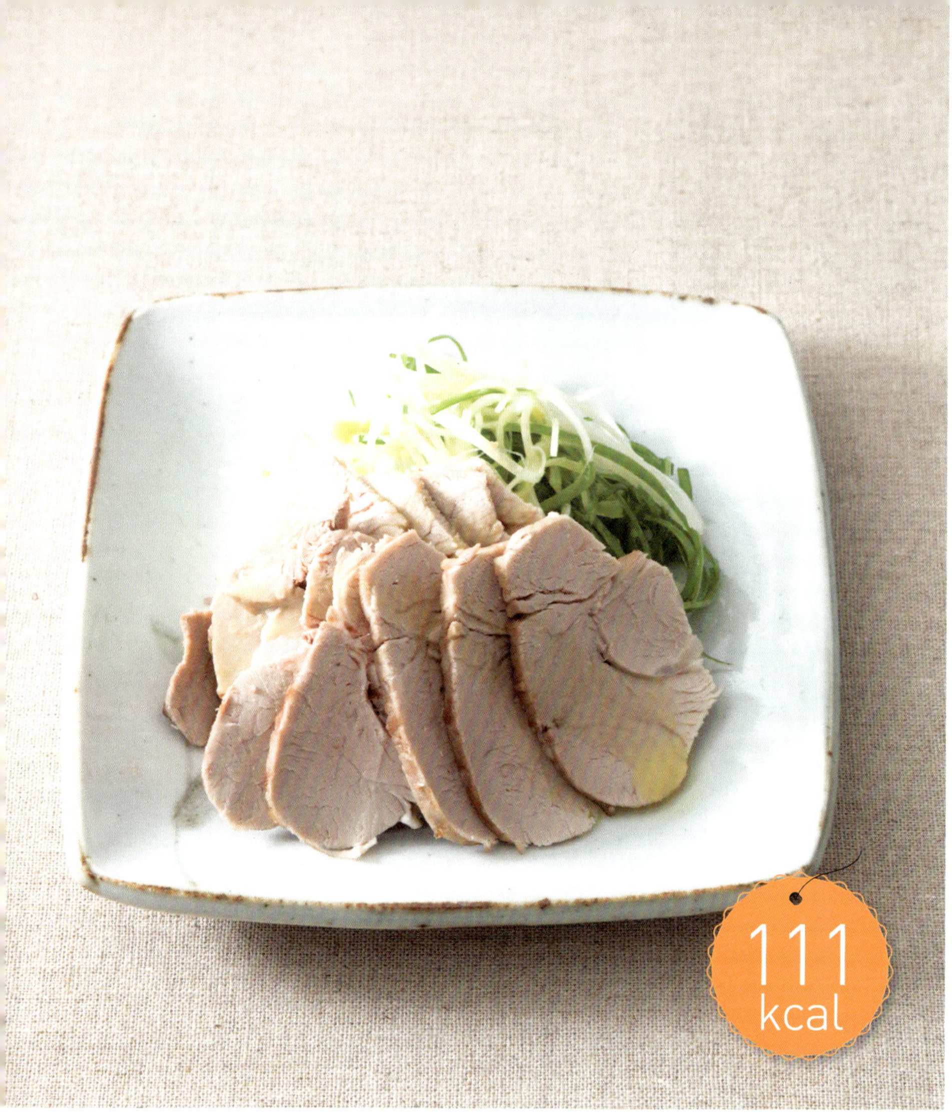

수육파냉채

> **주요 영양소**
> 탄수화물·············· 2g
> 단백질················ 16g
> 지방·················· 4g

111 kcal

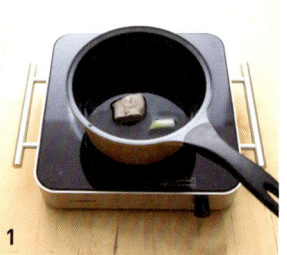

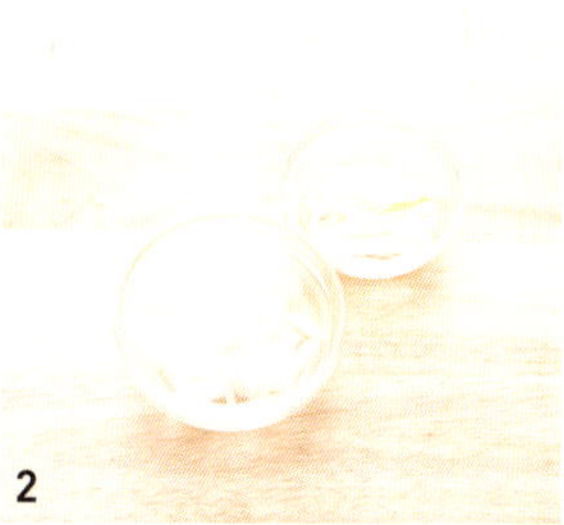

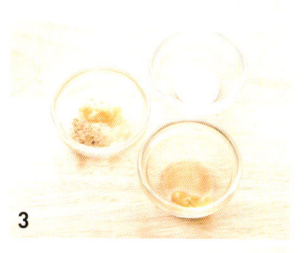

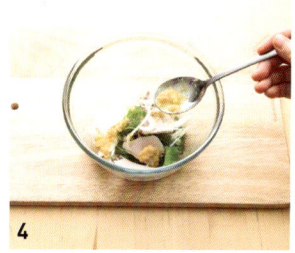

재료
돼지고기 안심 80g, 대파 20g, 양파 5g
돼지고기 삶을 때 간장 30g, 된장 10g, 맛술 20g, 대파 10g, 마늘 5g, 통후추 약간, 물 적당량
겨자소스 겨자가루 1g, 소금 0.3g, 식초 3g, 배즙 5g, 아스파탐 0.5g, 다진 마늘·통깨 약간씩

만들기
1. 끓는 물에 분량의 돼지고기 삶을 때 재료를 넣고 끓이다 돼지고기를 넣어 익힌 후 차게 식힌다.
2. 대파, 양파는 곱게 채 썰어 찬물에 담가 매운맛을 뺀다.
3. 분량의 겨자소스 재료를 섞어 소스를 만든다.
4. 차게 식힌 돼지고기를 납작하게 썰어 준비한 채소와 섞어서 겨자소스에 넣어 버무린다.

기장밥

주요 영양소
탄수화물 … 69g • 단백질 … 6g • 지방 … 0g

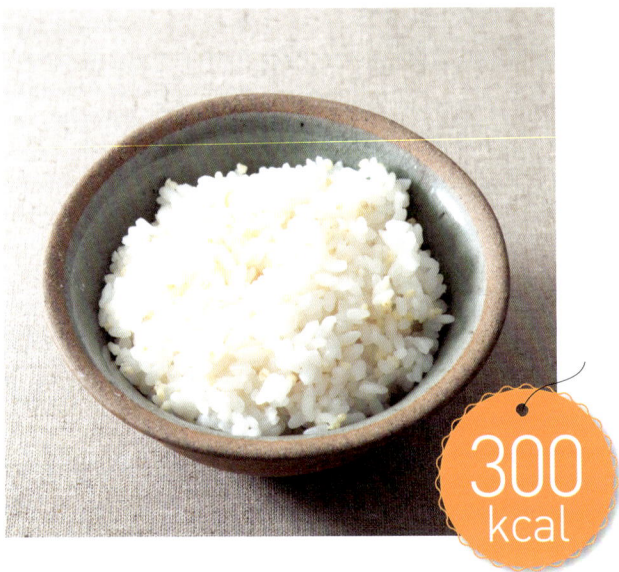

300 kcal

재료 _ 210g
쌀 80g, 기장 10g, 물 적당량

만들기
1 쌀과 기장은 씻어서 20분 정도 불린다.
2 불린 쌀에 물을 부어 고슬고슬하게 밥을 짓는다.

호박된장국

주요 영양소
탄수화물 … 2g • 단백질 … 1g • 지방 … 0g

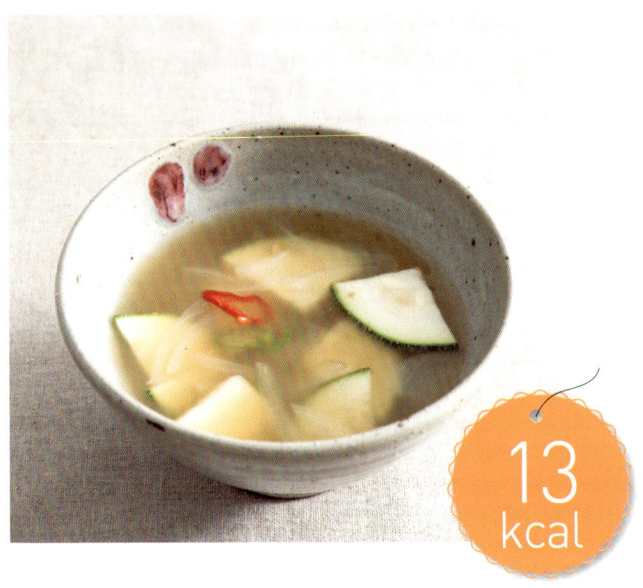

13 kcal

재료
주키니호박 30g, 양파 10g, 홍고추·풋고추 약간씩, 멸치국물 200㎖, 된장 10g, 다진 마늘 약간
멸치국물 마른 멸치 5g, 건다시마 2g, 무 10g, 대파 5g, 물 적당량

만들기
1 주키니호박은 반달 썰기 하고, 양파는 채 썰고, 홍고추와 풋고추는 어슷 썬다.
2 냄비에 멸치국물 재료를 넣어 끓인 후 체에 걸러 멸치국물을 만든다.
3 멸치국물에 된장을 풀고 호박과 양파를 넣어 끓인다.
4 호박이 부드럽게 익으면 다진 마늘, 홍고추, 풋고추를 넣고 불을 끈다.

배추김치 35g (165쪽 참조)

주요 영양소
탄수화물 … 2g • 단백질 … 1g • 지방 … 0g

13 kcal

모둠 채소스틱

주요 영양소
탄수화물 ⋯ 3g • 단백질 ⋯ 1g • 지방 ⋯ 1g

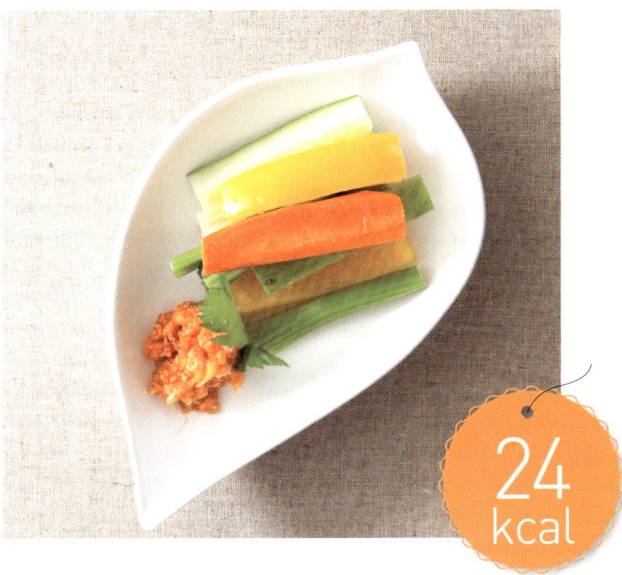

24 kcal

재료
셀러리 10g, 당근 10g, 오이 10g, 노랑 파프리카 10g
버섯쌈장 쌈장 3g, 새송이버섯 5g, 두부 2g, 잣 1g,
다진 양파 · 참기름 · 통깨 약간씩

만들기
1 셀러리, 당근, 오이, 파프리카는 먹기 좋게 썬다.
2 새송이버섯은 다져서 팬에 식용유를 두르고 볶는다.
3 두부는 곱게 으깬다.
4 도마 위에 키친타월을 깔고 잣을 곱게 다진다.
5 볼에 분량의 **버섯쌈장** 재료를 넣고 고루 섞는다.
6 접시에 채소를 담고 버섯쌈장을 곁들여낸다.

취나물볶음

주요 영양소
탄수화물 ⋯ 1g • 단백질 ⋯ 1g • 지방 ⋯ 1g

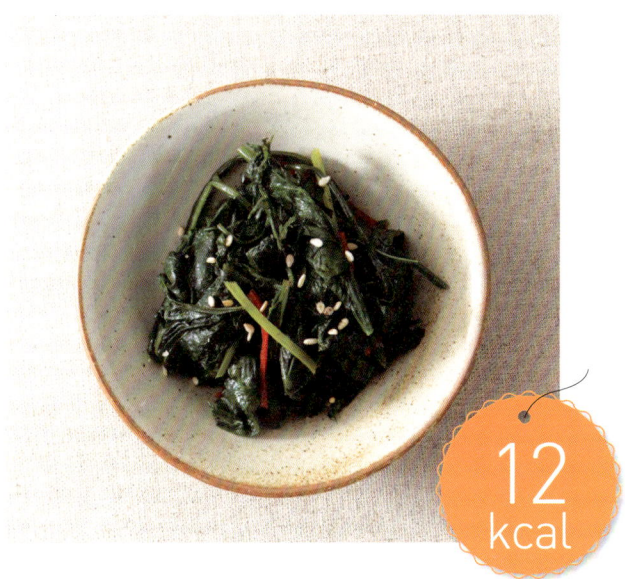

12 kcal

재료
취나물 30g, 진간장 1.5g, 소금 0.3g
다진 마늘 · 들기름 · 통깨 · 홍고추 · 식용유 약간씩

만들기
1 깨끗하게 손질한 취나물은 소금물에 살짝 데쳐 물기를 짠 후 소금, 진간장, 다진 마늘을 넣고 버무린다.
2 팬에 식용유를 두르고 취나물을 볶다가 약불로 줄인 후 뚜껑을 덮어 뜸을 들인다.
3 2에 들기름, 통깨, 채 썬 홍고추를 넣고 마무리한다.

저녁 · 한식 상차림 2

- 탄수화물 95g
- 단백질 30g
- 지방 7g

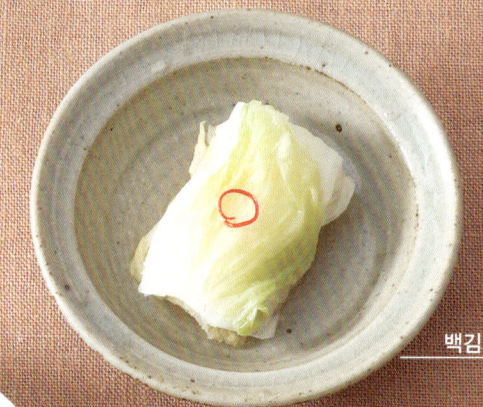
백김치

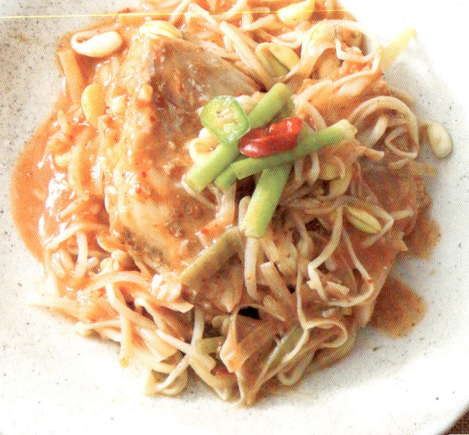
동태콩나물찜

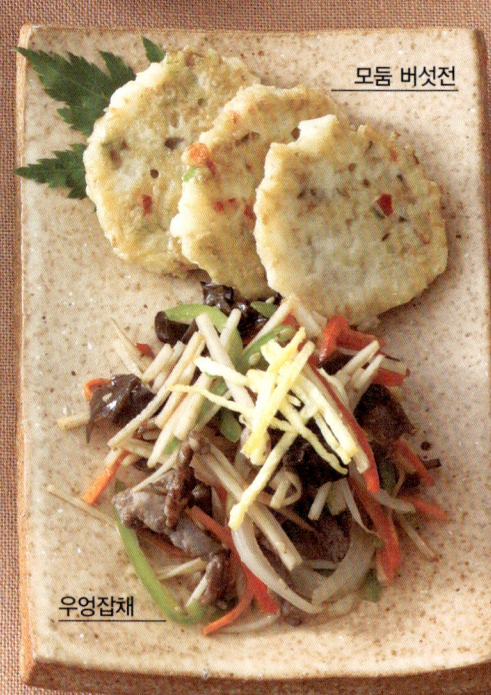
모둠 버섯전
우엉잡채

총 열량 **555** kcal

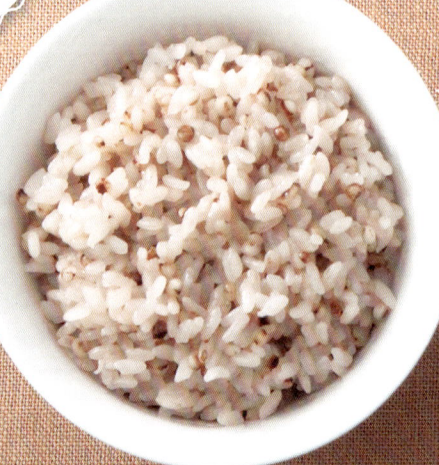
수수밥

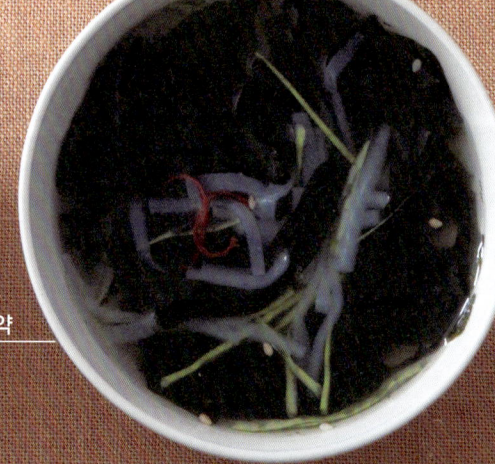
미역곤약 냉국

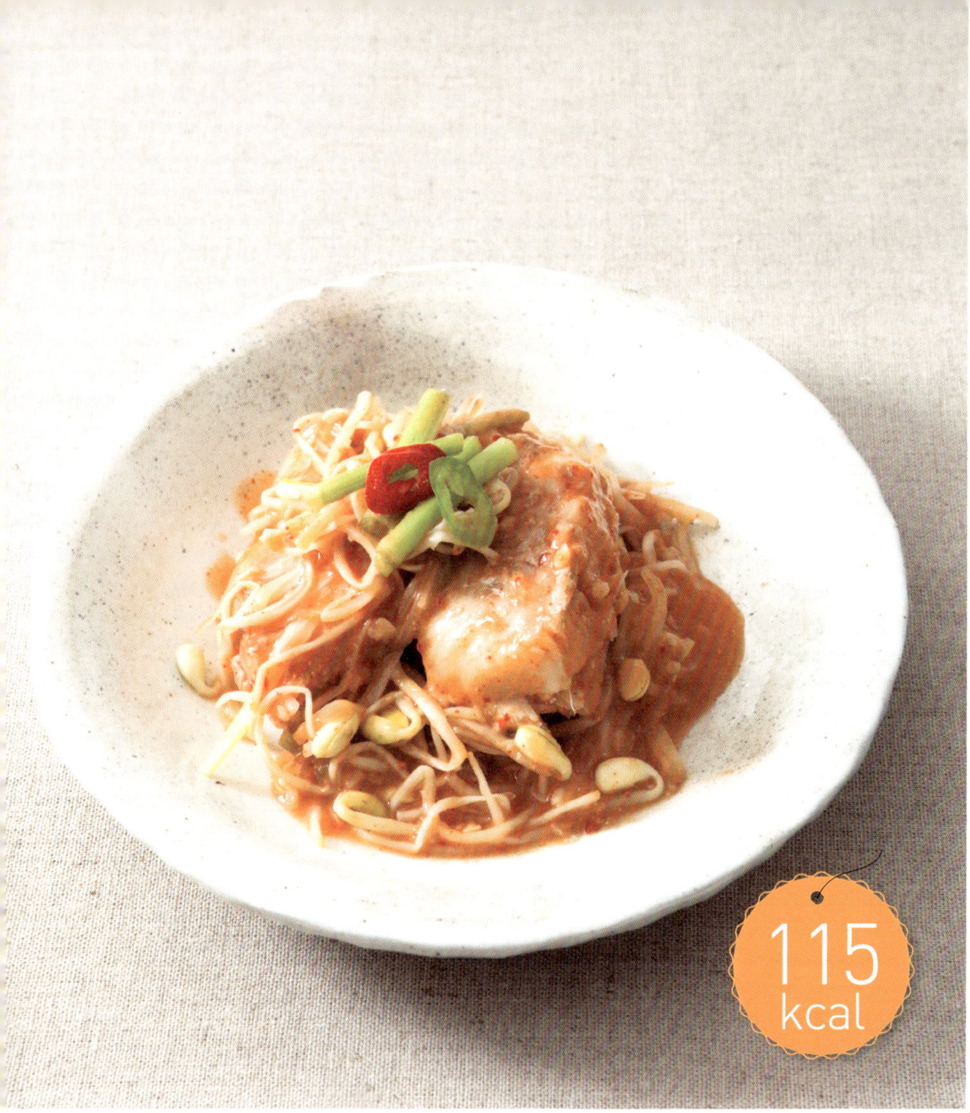

동태콩나물찜

주요 영양소
- 탄수화물 ············ 10g
- 단백질 ············· 16g
- 지방 ··············· 2g

115 kcal

재료
동태 75g, 콩나물 40g, 미나리 2g, 홍고추·풋고추 약간씩, 참기름·통깨·후춧가루 약간씩
양념 고추장 5g, 간장 5g, 고춧가루 5g, 맛술·다진 마늘·물 약간씩
찹쌀풀 찹쌀가루 10g, 물 약간

만들기
1 동태는 적당한 크기로 토막을 내고 끓는 물을 끼얹은 후 물기를 뺀다.
2 콩나물은 꼬리를 떼어내고, 미나리는 4cm 길이로 썰고, 홍고추와 풋고추는 어슷 썬다.
3 냄비에 콩나물을 깔고 동태를 올린 후 분량의 양념 재료를 넣고 끓인다.
4 국물이 끓으면 미나리와 홍고추, 풋고추를 넣는다.
5 찹쌀가루를 물에 풀어 4에 넣어 농도를 맞추고 참기름, 통깨, 후춧가루를 넣는다.

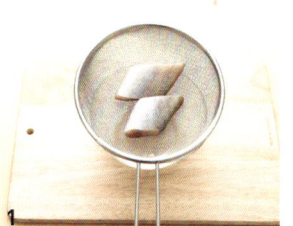

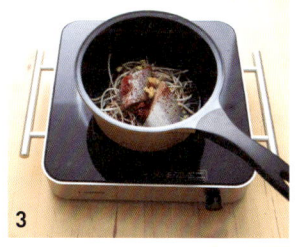

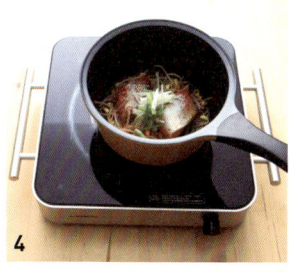

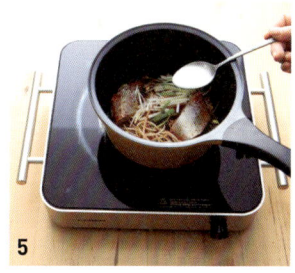

수수밥

주요 영양소
탄수화물 ···69g · 단백질 ···6g · 지방 ···0g

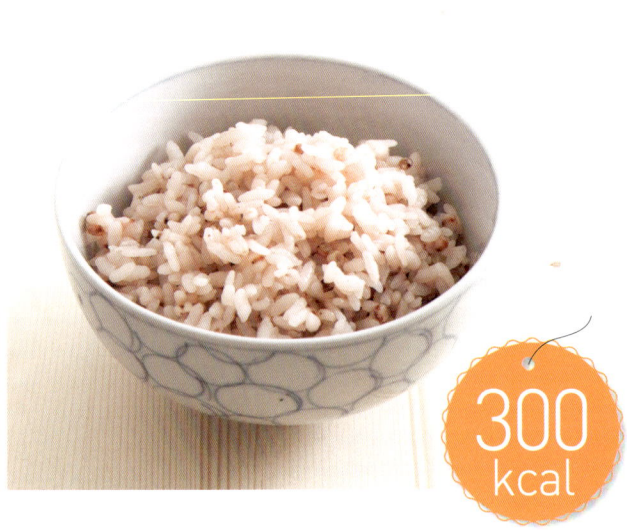

300 kcal

재료 _ 210g
쌀 80g, 수수 10g, 물 적당량

만들기
1 쌀과 수수는 씻어서 20분 정도 불린다.
2 불린 쌀에 물을 부어 고슬고슬하게 밥을 짓는다.

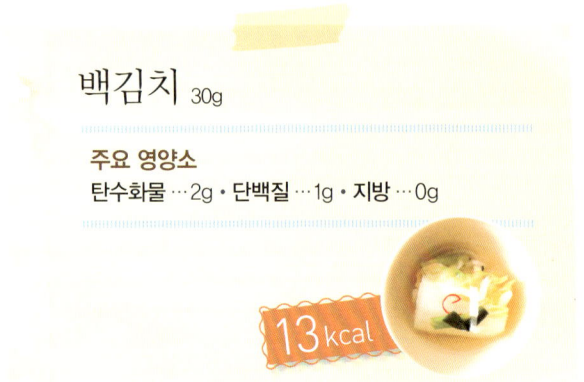

백김치 30g

주요 영양소
탄수화물 ···2g · 단백질 ···1g · 지방 ···0g

13 kcal

미역곤약냉국

주요 영양소
탄수화물 ···5g · 단백질 ···1g · 지방 ···0g

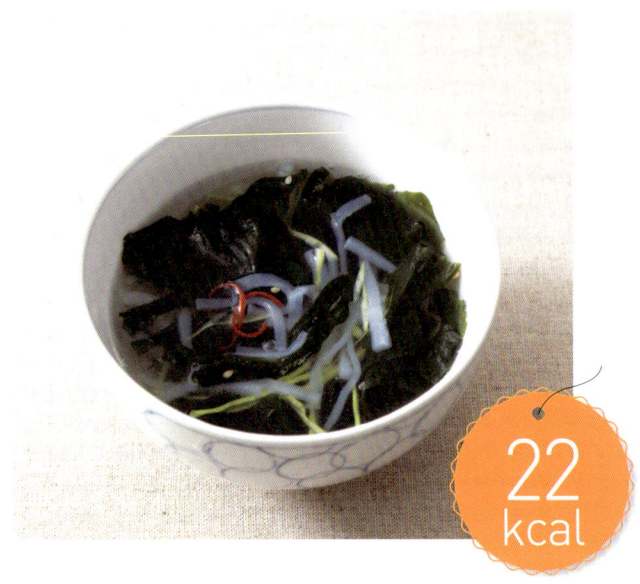

22 kcal

재료
미역(건) 3g, 곤약 20g, 오이 5g, 홍고추 약간, 다시마국물 150㎖
다시마국물 건다시마 5g, 가다랑어포 2g, 물 적당량
냉국양념 배즙 20g, 식초 15g, 레몬 5g, 간장 3g, 소금 0.2g
아스파탐 0.2g, 다진 마늘 · 통깨 약간씩

만들기
1 미역은 차가운 물에 1시간 정도 담가 불린 다음 깨끗이 씻어 2cm 길이로 썬다.
2 곤약, 오이, 홍고추는 채 썬다.
3 냄비에 분량의 다시마국물 재료를 넣어 끓인 후 체에 걸러 국물을 시원하게 준비한다.
4 볼에 다시마국물을 붓고 냉국양념 재료를 넣어 고루 섞은 후 불린 미역, 곤약, 오이, 홍고추를 넣는다.
5 그릇에 냉국을 담고 얼음을 띄워낸다.

모둠 버섯전

주요 영양소
탄수화물 … 5g • 단백질 … 2g • 지방 … 4g

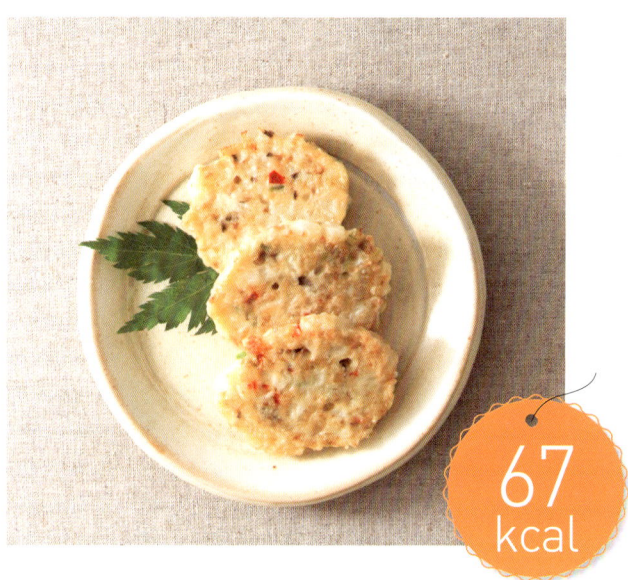

67 kcal

재료 _ 20g×3개
표고버섯 10g, 느타리버섯 10g, 새송이버섯 10g, 양파 10g, 홍고추 · 풋고추 약간씩, 식용유 약간
양념 달걀 10g, 소금 0.5g, 전분 5g, 후춧가루 약간

만들기
1. 버섯류는 깨끗이 손질하여 굵게 다진다.
2. 양파, 홍고추, 풋고추는 다진다.
3. 볼에 분량의 양념 재료를 넣고 고루 섞은 다음 버섯, 양파, 홍고추, 풋고추를 넣고 치대 반죽을 만든다.
4. 반죽을 직경 3cm, 두께 1cm 크기로 동글납작하게 빚는다.
5. 팬에 식용유를 두르고 전을 앞뒤로 노릇노릇하게 부친다.

우엉잡채

주요 영양소
탄수화물 … 4g • 단백질 … 4g • 지방 … 1g

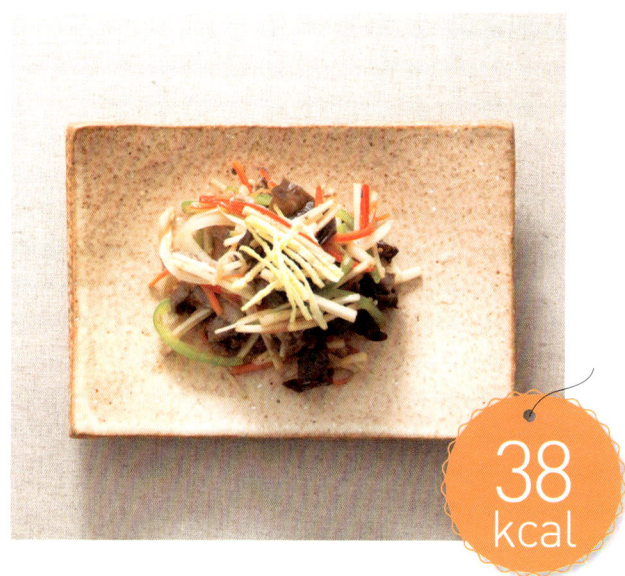

38 kcal

재료
우엉 15g, 청피망 · 홍피망 · 양파 · 당근 각 5g씩, 달걀지단 5g, 목이버섯 약간, 소고기 채 15g
양념 간장 3g, 소금 0.2g, 맛술 · 다진 마늘 · 다진 파 · 참기름 · 아스파탐 · 통깨 · 식용유 약간씩

만들기
1. 우엉, 청피망, 홍피망, 양파, 당근, 달걀지단은 채 썬다.
2. 목이버섯은 불려서 먹기 좋게 손으로 찢는다.
3. 팬에 식용유를 두르고 소고기를 볶다가 우엉, 당근, 목이버섯을 넣어 볶은 후 간장, 소금, 맛술, 다진 마늘, 다진 파를 넣어 양념한다.
4. 청피망, 홍피망, 양파, 달걀지단을 넣고 볶다가 참기름, 아스파탐, 통깨를 넣는다.

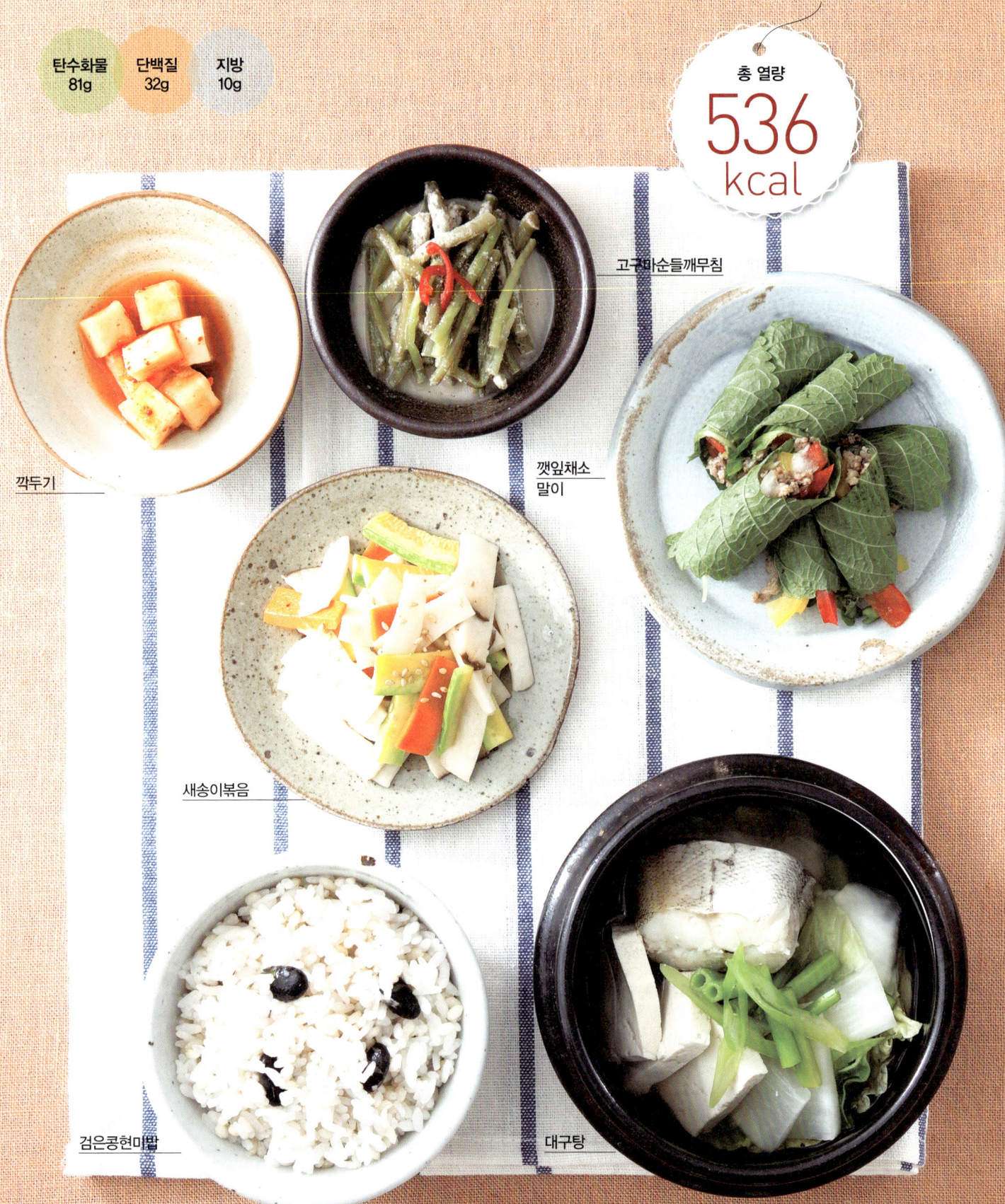

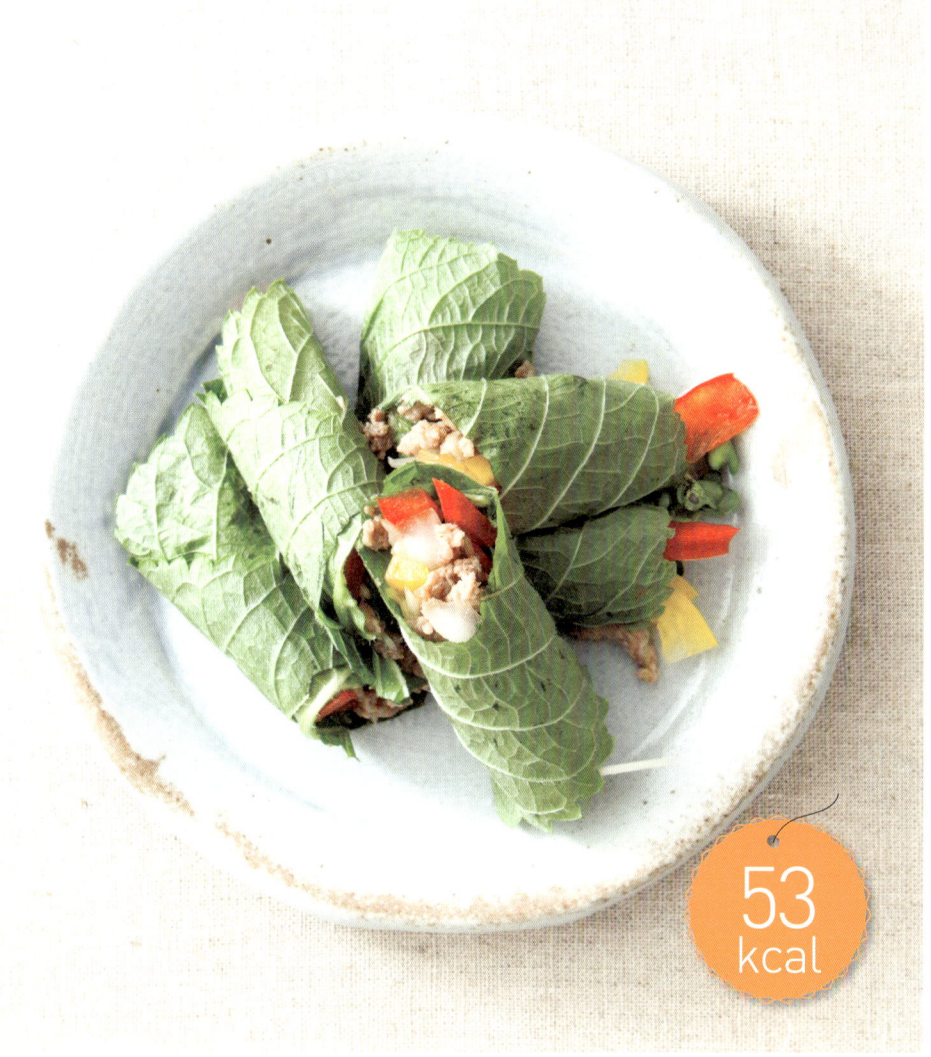

깻잎채소말이

주요 영양소
- 탄수화물 2g
- 단백질 8g
- 지방 2g

53 kcal

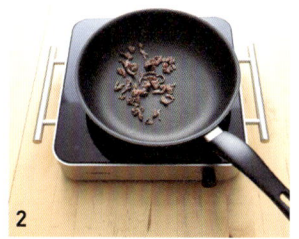

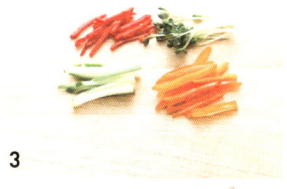

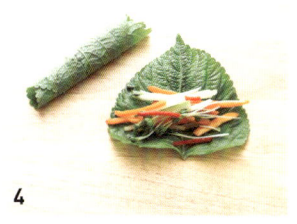

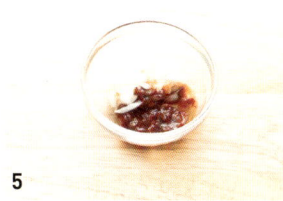

재료
깻잎 3장, 소고기 채 30g, 노랑 파프리카 15g, 주황 파프리카 15g, 오이 15g, 무순 6g, 식용유 약간
소고기 밑간 간장·다진 마늘·후춧가루 약간씩
두반장 양념장 두반장 5g, 다진 양파 15g

만들기
1 깻잎은 씻어 물기를 뺀다.
2 소고기는 소고기 밑간 재료로 밑간하여 팬에 식용유를 두르고 볶는다.
3 파프리카, 오이는 채 썰고, 무순은 그대로 준비한다.
4 깻잎에 볶은 소고기와 파프리카, 오이, 무순을 올리고 돌돌 말아준다.
5 분량의 두반장 양념장 재료를 섞어서 깻잎채소말이와 곁들여낸다.

검은콩현미밥

주요 영양소
탄수화물 … 69g • 단백질 … 6g • 지방 … 0g

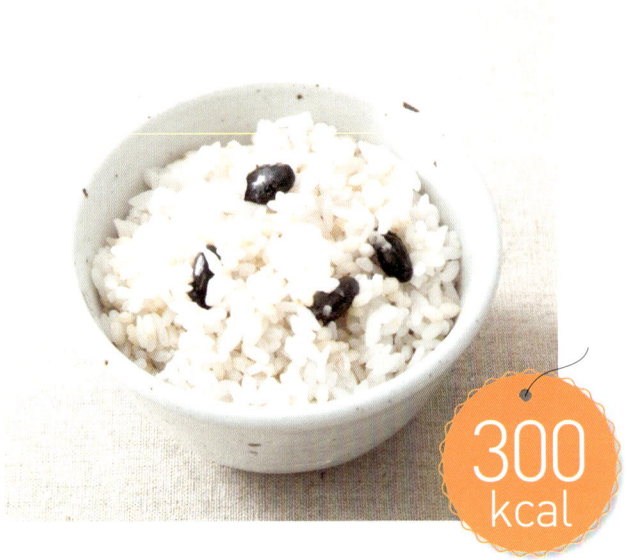

300 kcal

재료 _ 210g
쌀 70g, 현미 20g, 검은콩 5g, 물 적당량

만들기
1 쌀과 현미는 씻어서 20분 정도 불린다.
2 검은콩은 찬물에 불린다.
3 검은콩 불린 물에 불린 쌀과 현미를 넣어 밥을 짓는다.

대구탕

주요 영양소
탄수화물 … 2g • 단백질 … 12g • 지방 … 1g

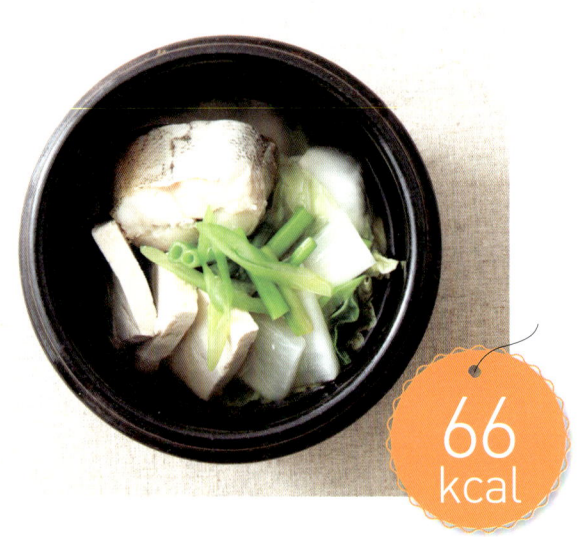

66 kcal

재료
대구 50g, 두부 20g, 무 10g, 배추 20g, 쑥갓 · 미나리 · 대파 약간씩, 멸치국물 250㎖
멸치국물 마른 멸치 5g, 건다시마 2g, 무 10g, 대파 5g, 물 적당량
양념 국간장 3g, 맛술 3g, 소금 0.5g, 다진 마늘 · 후춧가루 약간씩

만들기
1 대구는 내장과 알을 떼어내 각각 깨끗이 씻는다. 배 안쪽의 검은 부분을 떼어내 쓴맛을 없앤 다음 적당한 크기로 토막을 내고 끓는 물을 끼얹는다.
2 분량의 멸치국물 재료를 넣어 끓인 후 걸러 멸치국물을 만든다.
3 두부와 무는 한입 크기로 나박 썰고, 배추는 한입 크기로 썬다.
4 쑥갓은 한 잎씩 떼고, 미나리는 4cm 길이로 썰고, 대파는 채 썬다.
5 냄비에 멸치국물을 붓고, 대구, 무, 배추를 넣고 한소끔 끓인 다음 두부를 넣고 양념 재료를 넣고 간을 맞춘다.
6 5에 쑥갓, 미나리, 대파를 넣고 끓인 다음 불을 끈다.

··· **조리 포인트** ···
기호에 따라 먹기 직전에 식초를 약간 뿌린다.

고구마순들깨무침

주요 영양소
탄수화물 ⋯4g • 단백질 ⋯4g • 지방 ⋯5g

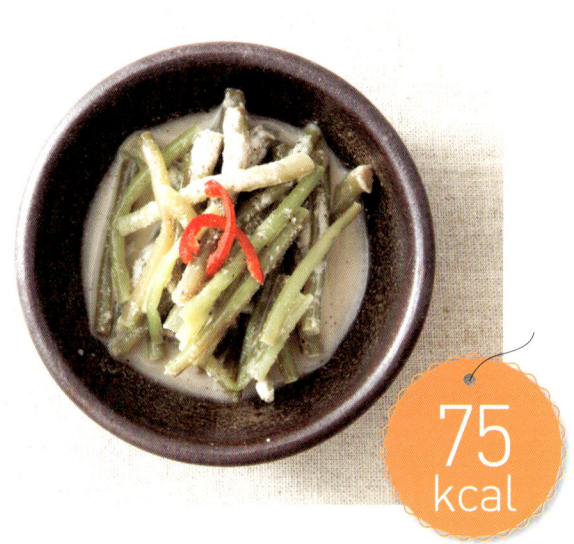

75 kcal

재료
햇고구마순 30g, 홍고추 약간
무침양념 들깨가루 20g, 물 40㎖, 소금 0.5g, 다진 마늘 · 참기름 · 통깨 약간씩

만들기
1 껍질을 벗긴 고구마순은 끓는 물에 10분 정도 데쳐서 찬물에 헹군 다음 채반에 받쳐 물기를 뺀다.
2 볼에 들깨가루와 물을 넣어 푼 다음 고구마순과 나머지 무침양념 재료와 홍고추를 넣고 고루 무친다.

새송이볶음

주요 영양소
탄수화물 ⋯2g • 단백질 ⋯2g • 지방 ⋯2g

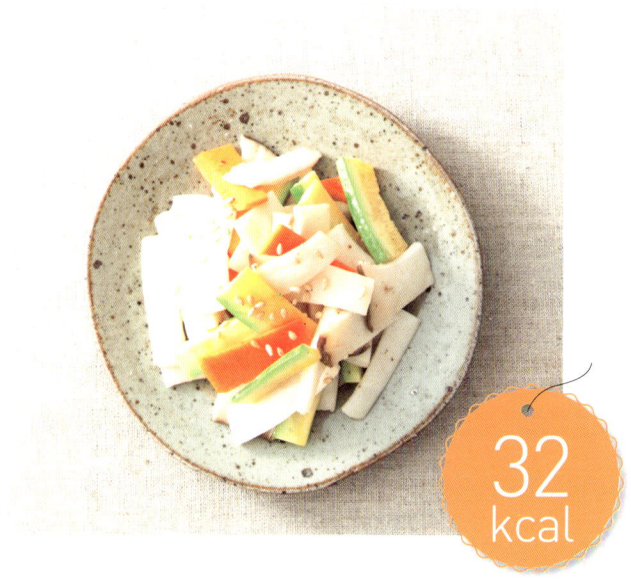

32 kcal

재료
새송이버섯 40g, 애호박 10g, 당근 5g, 식용유 약간
볶음양념 소금 0.5g, 다진 마늘 · 참기름 · 통깨 · 후춧가루 · 고추기름 약간씩

만들기
1 새송이버섯, 애호박, 당근은 4×1cm 크기로 네모지게 썬다.
2 팬에 식용유를 두르고 버섯, 채소, 볶음양념 재료를 넣고 볶는다.

깍두기 30g

주요 영양소
탄수화물 ⋯2g • 단백질 ⋯0g • 지방 ⋯0g

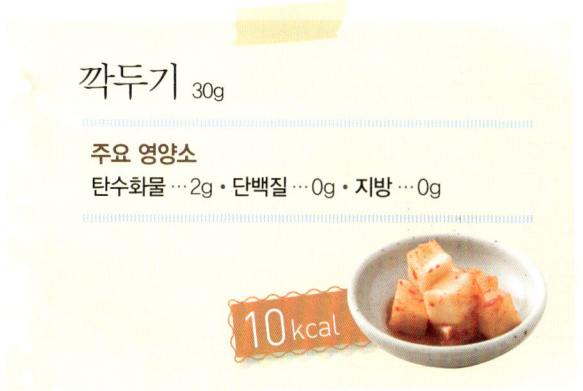

10 kcal

저녁 · 한식 상차림 4

- 탄수화물 85g
- 단백질 29g
- 지방 11g

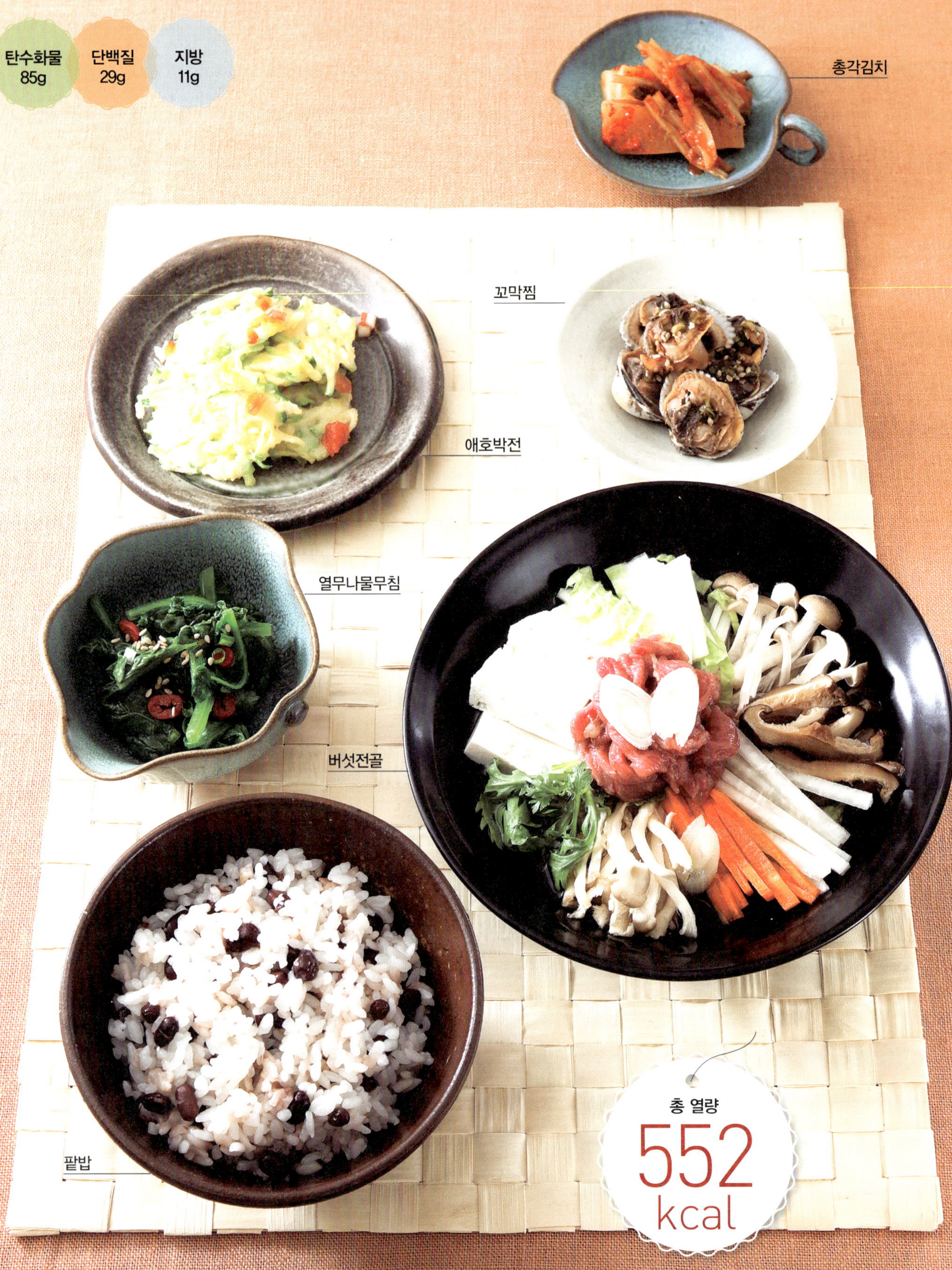

총각김치

애호박전

꼬막찜

열무나물무침

버섯전골

팥밥

총 열량 **552** kcal

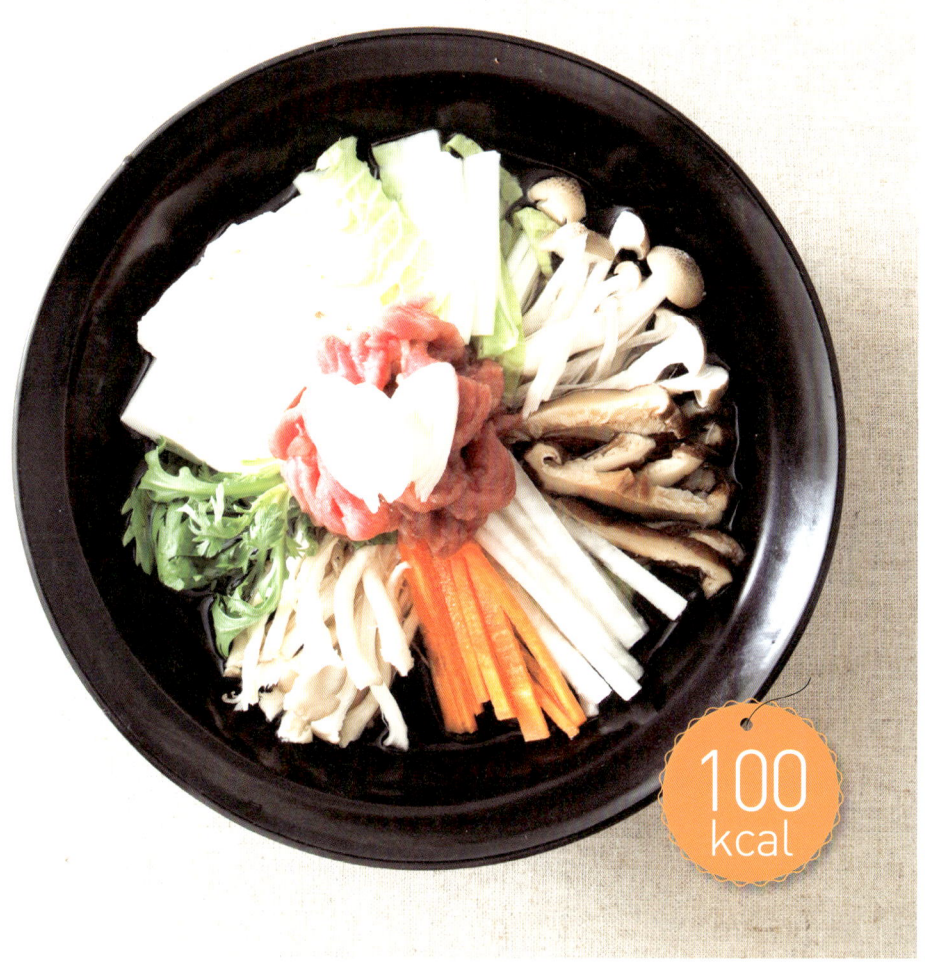

버섯전골

주요 영양소
- 탄수화물 ············ 4g
- 단백질 ············· 13g
- 지방 ··············· 4g

100 kcal

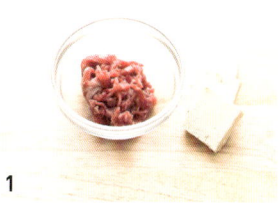
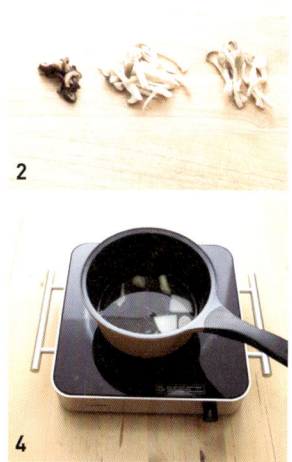
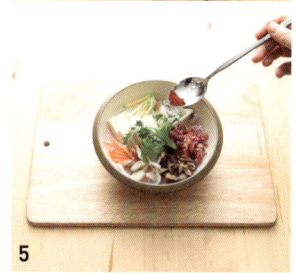

재료
소고기 채끝 40g, 두부 40g, 표고버섯 15g, 느타리버섯 15g, 백만송이버섯 15g, 무 10g, 호박 10g, 당근 3g, 쑥갓 3g, 대파 약간, 멸치국물 350㎖
멸치국물 마른 멸치 5g, 건다시마 2g, 무 10g, 대파 5g, 물 적당량
양념 간장 5g, 소금 0.2g, 고춧가루 · 다진 마늘 · 후춧가루 약간

만들기
1 소고기 채끝은 채 썰고, 두부는 납작하게 썬다.
2 표고버섯, 느타리버섯, 백만송이버섯은 먹기 좋게 썬다.
3 무, 호박, 당근은 채 썰고, 쑥갓은 한 잎씩 떼고, 대파는 어슷하게 썬다.
4 분량의 멸치국물 재료를 넣어 끓인 후 걸러서 멸치국물을 만든다.
5 전골냄비에 준비한 재료들을 돌려 담고 분량의 양념 재료로 간을 한다.

팥밥

 주요 영양소
탄수화물 ··· 69g · 단백질 ··· 6g · 지방 ··· 0g

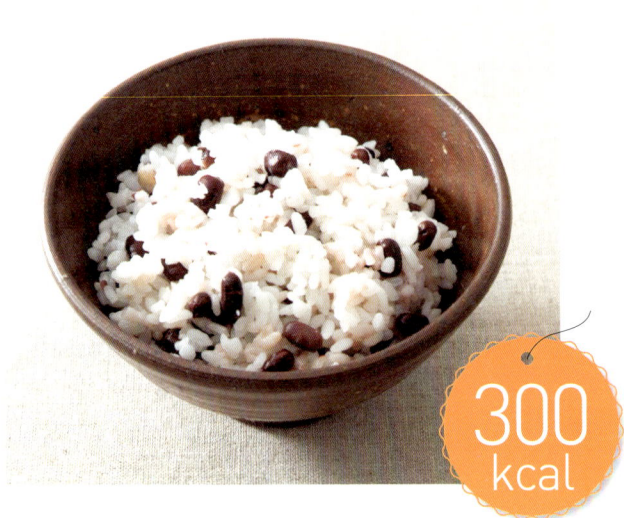

300 kcal

재료 _ 210g
쌀 70g, 팥 20g, 물 적당량

만들기
1 팥은 삶아 첫물은 버리고 다시 물을 부어 부드럽게 익힌다.
2 쌀은 씻어서 20분 정도 불린다.
3 불린 쌀에 팥과 팥 삶은 물을 부어 고슬고슬하게 밥을 짓는다.

꼬막찜

 주요 영양소
탄수화물 ··· 1g · 단백질 ··· 6g · 지방 ··· 1g

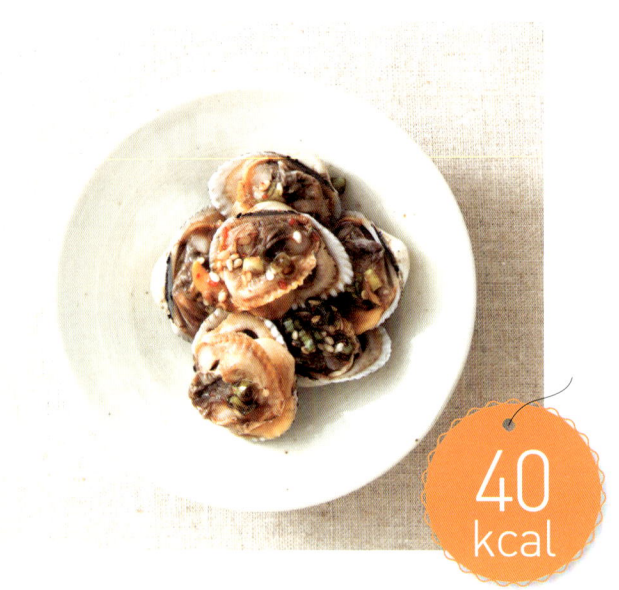

40 kcal

재료
꼬막살 35g
양념장 간장 5g, 실파 10g, 통깨 · 참기름 · 고춧가루 약간씩

만들기
1 꼬막은 씻어서 끓는 물에 넣어 삶는다.
2 분량의 양념장 재료를 섞어서 양념장을 만든다.
3 삶은 꼬막에 양념장을 올려낸다.

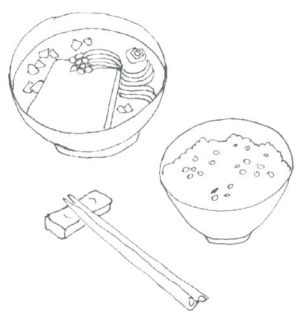

애호박전

 주요 영양소
탄수화물 …8g • 단백질 …2g • 지방 …6g

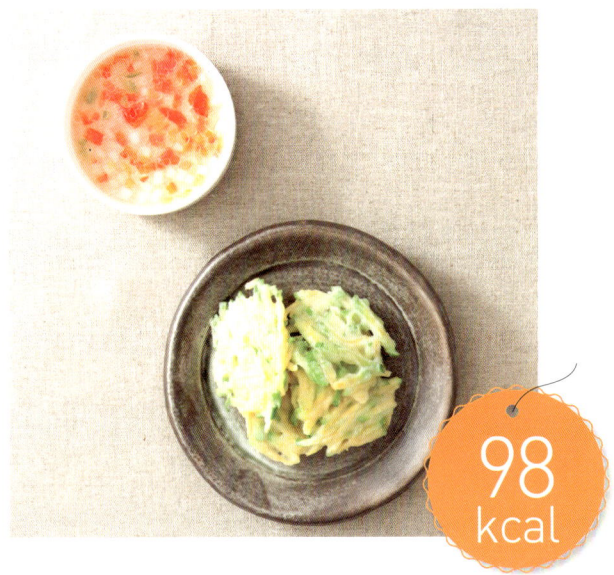

98 kcal

재료
애호박 40g, 소금 약간, 부침가루 15g, 물 30㎖, 식용유 5g
곁들임장 홍피망 · 청피망 · 토마토 · 오이 · 양파 각 5g씩, 유자즙 2g, 레몬즙 2g, 다진 파슬리 · 다진 마늘 · 올리브유 약간씩

만들기
1 애호박은 채 썰어 소금을 약간 뿌려둔다. 볼에 부침가루와 물을 넣고 전의 반죽을 만든 다음 채 썬 애호박을 넣고 고루 섞는다.
2 팬에 식용유를 두르고 반죽을 올려 앞뒤로 노릇노릇하게 굽는다.
3 볼에 곁들임장 재료를 넣어 고루 섞는다.
4 그릇에 애호박전을 담고 곁들임장을 곁들인다.

열무나물무침

 주요 영양소
탄수화물 …1g • 단백질 …1g • 지방 …0g

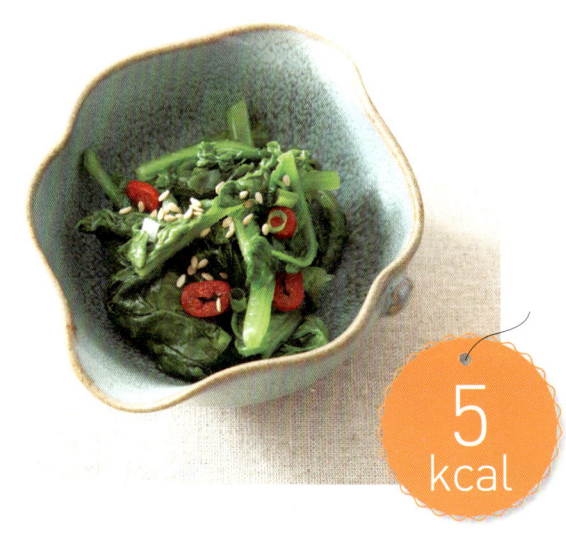

5 kcal

재료
데친 열무 30g
양념 소금 0.3g, 다진 마늘 · 참기름 · 홍고추 약간씩

만들기
1 열무는 끓는 물에 데친 후 찬물에 헹궈 물기를 빼고 4cm 길이로 썬다.
2 볼에 열무를 담고 분량의 양념 재료를 넣어 고루 무친다.

총각김치 30g

주요 영양소
탄수화물 …2g • 단백질 …1g • 지방 …0g

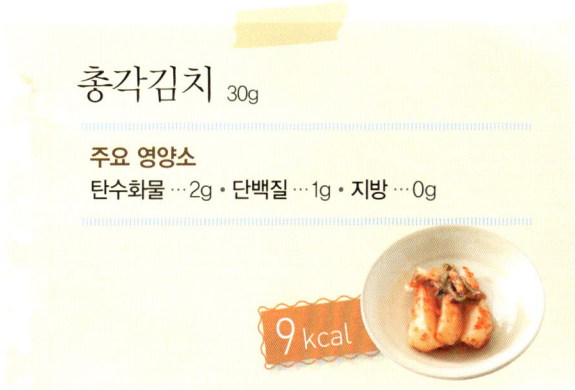

9 kcal

저녁 · 한식 상차림 5

탄수화물 81g
단백질 24g
지방 11g

총 열량
514 kcal

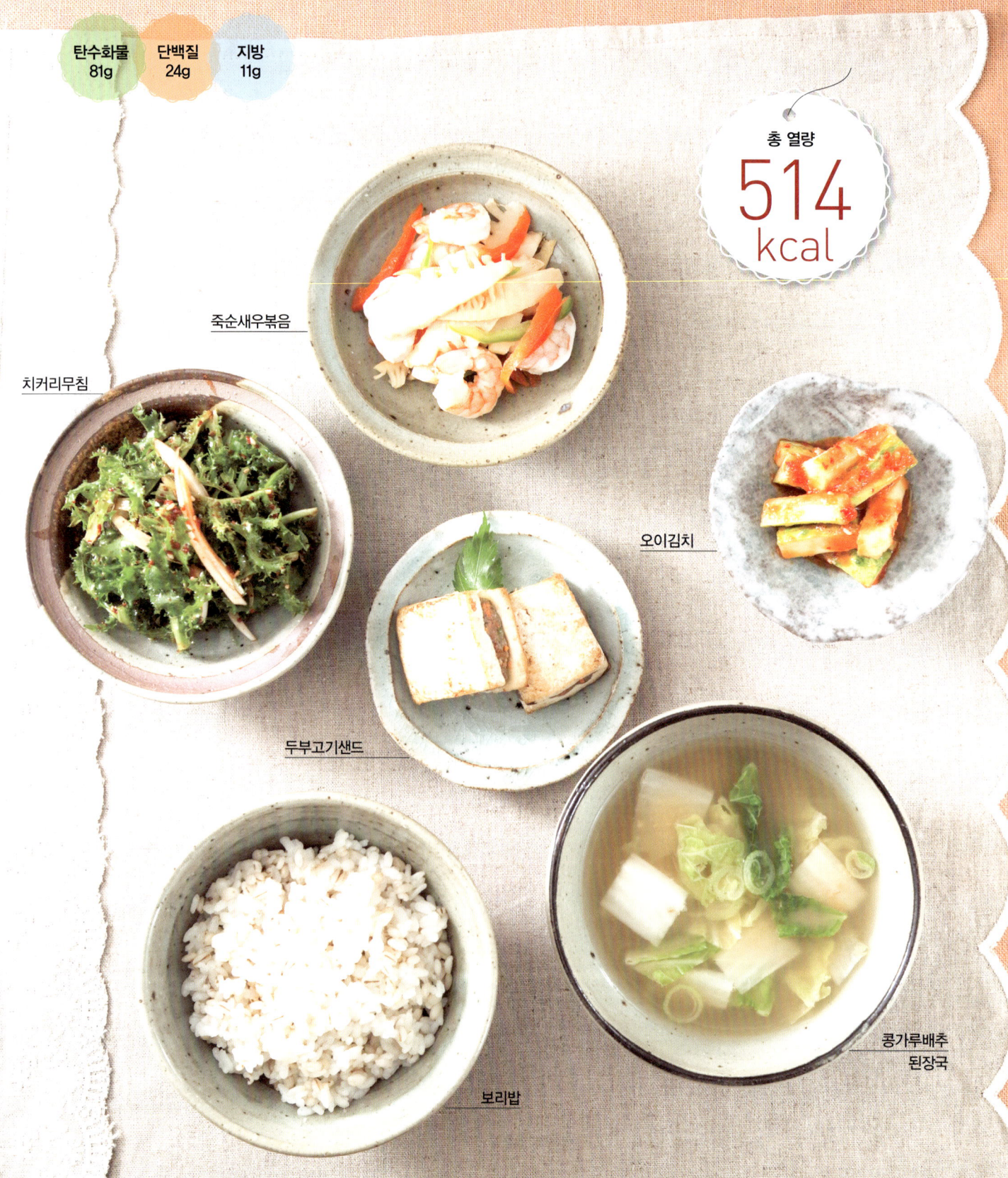

- 죽순새우볶음
- 치커리무침
- 오이김치
- 두부고기샌드
- 보리밥
- 콩가루배추 된장국

두부고기샌드

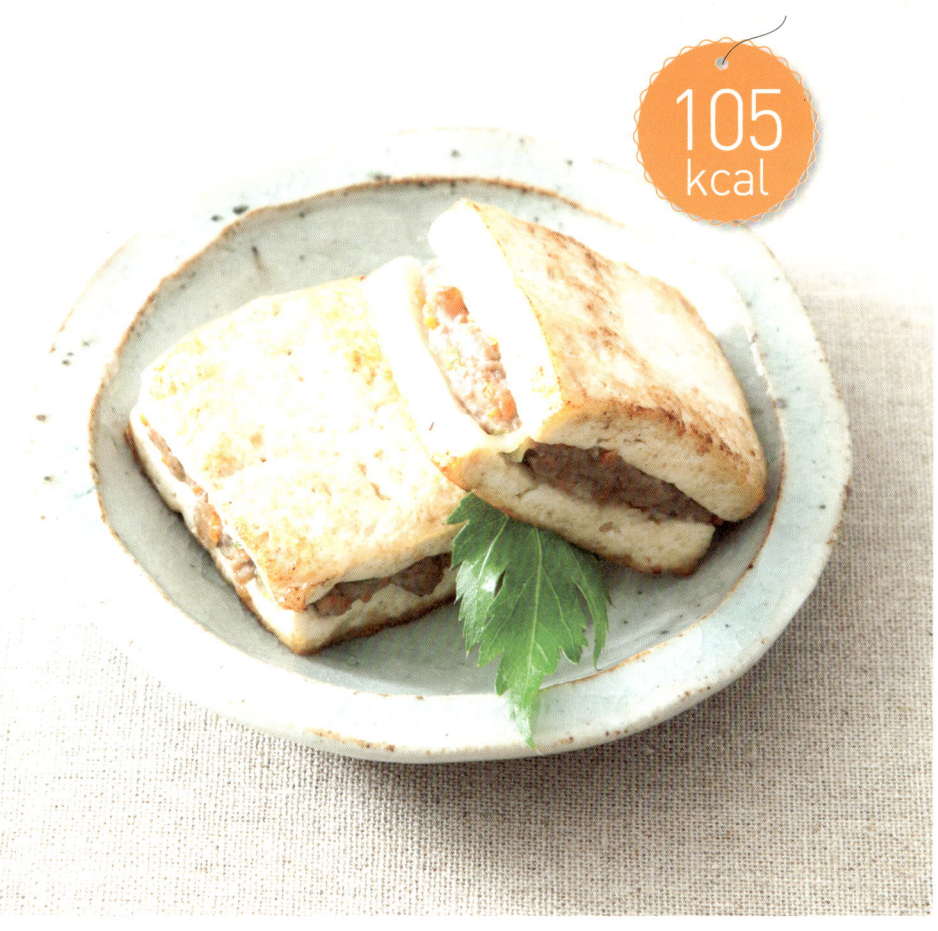

105 kcal

주요 영양소
- 탄수화물 ············ 3g
- 단백질 ············ 10g
- 지방 ············ 7g

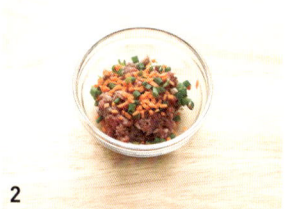
2

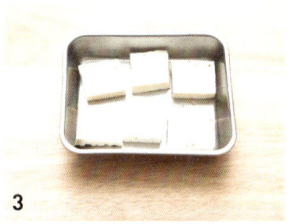
3

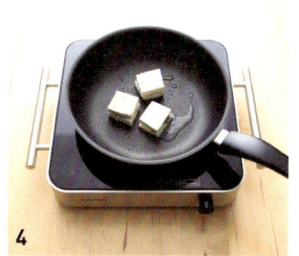
4

재료 _ 2개
소고기 다짐육 20g, 두부 60g, 실파·당근 약간씩, 소금·식용유 약간씩
소고기 밑간 간장 5g, 배즙 5g, 다진 마늘·후춧가루 약간씩
초간장 간장 3g, 식초 3g, 아스파탐 0.1g, 다시마국물 10㎖

만들기
1. 소고기는 분량의 소고기 밑간 재료로 밑간한다.
2. 실파와 당근은 다진 후 밑간한 소고기와 섞어 고기 소를 만든다.
3. 두부는 납작하게 썰어 소금을 뿌려 간을 한다.
4. 두부에 고기 소를 납작하게 펴서 올리고 두부로 덮은 후 팬에 기름을 두르고 앞뒤로 노릇노릇하게 지져낸다.
5. 분량의 초간장 재료를 섞어서 곁들여낸다.

···· 조리 포인트 ····
양념장이나 소스에 다시마국물을 넣어 만들면 더욱 깊은 맛을 낼 수 있다. 다시마국물은 건다시마 5g, 가다랑어포 2g, 물을 넣고 끓인 후 체에 걸러서 만든다.

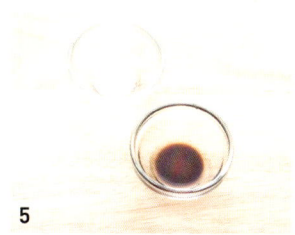
5

보리밥

주요 영양소
탄수화물 …69g • 단백질 …6g • 지방 …0g

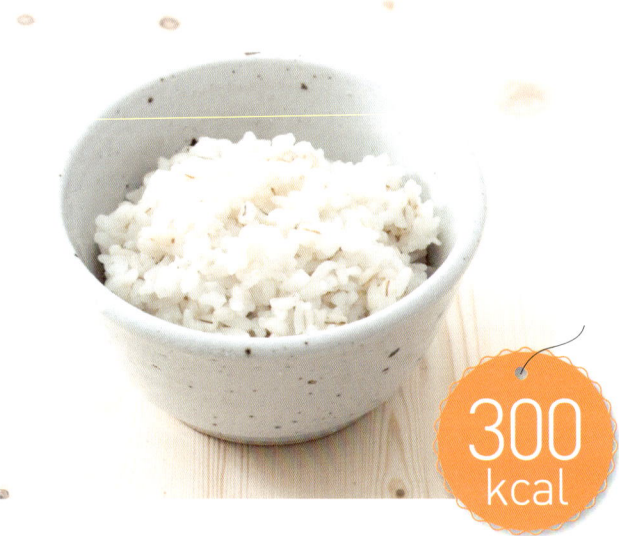

300 kcal

재료 _ 210g
쌀 80g, 보리쌀 10g, 물 적당량

만들기
1 쌀과 보리쌀은 씻어서 20분 정도 불린다.
2 불린 쌀에 물을 부어 고슬고슬하게 밥을 짓는다.

콩가루배추된장국

주요 영양소
탄수화물 …4g • 단백질 …2g • 지방 …1g

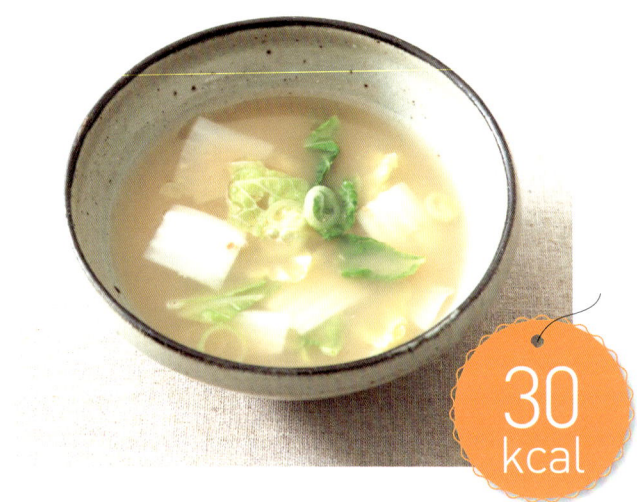

30 kcal

재료
배추 40g, 멸치국물 200㎖, 된장 8g, 콩가루 3g, 대파 약간
멸치국물 마른 멸치 5g, 건다시마 2g, 무 10g, 대파 5g, 물 적당량

만들기
1 배추는 납작하게 썰고, 대파는 송송 썬다.
2 분량의 멸치국물 재료를 넣어 끓인 후 걸러 멸치국물을 만든다.
3 멸치국물에 된장을 풀고 배추를 넣어 끓인다.
4 배추가 부드럽게 익으면 콩가루를 넣어 끓이고 대파를 넣어 마무리한다.

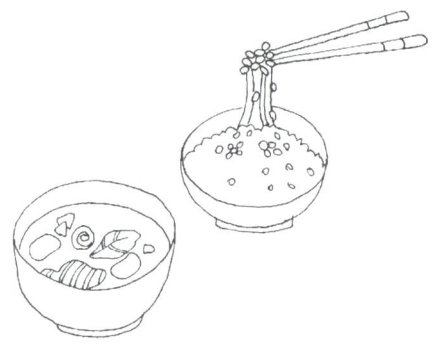

죽순새우볶음

주요 영양소
탄수화물 …1g • 단백질 …6g • 지방 …2g

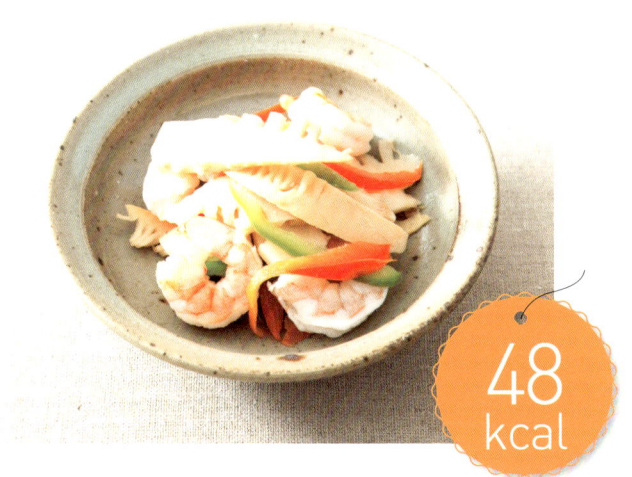

48 kcal

재료
죽순 25g, 청피망 3g, 홍피망 3g, 새우 35g, 굴소스 5g,
다진 마늘 · 식용유 약간씩

만들기
1 죽순은 모양대로 편으로 썰고, 청피망과 홍피망은 채 썬다.
2 새우는 껍질을 벗기고 등에 있는 내장을 제거한다.
3 팬에 식용유를 두르고 새우를 볶다가 죽순과 피망을 넣고 볶는다.
4 3에 굴소스와 다진 마늘을 넣어 간을 맞추고 불을 끈다.

치커리무침

주요 영양소
탄수화물 …2g • 단백질 …0g • 지방 …1g

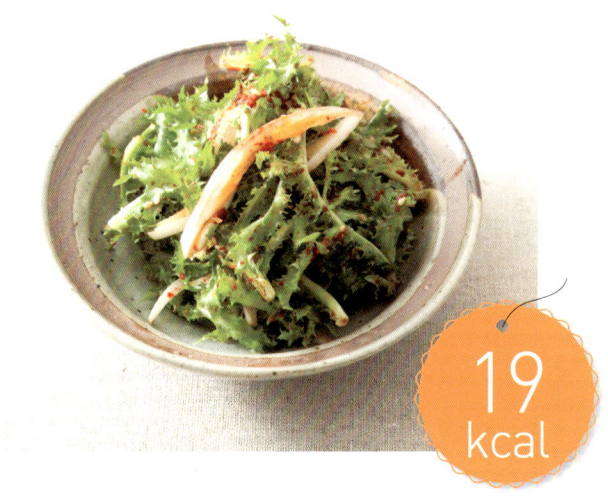

19 kcal

재료
치커리 20g, 양파 5g
무침양념 간장 1.5g, 아스파탐 0.5g, 고춧가루 · 참기름 · 통깨 약간씩

만들기
1 치커리는 깨끗하게 손질하고, 양파는 채 썬다.
2 볼에 분량의 무침양념 재료를 넣고 섞은 후 치커리와 양파에 양념이 잘 배도록 고루 무친다.

오이김치 30g (165쪽 참조)

주요 영양소
탄수화물 …2g • 단백질 …0g • 지방 …0g

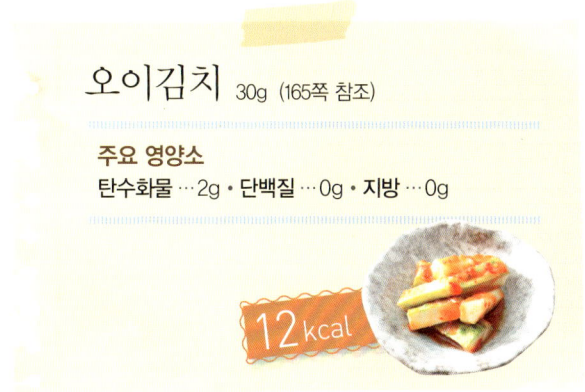

12 kcal

Special Page | 저염 물김치

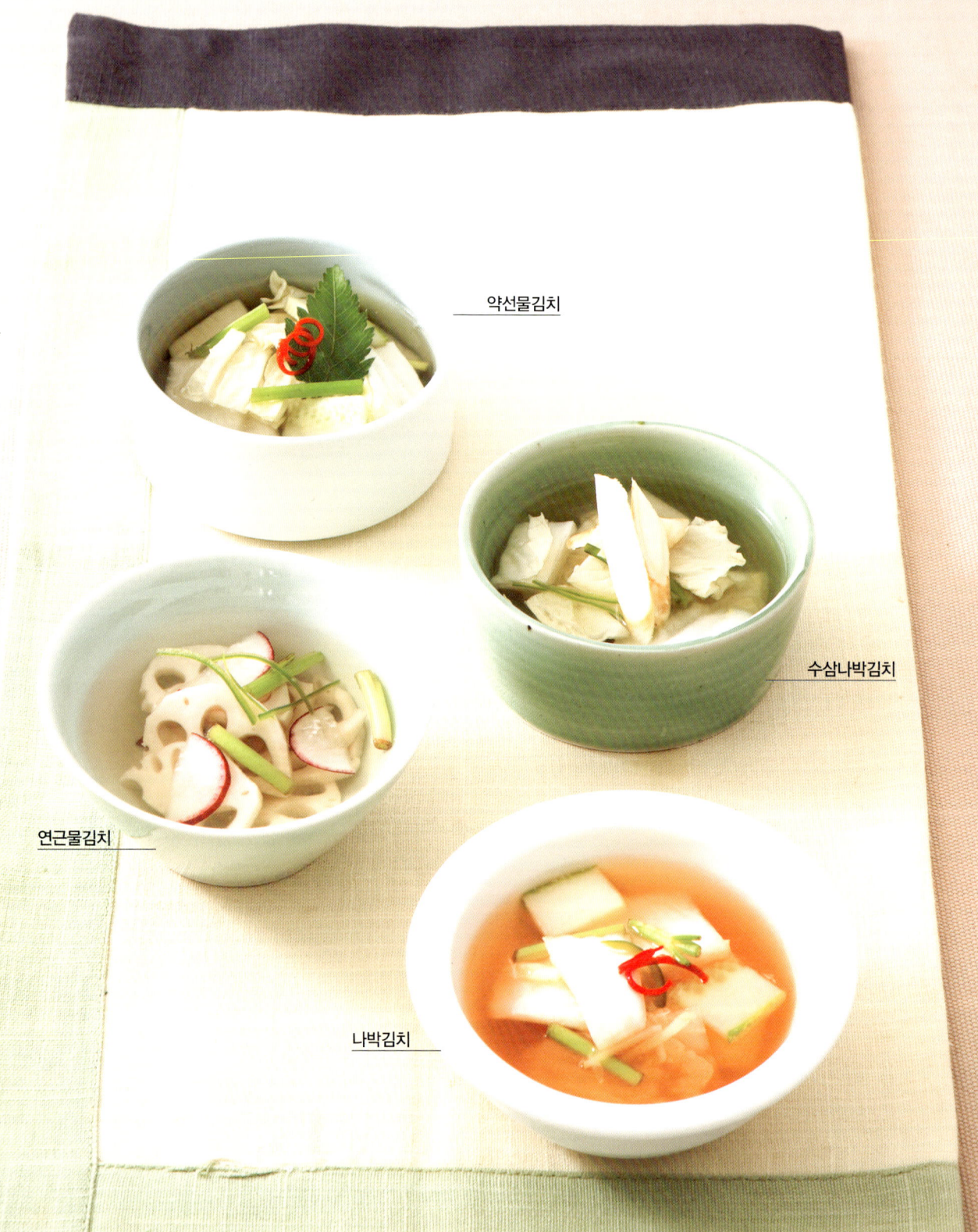

약선물김치

수삼나박김치

연근물김치

나박김치

저염 물김치국물 만들기

재료 _ 1.2ℓ (20인분 레시피이니 담가두고 정량에 맞춰 드세요.)
물 1.4ℓ, 다시마 12g, 밀가루 8g, 식초 60g, 아스파탐 3.2g, 소금 6g

1 물에 다시마를 넣어 끓인 후 다시마국물이 우러나면 밀가루를 넣어 맑게 끓인 후 불을 끈다.
2 식초, 아스파탐, 소금을 넣는다.

조리 포인트
저염 물김치는 짠맛은 약하고 새콤한 맛이 강해서 파란색 채소를 미리 넣을 경우 색이 누렇게 변하니, 미나리나 오이와 같은 채소는 먹기 직전에 넣으면 더욱 먹음직스럽게 연출할 수 있다.

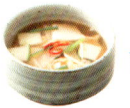
나박김치

재료
배추 300g, 무 160g, 생강 채 8g, 홍고추 5g, 오이 40g, 미나리 12g, 저염 물김치국물 1.2ℓ

만들기
1 배추와 무는 1.5×1.5×0.2cm 크기로 썬다.
2 뜨거운 저염 물김치국물에 홍고추를 넣고 곱게 갈아 국물을 만든다.
3 배추, 무, 생강 채를 보관용기에 담고 2의 국물을 붓는다. 실온에서 6시간 정도 둔 후 냉장고에 넣어 차게 보관한다.
4 상에 내기 전에 동그랗게 썬 오이와 1.5cm 길이로 썬 미나리를 넣는다.

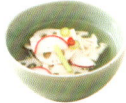
연근물김치

재료
연근 500g, 레디쉬 60g, 생강 채 8g, 미나리 20g, 저염 물김치국물 1.2ℓ

만들기
1 연근은 4등분하여 0.2cm 두께로 썰어 끓는 물에 데친다.
2 레디쉬는 0.1cm 두께로 썬다.
3 연근, 레디쉬, 생강 채를 섞어서 담고 저염 물김치국물을 붓는다. 실온에서 6시간 정도 둔 후 냉장고에 넣어 차게 보관한다.
4 상에 내기 전에 2cm 길이로 썬 미나리를 띄워낸다.

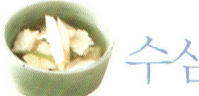
수삼나박김치

재료
배추 300g, 무 140g, 수삼 20g, 생강 채 5g, 홍고추 5g, 풋고추 5g, 미나리 12g, 저염 물김치국물 1.2ℓ

만들기
1 배추와 무는 1.5×1.5×0.2cm 크기로 썬다.
2 수삼은 동그랗게 0.2cm 두께로 썬다. 고추는 어슷썰기 한다.
3 배추, 무, 수삼, 생강 채, 고추를 섞은 후 저염 물김치국물을 붓고 실온에서 6시간 정도 둔 후 냉장고에 보관한다.
4 상에 내기 전에 1.5cm 길이로 썬 미나리를 넣는다

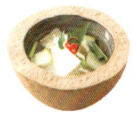
약선물김치

재료
배추 300g, 무 160g, 홍고추 12g, 풋고추 12g, 오이 160g, 실파 12g, 마늘 채 4g, 생강 채 4g, 약선물김치국물 1.2ℓ
약선물김치국물 소고기국물 1ℓ, 식초 60g, 아스파탐 6g, 소금 6g
소고기국물 소고기 양지 200g, 마늘 40g, 통후추 5알, 당귀 20g, 대파 20g, 무 200g, 물 2ℓ

만들기
1 소고기는 찬물에 30분 정도 담가 핏물을 뺀다.
2 냄비에 소고기국물 재료를 넣고 강불에서 끓이다 끓기 시작하면 거품을 걷어내고 약불로 줄여 1시간 정도 맑게 끓인 후 거른다. 맑게 끓인 육수에 식초, 아스파탐, 소금을 넣는다.
3 배추와 무는 1.5×1.5×0.2cm 크기로 썬다.
4 홍고추, 풋고추는 0.2cm 두께로 어슷썰기 한다.
5 배추, 무, 홍고추, 풋고추, 마늘 채, 생강 채에 뜨거운 약선물김치국물을 붓고 김치국물이 식으면 동그랗게 썬 오이, 1.5cm 길이로 썬 실파를 넣는다.

Special Page 저염 김치

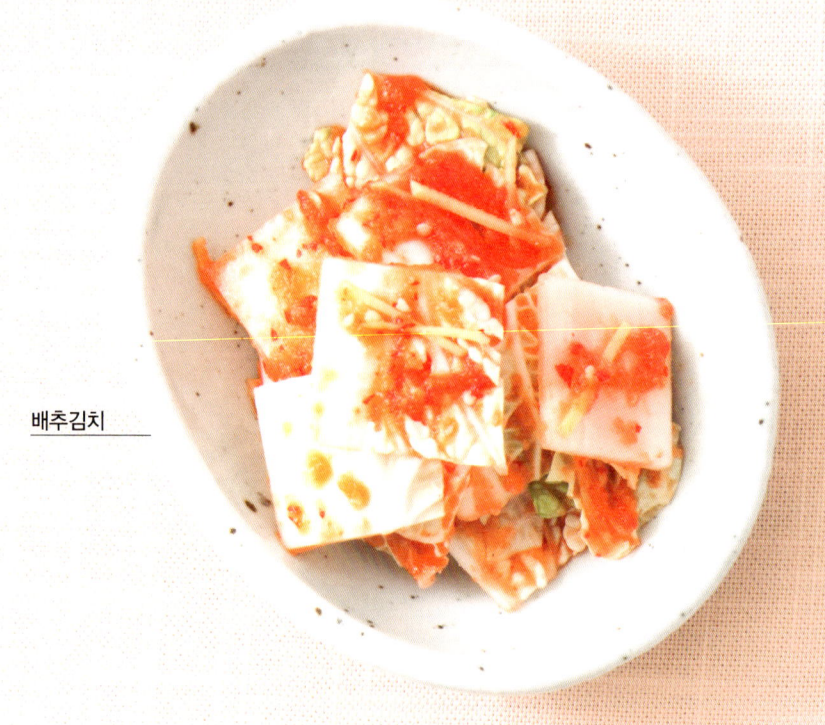

배추김치

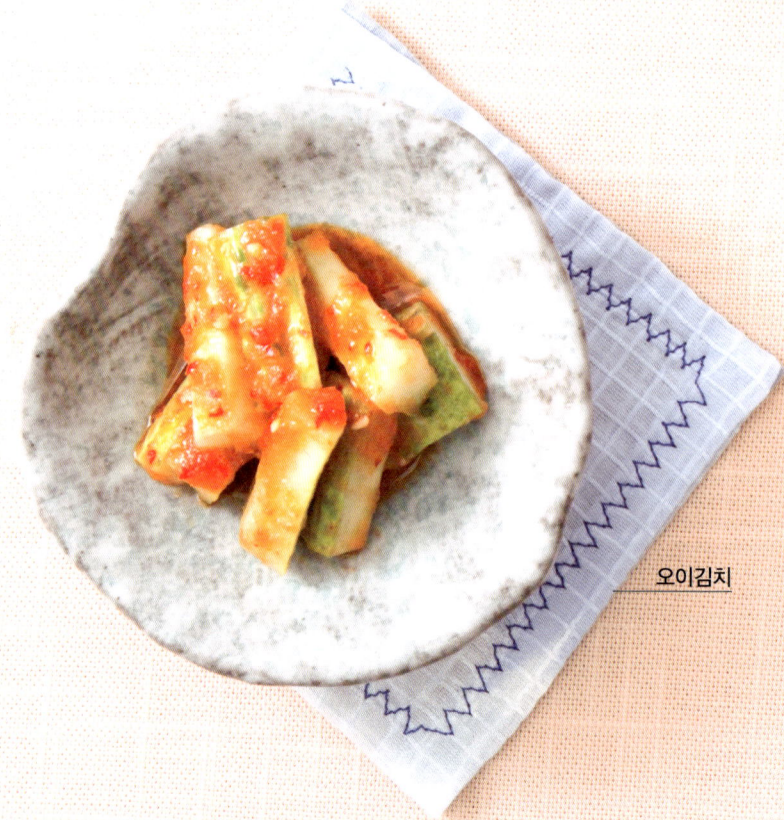

오이김치

저염 김치양념 만들기

재료 _ 440g(20인분 레시피이니 담가두고 정량에 맞춰 드세요.)
홍고추 60g, 양파 100g, 배 60g, 식초 160g, 청주 60g, 아스파탐 6g, 소금 6g

1 홍고추는 꼭지를 떼어내고 씨를 빼지 않고 2cm 길이로 썬다.
2 양파와 배는 홍고추 크기로 썰어 준비한 재료를 모두 믹서기에 넣고 곱게 갈아준다.

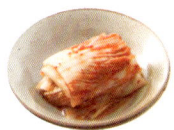

배추김치

재료
배추 600g, 무 40g, 생강 채 3g, 미나리 10g, 저염 김치양념 440g

만들기
1 배추와 무는 2×2×0.2cm 크기로 썬다.
2 볼에 배추, 무, 생강 채를 넣고 저염 김치양념을 넣어 뒤적인 후 통에 넣고 꾹꾹 눌러준다. 실온에 6시간 정도 둔 후 냉장고에 넣는다.
3 그릇에 담기 전에 1.5cm 길이로 썬 미나리를 넣어 섞은 후 담는다.

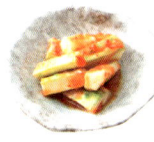

오이김치

재료
오이 700g, 생강 채 8g, 고추기름 10g, 저염 김치양념 440g

만들기
1 오이는 1×3×1cm 크기로 썬다.
2 저염 김치양념에 생강 채와 고추기름을 넣어 섞은 후 오이에 넣고 냉장고에 넣어 보관한다.

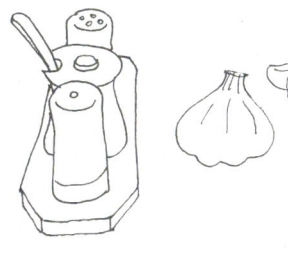

Special Page 피클

버섯피클
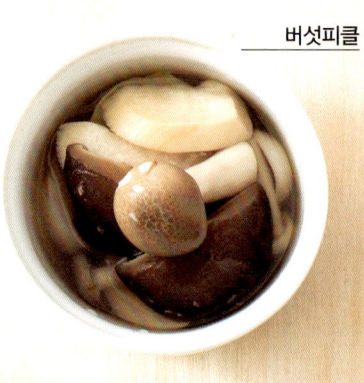

무피클
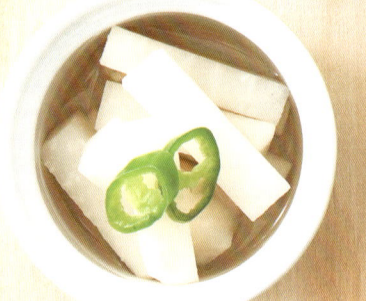

오이피클
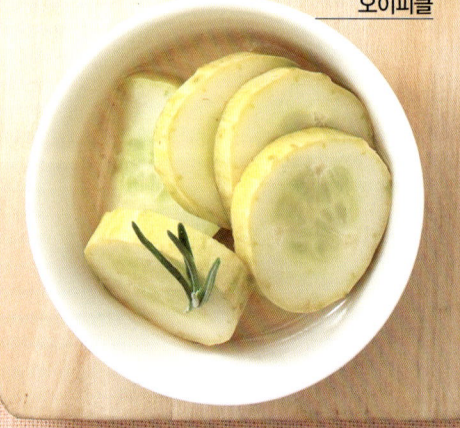

양파피클
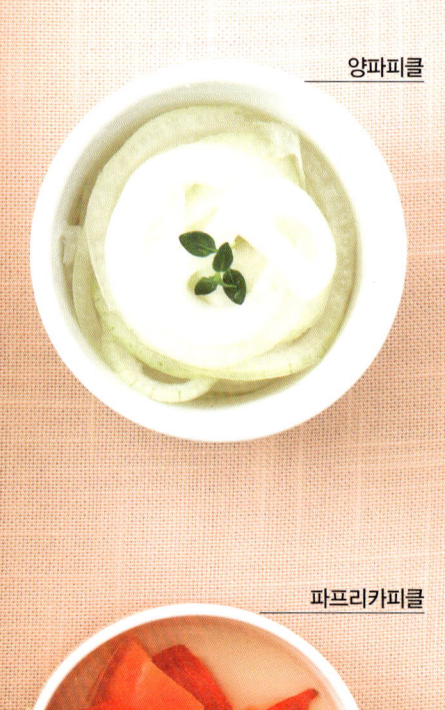

파프리카피클
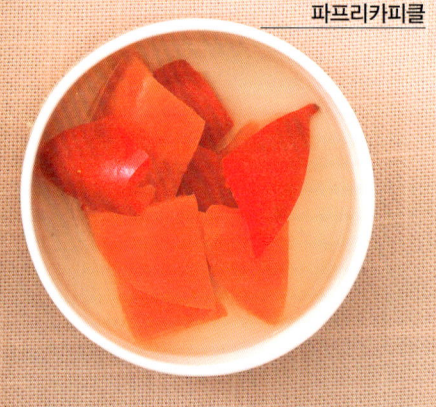

🥣 초절임 양념1

재료 _ 200㎖ (20인분 레시피이니 담가두고 정량에 맞춰 드세요.)
소금 10g, 식초 125g, 물 65㎖, 아스파탐 6g, 통후추 5알

1 분량의 재료를 볼에 담아 고루 섞은 다음 끓여서 뜨겁게 준비한다.

🥣 초절임 양념2

재료 _ 200㎖ (20인분 레시피이니 담가두고 정량에 맞춰 드세요.)
소금 10g, 식초 125g, 물 65㎖, 아스파탐 6g, 통후추 5알, 풋고추 10g, 홍고추 10g, 양파 10g

1 분량의 재료를 볼에 담고 고루 섞는다.

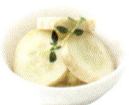
오이피클

재료
오이 600g, 초절임 양념1 200㎖

만들기
1 오이는 0.5cm 두께로 모양을 살려 썰고 준비한 초절임 양념1을 부은 다음 고루 뒤적여준다. 실온에 6시간 두었다가 냉장고에 넣어 보관한다.

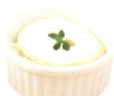
양파피클

재료
양파 600g, 초절임 양념2 200㎖

만들기
1 양파는 0.5cm 두께로 모양을 살려 썰고 초절임 양념2를 부은 다음 고루 뒤적여준다. 실온에 6시간 두었다가 냉장고에 넣어 보관한다.

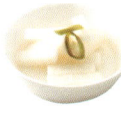
무피클

재료
무 600g, 초절임 양념2 200㎖

만들기
1 무는 1×1×4cm 크기로 썰고 초절임 양념2를 부은 다음 고루 뒤적여준다. 실온에 6시간 두었다가 냉장고에 넣어 보관한다.

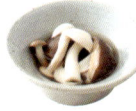
버섯피클

재료
백만송이버섯 15g, 표고버섯 15g, 새송이버섯 10g, 초절임 양념1 200㎖

만들기
1 백만송이버섯은 모양을 살려서 밑동만 제거하고, 표고버섯은 4등분한다. 새송이버섯은 표고버섯과 비슷한 크기로 썬다.
2 준비한 버섯에 초절임 양념1을 부은 다음 고루 뒤적여준다. 실온에 6시간 두었다가 냉장고에 넣어 보관한다.

> **조리 포인트**
> 먹음직스러운 색을 내기 위해 풋고추(10g), 홍고추(10g), 양파(10g)를 추가해도 좋다.

파프리카피클

재료
파프리카 600g, 초절임 양념2 200㎖

만들기
1 파프리카는 2×2cm 크기로 네모지게 썰고 초절임 양념2를 부은 다음 고루 뒤적여준다. 실온에 6시간 두었다가 냉장고에 넣어 보관한다.

03
빠른 치유를 위한 당뇨밥상

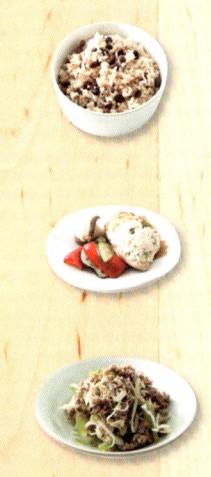

> **❝** 외식 메뉴에 대한 불안감을 없앨 수 있는 가이드라인을 제시하고
> 빠른 치유를 위해 언제 어디서나 건강하게 먹을 수 있는 도시락 메뉴를 제시한다.
> 그리고 저당지수(Low GI)를 활용한 건강에도 좋고 보기도 좋은
> 원 플레이트 요리를 소개한다. **❞**

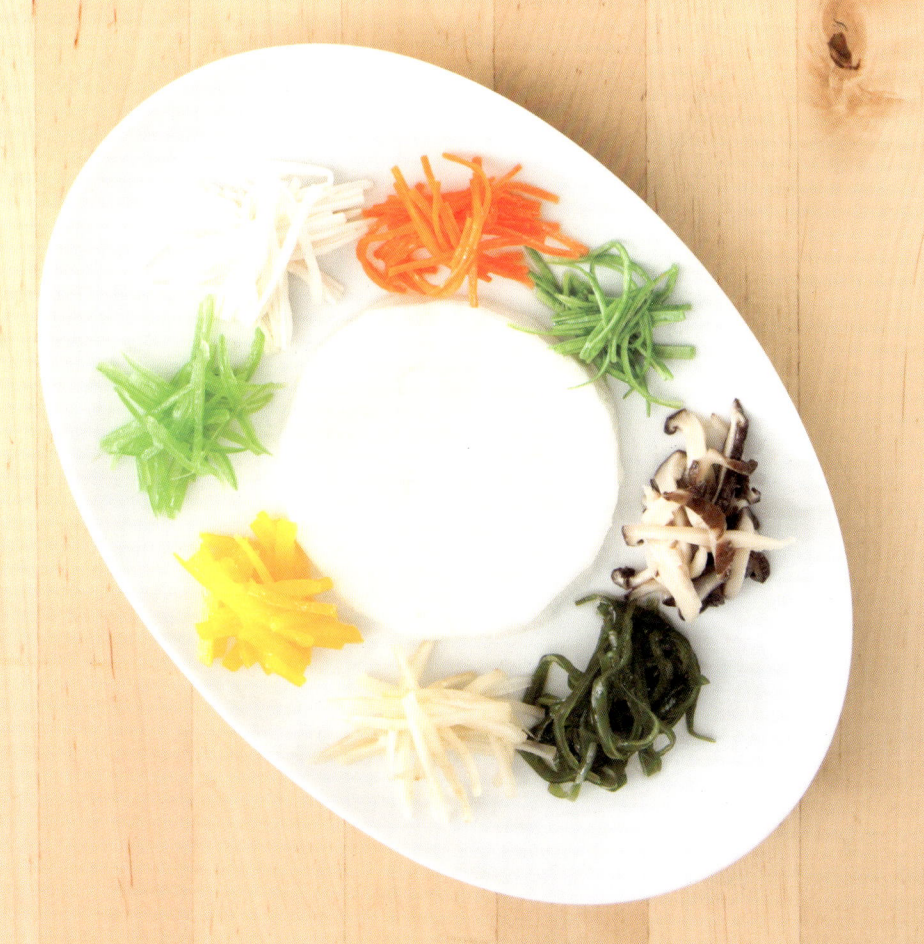

열량은 낮으면서도 양은 푸짐한 조리법

양껏 먹어도 혈당이 오르지 않는 음식은 없을까? 혈당을 조절해야 하는 당뇨병 환자들은 이런 음식을 꿈꾼다. 당뇨병이 오기 전에는 마음껏 먹다 갑자기 식사량을 조절하려니 그 고통이 만만치가 않다. 그러니 혈당 걱정 없이 배부르게 먹을 수 있는 음식을 그리워할 수밖에 없다. 음식을 많이 먹으면 그만큼 당이 많이 생성되므로 혈당이 올라갈 수밖에 없다. 또한 섭취하는 열량도 많아져 몸속에 체지방이 쌓여 혈당관리를 더 어렵게 만든다. 그렇지만 실망하기에는 이르다. 푸짐하면서도 열량은 낮고 혈당은 올리지 않는, 그야말로 삼박자를 고루 갖춘 음식을 얼마든지 만들 수 있다.

푸짐한 밥상을 책임지는 채소류, 버섯류, 해조류 삼총사

혈당 걱정 없이 마음껏 먹으려면 혈당을 올리는 당질(탄수화물)이 적고, 열량이 적어 살이 찌지 않을 음식을 먹어야 한다. 혈당을 잡으면서 열량까지 적은 음식은 생각보다 많다. 채소류, 버섯류, 해조류 모두 푸짐한 밥상을 책임질 수 있는 훌륭한 식재료들이다. 열량은 적으면서 비타민과 무기질이 풍부하고, 무엇보다 혈당을 천천히 올려주고 포만감을 주는 식이섬유가 풍부하다. 이 음식들을 잘 활용하면 더 이상 혈당과 열량을 걱정하느라 배고픔을 참지 않아도 된다.

채소라면 대부분 OK | 대부분의 채소에는 열량의 원천인 탄수화물, 단백질, 지방의 함량이 아주 적다. 식빵은 1장만 먹어도 약 100kcal의 열량을 섭취한다. 식빵 1장은 간에 기별도 가지 않는 수준이다. 하지만 채소는 다르다. 제법 배가 부를 때까지 먹어도 100kcal를 넘기기 쉽지 않다.
단, 채소라도 감자, 고구마, 옥수수는 예외다. 감자와 고구마는 탄수화물이 많아 중간 크기 하나의 열량이 100kcal를 넘고, 옥수수도 마찬가지다. 당뇨밥상에서만큼은 감자, 고구마, 옥수수가 채소가 아닌 곡류군에 속한다는 것을 잊지 말자.

채소를 먹는 방법은 다양하다. 무조건 익혀서 나물로 무쳐서 먹는 방법뿐만 아니라 생것 그대로 쌈을 싸서 먹는 방법도 있고, 샐러드로 섭취하는 방법도 있다. 다만 김치는 채소로 만들어졌지만 조리과정에서 소금에 절이는 등 염분 함량이 많아질 수 있으므로 김치보다는 생채소나 싱겁게 무쳐서 먹는 방법 등이 더욱 바람직하다. 그러나 샐러드 경우에는 곁들이는 소스에 따라 열량이 크게 차이 날 수 있으므로 저열량 소스를 이용해서, 채소 위에 뿌려서 섭취하는 것보다 채소를 소스에 찍어서 섭취하도록 한다. 그러면 열량을 더욱 줄일 수 있다.

열량도 낮고 항암 성분도 풍부한 버섯류 | 서양에서는 버섯류를 '신의 식품'이라 부른다. 채소와는 달리 광합성 작용을 하지 못해 채소 대열에는 끼지 못하지만 영양성분은 채소와 비슷하다. 탄수화물과 단백질, 지방의 함량이 적고 비타민과 무기질, 식이섬유가 풍부하다. 채소류에 비해 탄수화물 함량이 조금 높은 버섯도 있지만 탄수화물이 대부분 소화, 흡수가 잘 되지 않는 당이어서 크게 걱정하지 않아도 된다.

또한 버섯류에는 강력한 항암작용을 하는 성분이 들어 있다. 혈당은 기본으로 잡아주고, 현대인의 가장 큰 적인 암까지 막아주는 버섯류. 신의 식품이라는 호칭이 아깝지 않을 정도로 좋은 음식이다. 버섯은 대부분 볶음 형태로만 섭취한다고 생각하는 경우가 많은데, 볶음은 기름 흡수가 많아 열량이 높아질 가능성이 있다. 볶음 말고도 살짝 데친 후 초고추장 등에 찍어서 섭취하는 버섯 숙회의 조리법도 있고, 국이나 찌개에 건더기로 버섯을 활용하여 건져서 섭취하는 방법도 열량은 낮추면서 충분하게 버섯을 섭취할 수 있는 방법이다.

바다의 채소, 해조류 | 푸짐한 당뇨밥상을 이야기하는 데 해조류를 빼놓을 수 없다. 해조류는 바다에서 나는 채소라 해도 과언이 아닐 정도로 채소 못지않게 비타민과 무기질이 풍부하다. 또한 암을 예방하고 치료하는 데 도움이 되는 성분, 몸의 나쁜 콜레스테롤을 없애주는 성분이 들어 있어 당뇨밥상은 물론 그 어떤 건강밥상에도 잘 어울리는 음식이다. 하루에 한 번 정도는 미역, 다시마 등을 밥상에 올리자.

그러나 해조류는 짠 음식에 속한다는 점을 주의하자. 그러므로 충분히 짠물을 뺀 후에 먹어야 더 안심하고 먹을 수 있다.

식이섬유 덩어리 곤약, 열량은 제로

양은 푸짐하면서도 열량은 제로에 가까운 신비한 음식이 있다. 다이어트 식품으로 많이 알려진 '곤약'이 그 주인공이다. 곤약은 구약감자가루를 물과 섞은 뒤 2시간가량 숙성시켜 만든 것으로 식이섬유 덩어리나 마찬가지다. 식이섬유의 일종인 글루코만난과 물이 곤약을 이루는 주성분이다. 그 외에는 정말 아무것도 없다.

열량도 100g당 9kcal에 불과하며, 식이섬유가 풍부해 포만감을 주고 음식물의 소화, 흡수를 지연시켜 혈당을 천천히 올려주기 때문에 푸짐한 당뇨밥상 재료로는 부족함이 없다.

단, 특별한 맛이 없고 곤약 특유의 냄새가 있다는 게 흠이라면 흠일 수 있다. 그래도 크게 걱정할 필요는 없다. 다른 재료와 함께 조리를 하면 맛있으면서 열량은 낮고 푸짐한 요리를 만들 수 있으니까 말이다.

육류, 손질과 조리만 잘하면 착한 식재료

앞에서도 설명했듯이 당뇨병에 걸렸다고 고기를 아예 밥상에서 몰아낼 필요는 없다. 적당히 먹으면 괜찮다. 그런데 그 '적당히'가 솔직히 그렇게 푸짐한 양은 아니다. 워낙 고기를 좋아해 앉은 자리에서 몇 인분씩 먹던 사람들이라면 더더욱 불만스러운 양일 것이다. 고기를 조금 더 푸짐하게 즐기려면 손질을 잘해야 한다. 조리도 중요하다. 기껏 손질을 깔끔하게 했어도 조리를 잘못하면 도로아미타불이다.

최대한 기름을 제거한다 | 고기에 많이 들어 있는 영양소는 단백질이다. 단백질은 당질과 달리 혈당을 올리지 않는다. 그런데도 고기를 많이 먹으면 안 되는 이유는 '지방' 때문이다. 고기에 붙어 있는 기름 덩어리가 비만을 유발하고, 몸에 나쁜 콜레스테롤 수치를 높이고, 인슐린을 방해하는 체지방을 늘린다. 따라서 지방만 제거하면 고기도 착한 재료로 거듭날 수 있다.

소고기와 돼지고기에 붙어 있는 하얀 기름 덩어리는 최대한 제거한다. 지방을 많이 제거하면 할수록 먹어도 괜찮은 양이 늘어난다. 소고기의 경우, 좋은 품질의 고기일수록 기름이 고기 사이사이에 가늘게 분포되어 있기 때문에 제거하기가 어렵다. 그러니 꼭 돈을 더 들여서 등급이 더 높은 고기를 사려 애쓰지 말자. 기름이 덜 낀 고기가 오히려 당뇨병 환자들에겐 더 좋을 수 있다.

닭고기는 껍질에 지방이 많으므로 꼭 껍질을 벗기도록 한다. 또한 닭고기는 부위에 따라 지방 함량이 차이가 많이 나므로 닭가슴살이나 안심처럼 지방이 거의 없는 부위를 이용하면 훨씬 더 푸짐한 밥상을 차릴 수 있다.

양념 없이 굽는 게 좋다 | 고기에는 미량의 염분이 들어 있어 굳이 양념을 하지 않아도 맛있게 먹을 수 있다. 좋은 재료를 담백하게 구워 먹는 게 제일 좋다. 고기를 재우거나 양념을 하면 아무래도 열량이 더 높아진다. 꼭 양념을 하고 싶다면 고기를 가능한 한 크게 써는 것이 좋다. 크게 썰면 양념이 묻는 면이 줄고, 씹는 시간이 늘어나 포만감을 더 느낄 수 있다.

푹 쪄서 기름기를 쪽 뺀다 | 육류를 요리할 때 끓는 물에 살짝 삶으면 기름기를 좀 더 뺄 수 있다. 지방이 많아 마치 당뇨밥상에서 금기 식품처럼 천대받는 삼겹살도 푹 찌면 기름기가 쏙 빠져 좀 더 안심하고 먹을 수 있다. 그렇지만 요리방법으로 기름기를 최소화하기 전에 목살이나 안심처럼 지방 함량이 적은 부위를 선택하는 것이 더 중요함을 잊어서는 안 된다.

기름을 적게 사용할수록 밥상이 푸짐해진다

하루에 필요한 지방량은 식물성 기름이나 견과류 등으로 하루에 3~5단위 정도다. 작은 숟가락으로 하나 정도가 약 1단위이므로 3~5작은술이면 하루에 필요한 지방은 충분히 섭취할 수 있

어쩔 수 없이 튀기거나 부쳐야 한다면?

튀김이나 전이 얼마나 많은 양의 기름을 먹는지는 굳이 설명하지 않아도 잘 알 것이다. 하지만 튀김이나 전을 먹고 싶을 때가 있다. 무조건 참으면 스트레스가 되고, 스트레스는 당뇨의 적이다. 조금이라도 먹어주는 것이 차라리 좋은데, 가능하면 최대한 기름을 덜 먹는 방법으로 튀기거나 부치도록 하자.

부침요리를 할 때
부침요리를 할 때는 어쩔 수 없이 기름을 사용해야 한다. 그런데 보통 부침요리를 할 때 필요한 양보다 훨씬 많은 양의 기름을 쓴다는 게 문제다. 기름을 프라이팬에 그냥 부으면 양을 초과하기 쉽다. 프라이팬을 달군 후 기름을 조금만 넣고 프라이팬을 돌려 기름이 골고루 묻을 수 있도록 하거나 키친타월에 기름을 묻혀 바르면 필요한 만큼만 얇게 바를 수 있다.

튀김요리를 할 때
튀김옷이 관건이다. 튀김옷은 얇으면 얇을수록 기름을 덜 먹는다. 최대한 튀김옷을 얇게 바르고 기름을 충분히 달군 상태에서 빨리 튀겨내도록 한다. 또한 튀기지 말고 기름을 발라 오븐이나 그릴에 구우면 튀겼을 때와 비슷한 고소함을 낸다.

다는 얘기다. 그런데 대부분의 사람은 이보다 훨씬 많은 양의 지방을 섭취한다. 음식을 만들 때 알게 모르게 기름을 많이 사용하는 데다 음식 자체에 포함되어 있는 지방량도 생각보다 많기 때문이다. 지방은 열량이 아주 높기 때문에 기름을 많이 쓸수록 밥상에 올릴 수 있는 음식량은 줄어들 수밖에 없다. 푸짐한 밥상을 차리려면 기름 사용량을 최소화해야 한다.

채소는 볶지 말고 데치거나 무친다 | 채소는 푸짐한 밥상을 차리는 데 없어서는 안 될 식품이다. 하지만 채소를 기름에 볶으면 열량이 월등히 높아져 장점이 퇴색한다. 날것으로 먹을 수 있는 채소는 그냥 먹는 게 가장 좋다. 익혀 먹어야 한다면 데치도록 한다. 데칠 때는 팔팔 끓는 물에 재빨리 데쳐내야 영양소가 파괴되지 않는다. 데쳐서 무쳐 먹는 것도 괜찮은데, 기름을 너무 많이 넣지 않도록 주의한다.

생선은 굽거나 찜을 한다 | 생선은 육류보다는 좀 더 푸짐하게 먹을 수 있는 식품이다. 그렇지만 생선 역시 조리를 잘해야 한다. 생선도 튀기면 육류 못지않은 지방 덩어리로 전락할 수 있다. 그러므로 생선은 굽거나 찜을 해서 먹는 것이 좋다. 구울 때는 가능한 한 프라이팬에 기름을 두르지 않고 그냥 굽는다. 생선 자체에 들어 있는 기름만으로도 얼마든지 맛있게 구워낼 수 있다.

채소를 볶을 때는 기름 대신 물로 볶는다 | 채소라면 기름을 쓰지 않고도 맛있는 볶음요리를 할 수 있다. 코팅이 잘된 팬이 많이 나온 덕분이다. 팬은 바닥이 둥글고 넓은 것이 좋다. 그래야 채소가 닿는 면적이 넓어지고 열을 골고루 받아 짧은 시간에 익힐 수 있기 때문이다.

방법은 간단하다. 팬을 뜨겁게 달군 후 기름 대신 물을 2큰술 정도 두르고 강불에 빨리 볶는다. 그런 다음 참기름이나 들기름을 조금만 넣고 마무리하면 채소의 사각한 질감이 그대로 살면서도 담백한 채소볶음요리를 만들 수 있다.

맛도 살리고 열량도 낮은 소스 만들기

샐러드는 탄수화물도 적고 열량도 낮은 채소를 주재료로 하기 때문에 열량이 낮을 것이라고 생각하기 쉽다. 하지만 모든 샐러드가 열량이 낮다고 생각하면 큰 오산이다. 샐러드에 뿌려 먹는 소스가 복병이다. 소스 중에는 생각보다 열량이 높은 것들이 많다. 자칫 잘못하면 애써 신선한 채소로 열량을 낮추려고 노력한 보람도 없이 얼마 되지 않는 소스 때문에 엄청난 열량을 섭취할 수 있다.

열량이 높은 대표적인 소스는 마요네즈와 허니머스터드이다. 둘 다 1큰술에 열량이 100kcal가 넘으니 푸짐한 밥상을 위한 샐러드용 소스로는 자격이 없다.

열량이 낮은 소스는 주로 간장, 식초를 주재료로 만든 소스들이다. 플레인 요구르트를 이용한 소스도 열량이 낮은 편이다. 간장이나 식초가 주재료라도 올리브유와 같은 기름을 많이 사용하거나 참깨가 들어간 소스는 열량이 높다. 따라서 샐러드를 먹을 때는 열량이 낮으면서도 입맛을 돋우는 소스를 곁들여야 푸짐한 밥상을 차릴 수 있다.

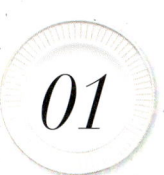

01

단맛을 줄이고 맛있게 만든 양념장

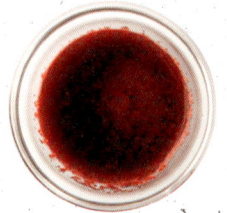

비트드레싱

재료

찐 비트 10g, 물 5㎖, 올리브유 5g, 식초 3g,
레몬즙 3g, 아스파탐 0.2g, 소금 0.2g

만들기

1 준비한 재료를 믹서에 넣고 간다.

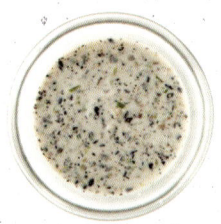

검은깨탕수소스

재료

양송이버섯 7g, 양파 5g, 청피망 5g, 검은깨
1g, 두유 25g, 소금 0.3g, 후춧가루 약간

만들기

1 양송이버섯은 편으로 썰고, 양파와 청피망은 채 썬다.
2 검은깨는 깨갈이절구에 넣고 곱게 간다.
3 팬에 양송이버섯, 양파 순서로 볶다가 두유를 넣어 충분히 끓이고 소금과 후춧가루로 간을 맞춘다.
4 3에 청피망과 검은깨를 넣고 충분히 끓여 마무리한다.

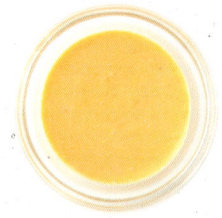

머스터드소스

재료

찐 단호박 10g, 머스터드 10g,
샤워크림 10g, 양파 5g

만들기

1 단호박은 반을 갈라 씨를 빼고 찜통에 쪄서 속살을 긁어내어 뜨거울 때 으깬다.
2 단호박이 식으면 머스터드, 샤워크림, 양파를 넣고 고루 섞는다.

 Tip

드레싱은 대부분 단맛이 강한데, 비트드레싱은 찐 채소를 활용하여 단맛을 보완하였다. 비트 대신 찐 단호박, 당근, 오이 등을 사용하면 맛도 색상도 다양하게 즐길 수 있다. 여러 가지 샐러드의 드레싱으로 활용하면 좋다.

 Tip

달콤한 탕수소스 대신 고소한 검은깨탕수소스로 단맛을 줄인다.

 Tip

고기, 생선 등의 메뉴에 어울리는 소스이다. 불고기 등은 달콤하게 조리해 먹게 되므로 고기를 구워서 머스터드소스와 함께 먹으면 단맛의 섭취를 줄일 수 있다.

소금을 줄여서 맛있게 만든 다양한 저염 양념장

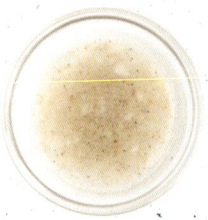

들깨소금양념장

재료
다진 양파 2g, 다진 파 1g, 다진 마늘 0.4g,
들깨가루 1g, 소금 0.3g, 물 10㎖,
식용유 1g, 참기름 1.4g

만들기
1 팬에 식용유를 두르고 다진 양파를 볶다가 물을 넣어 끓인 후 들깨가루를 넣고 섞는다.
2 1에 다진 파, 다진 마늘, 소금, 참기름을 넣고 고루 섞는다.

각종 나물에 넣어서 무치거나 볶음요리에 소금 대신 사용하면 좋다. 상하기 쉬우므로 냉장보관 한다.

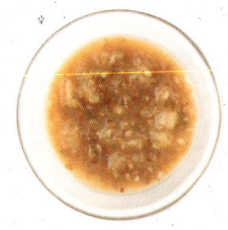

된장파인애플양념장

재료
파인애플 7g, 된장 5g, 다진 양파 2g,
다진 파 1g, 다진 마늘 0.5g,
참깨 0.4g, 잣가루 1.2g

만들기
1 파인애플을 믹서기에 간다.
2 모든 재료를 잘 섞는다.

나물, 숙채, 샐러드 등과 같이 채소와 잘 어울리는 양념장이다.

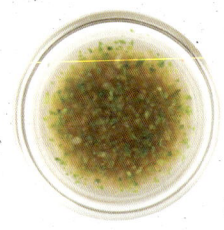

굴소스양념장

재료
배추 10g, 다진 생강 1g, 다진 마늘 1g,
후춧가루 약간, 물 20㎖, 식용유 2g, 굴소스 3g

만들기
1 배추는 0.5×5cm로 채 썬다.
2 팬에 식용유를 두르고, 다진 생강, 다진 마늘, 배추를 볶다가 후춧가루를 뿌리고 배추의 숨이 완전히 죽도록 충분히 볶는다.
3 물을 부어 자작하게 졸인 후 볶아서 믹서기에 간다.
4 3에 굴소스를 넣고 섞는다.

채소볶음, 두부를 활용한 메뉴에 잘 어울리는 양념장이다.

감칠맛을 내면서 열량을 낮춘 소스

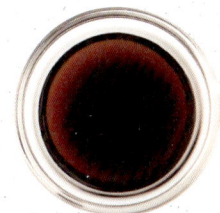

폰즈드레싱

재료
간장 5g, 가다랑어포 국물 10㎖, 식초 5g,
맛술 5g, 레몬즙 5g, 아스파탐 0.5g
가다랑어포 국물 가다랑어포 5g,
건다시마 2g, 물 적당량

만들기
1 분량의 가다랑어포 국물 재료를 끓여 국물을 만든다.
2 준비한 재료를 고루 섞는다.

가다랑어포의 주요한 맛 성분은 이노신산으로 국, 전골, 조림, 무침 등 일본요리의 대부분은 가다랑어포 국물을 이용한다. 다시마국물을 우릴 때 가다랑어포를 넣어 감칠맛을 가미하여 드레싱 소스로 만든 것으로 샐러드와 채소무침에 활용하면 좋다.

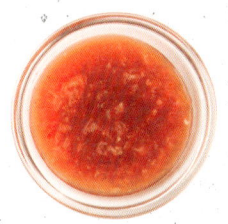

핫소스양념장

재료
토마토홀 20g, 다진 양파 6g,
다진 마늘 2g, 핫소스 6g,
아스파탐 0.3g, 소금 0.3g

만들기
1 토마토홀은 믹서기에 간다.
2 냄비에 토마토홀, 다진 양파, 다진 마늘을 넣어 끓인다.
3 다진 양파와 다진 마늘이 익으면 불을 끄고 약간 식혀서 아스파탐과 소금을 넣고 고루 섞는다.

토마토의 감칠맛 성분인 글루탐산이 풍부하게 함유되어 있다. 이 성분을 이용하여 열량을 줄여서 맛있게 만든 양념장이다. 또한 소금을 줄이기 위해 식초, 레몬즙 등을 사용하여 새콤한 맛 또는 신맛을 가미하는 경우가 많은데, 핫소스와 같이 매콤한 맛을 가미해서 싱겁지만 맛있게 즐길 수 있다.

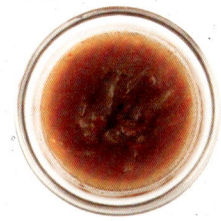

두반장양념장

재료
양파 15g, 후춧가루 0.1g, 두반장 3g,
물 15㎖, 식용유 2g

만들기
1 양파는 0.3cm 두께로 채 썬다.
2 팬에 식용유를 두르고 양파를 갈색이 나도록 충분히 볶은 다음 후춧가루를 넣는다.
3 물을 넣어 끓인 후 두반장을 섞는다.

양파를 은근한 불에서 진한 갈색이 날 때까지 장시간 볶으면 달짝지근하면서 깊은 감칠맛을 느낄 수 있다. 양파에 함유되어 있는 성분 중 특유의 매운 맛 성분은 가열하면 일부가 환원 분해되어 단맛을 내는데, 이것은 설탕의 단맛을 50~60배 증가시킨다. 냉채 등의 메뉴에 잘 어울리고, 견과류볶음, 월남쌈 등에 활용해도 좋다.

집에서 먹는 것처럼 안전한 외식밥상

하루 세 끼 모두 집에서 차린 당뇨밥상을 먹을 수 있다면 혈당 걱정할 일이 없겠지만 세 끼를 모두 집에서 먹을 수 있는 사람은 거의 없다. 적어도 점심 한 끼는 밖에서 해결해야 하고, 사회생활을 원만하게 하려면 불가피하게 저녁식사까지 밖에서 해야 할 일도 종종 생긴다. 철두철미하게 식사요법을 하려는 사람들은 도시락을 준비해 점심을 해결하기도 한다. 그러면 혈당을 더 안정적으로 조절할 수는 있겠지만, 매일 도시락을 싸는 일이 쉽지만은 않다. 밖에서 먹는 음식 모두가 당뇨병의 적은 아니니, 도시락 없이 안전한 외식을 즐길 수 있는 방법을 알아보자.

안전한 외식밥상의 조건

밖에서 음식을 먹으면 집에서 먹을 때보다 맛있다고 말하는 사람들이 많다. 왜 그럴까? 집에서와는 달리 설탕, 소금 등의 조미료를 부담 없이 사용하거나 식품첨가물을 조금은 자유롭게 사용하기 때문이 아닐까.

하지만 식당에서 파는 음식들 중에서도 안심하고 맛있게 먹을 수 있는 음식들이 있다. 물론 조건은 까다롭다. 조건을 모두 갖춘 외식 메뉴를 찾기가 쉽지는 않다. 그래도 혈당을 위해서라면 약간의 시행착오를 거치더라도 안전한 외식밥상의 조건을 갖춘 메뉴를 찾아내야 한다.

열량이 높지 않아야 한다 | 혈당을 조절하려면 하루에 필요한 열량만큼만 먹는 것이 좋다. 그런데 외식 메뉴는 대부분 열량이 매우 높다. 한 끼 열량이 1,000kcal에 달하는 메뉴도 상당히 많다. 열량을 가늠할 때는 양만 보아서는 안 된다. 양은 적어도 기름을 많이 사용한 음식은 열량이 높기 때문이다. 특히 중식은 기름에 튀기거나 볶는 요리가 많아 한식이나 일식에 비해 열량이 높다.

모든 영양소가 골고루 들어 있는 것이 좋다 | 안전한 외식 메뉴는, 당연한 말이지만 모든 영양소가 골고루 들어 있는 음식이어야 한다. 과일군과 우유군은 주로 간식으로 이용되므로 이들을 뺀 나머지, 주식으로 이용되는 곡류군, 반찬으로 이용되는 어육류군과 채소군 그리고 양념류로 이용되는 지방군의 식품들이 골고루 들어 있으면 된다.

때로는 불가피하게 어느 1~2가지 식품군에 편중된 식사를 할 수도 있다. 그럴 때는 꼭 다음 식사 때, 부족했던 식품군이 들어 있는 음식은 보충해주고 너무 많이 먹은 식품군은 약간 주의하여 섭취하면 영양적으로 문제가 없다. 기억하기 어려운 경우에는 간단하게 먹은 음식을 메모해보자. 그러다 보면 본인에게 과하거나 부족한 식품군을 알고 보충할 수 있으며, 식습관을 교정하는 기회로도 활용할 수 있다.

맛이 강하지 않아야 한다 | 맛있는 음식들은 대부분 맛이 강한 편이다. 짜거나 매운 음식도 좋지 않지만 단맛이 강한 음식은 특히 주의해야 한다. 어느 정도의 맛이 강한 것인지 잘 모르겠다면 외식을 한 후 2시간 후에 혈당을 체크해보자. 평상시보다 수치가 높게 나오면, 다음부터는 그 음식을 주의하도록 한다.

재료가 무엇인지 알 수 있는 음식이 좋다 | 여러 가지 식품군이 골고루 들어 있는 음식을 고르려고 해도 어떤 재료를 사용했는지 알기가 힘들면 최선의 선택을 하기가 어렵다. 특히 여러 재료를 다져 섞은 다음 튀김옷을 입혀 튀기거나 진한 소스로 볶아낸 음식은 어떤 재료를 사용했는지 알기가 어렵다. 가능하면 백반처럼 한눈에 재료를 알 수 있는 음식을 선택하는 것이 좋다. 아니면 요리를 선택할 때 종업원이나 주인에게 물어보는 것도 하나의 방법이 될 수 있다.

외식밥상 추천 베스트 7

열량이 높지 않고 다양한 식품군이 골고루 든 음식, 설탕과 소금 등의 조미료를 많이 사용하지 않으면서도 맛있는 음식, 어떤 재료를 사용했는지 한눈에 알 수 있는 최고의 외식 메뉴는 무엇일까? 완벽하게 조건을 충족시킨 메뉴는 많지 않지만 안심하고 먹을 수 있는 음식은 제법 있다. 그 중 많은 당뇨병 환자들로부터 사랑을 받고, 안심하고 추천할 수 있는 메뉴는 다음과 같다.

비빔밥 | 비빔밥처럼 곡류군, 어육류군, 채소군, 지방군이 골고루 들어간 음식도 드물다. 기본적인 열량도 그리 높지 않지만 하루 필요 열량에 맞춰 열량을 조절하려면 밥을 덜 넣어 비벼 먹으면 된다. 또한 밥을 비빌 때 참기름과 고추장 사용을 적절하게 줄이면 더욱 훌륭한 외식 메뉴가 된다.

한식 백반 | 한식 백반은 집에서 먹는 밥과 거의 비슷하다. 밥, 국을 기본으로 채소, 생선, 김, 달걀 등의 반찬은 우리 몸에 필요한 식품군을 충분히 제공한다. 단, 한식 백반을 먹을 때는 반찬을 골고루 먹어야 한다. 좋아하는 반찬만 골라 먹으면 영양 불균형이 발생하기도 쉽고, 열량이 높은 반찬을 집중적으로 먹으면 필요 이상의 열량을 섭취할 수도 있다. 또한 짠 요리가 많은 경우에는 국물보다는 건더기 위주로 먹거나 많은 양의 섭취는 주의하도록 한다.

감자와 채소를 곁들인 안심스테이크 | 양식은 대부분 지방이 많고 열량이 높아 자신 있게 추천할 수 있는 음식이 드물다. 하지만 튀기거나 볶지 않고 오븐에 구워내는 안심스테이크는 추천할 만하다. 안심은 등심에 비해 상대적으로 지방이 적다. 안심스테이크를 브로콜리, 당근 등 데친 채소와 신선한 샐러드, 감자나 빵 등과 함께 먹으면 단백질, 비타민, 무기질 그리고 탄수화물을 골고루 섭취할 수 있어 좋다.

일식 회덮밥 | 회덮밥은 곡류군, 어육류군, 채소군을 골고루 포함한 비교적 균형 잡힌 식사다. 또한 회는 육류에 비해 포화지방산과 콜레스테롤 함량이 적어 건강식으로 적절하다. 밥을 비빌 때 비빔밥과 마찬가지로 고추장과 참기름을 너무 많이 사용하지 않으면 염분과 기름의 섭취를 조절할 수 있어 더욱 좋다.

튀기지 않은 월남쌈 | 오이, 양파, 양배추, 피망, 깻잎 등 각종 채소와 고기를 라이스페이퍼에 싸 먹는 월남쌈은 영양적으로 균형이 잘 맞으면서 열량이 낮은 음식 중 하나다. 종류에 따라 조금씩 차이가 있지만 보통 소형 라이스페이퍼 1장의 열량은 약 13~15kcal 정도다. 그리 걱정할 수준은 아니지만 너무 많이 먹으면 그만큼 탄수화물을 많이 섭취하게 되므로 주의한다. 라이스페이퍼에 고기와 채소류를 적당히 올려 돌돌 말아 소스에 찍어 먹으면 입도 즐겁고, 혈당 조절에도 도움이 된다.

당뇨상식

정말 자장면이 먹고 싶다면?

자장면은 한국 사람에게 제일 만만한 외식 메뉴다. 그러나 당뇨병 환자들에게 자장면은 열량도 높고 영양적으로도 균형이 맞지 않는 음식이다. 곡류군과 지방군의 비중이 상대적으로 높고 어육류군의 비중이 낮다. 소스로 사용하는 춘장도 기름에 볶다 보니 고지방, 고열량이 될 수밖에 없다. 단편적으로 열량만 놓고 비교하자면, 자장면 1그릇은 밥 2공기(약 600kcal) 이상을 섭취하는 것과 맞먹는 고열량 메뉴이다. 아무리 생각해봐도 당뇨병 환자들이 자주 먹을 음식은 아니다.

그래도 가끔씩 참을 수 없이 먹고 싶을 때, 오히려 꾹 참느라고 스트레스 받으면 혈당이 더 올라갈 수 있으니, 그때는 차라리 먹는 것이 낫다. 단, 조금만 주의하자. 식사를 주문할 때부터 면과 소스를 따로 제공해달라고 해 소스와 면을 덜어내고 먹는다. 가능하다면 냉채나 샐러드 등 채소 섭취를 곁들일 수 있다면 더욱 훌륭할 것이다.

자장면 말고도 안전한 외식밥상의 조건에 크게 미달하는 음식들이 많다. 꼭 먹어야 한다면, 제공되는 1인분 양보다 적게 먹는 것도 방법이 될 수 있다. 아니면 다음 끼니에 양이나 식품 종류를 조절하는 것도 좋겠다. 그러나 이런 기회는 자주 만들지 않도록 하자.

샐러드바 | 요즘에는 주변에서 쉽게 샐러드바를 찾을 수 있다. 신선한 채소를 푸짐하게 먹을 수 있는 샐러드바도 안심하고 외식을 즐길 수 있는 좋은 음식점이다. 채소뿐만 아니라 육류와 빵, 초밥 등 다른 메뉴도 많으므로 외식하기에는 그만이다. 물론 주메뉴는 채소로 해야 한다. 그 외의 메뉴는 입맛을 돋우는 정도로만 먹는 것이 좋다. 단, 채소샐러드라도 마요네즈, 참깨드레싱처럼 지방이 많고 열량이 높은 소스로 만든 것은 피하도록 하자.

샤브샤브 | 샤브샤브는 한 번에 소고기나 해물, 배추, 숙주, 치커리, 양배추, 양파 그리고 각종 버섯류까지 푸짐한 채소류와 더불어 과식하지 않고 푸짐하게 먹을 수 있는 메뉴다. 거기에 나중에 채소류에서 나온 비타민, 무기질이 풍부한 육수로 죽이나 국수를 만들어 먹게 되면 한 끼 식사로 이보다 더 좋은 음식이 없다 해도 과언이 아니다. 따라서 양이 부족하여 허기가 느껴졌다면 가끔은 샤브샤브를 먹어보자. 그날만큼은 포만감에 행복할 수 있을 것이다.

명절날 식사 요령

명절이나 특정 절기에는 과식하기 십상이다. 명절 음식을 먹을 때도 조금만 주의하면 가족들과 즐겁게 식사할 수 있다.

설날 가래떡 50g(썰어서 11~12개)은 밥 1/3공기(70g)와 같다. 밥 대신 정해진 양의 떡국을 섭취한다. 어육류군 반찬으로는 동태전(동태살 50g)과 너비아니구이(소고기 40g) 등을 선택하고, 고사리, 숙주, 시금치 등 심심하게 조리한 삼색나물을 충분히 섭취하면 한 끼 식사로 균형을 맞출 수 있다.

추석 토란국의 토란(140g)과 송편(50g)은 모두 밥 1/3공기(70g)와 동일하다. 따라서 정해진 곡류군 교환단위수에 따라서 밥, 토란, 송편 양을 조절하도록 한다. 어육류군 반찬으로 조기구이(50g)와 고기산적(소고기 40g + 느타리버섯 + 당근 + 실파 등)을 선택하고 삼색나물을 곁들여 영양적인 균형을 맞춘다.

복날 삼계탕의 영계 1마리를 모두 섭취할 경우 어육류군 5단위 이상을 한 끼에 섭취하게 된다. 따라서 한 끼 식사로 대체할 경우 닭다리 2개(80g) 정도를 껍데기를 제거한 후 섭취하고, 닭 안쪽에 채운 찹쌀 30g 정도는 밥 1/3공기(70g)에 해당하므로 이를 섭취할 경우 밥의 양을 조절해야 한다. 반찬으로 부추생채나 상추겉절이 등 채소를 함께 섭취한다.

대보름 오곡밥의 경우 잡곡이 충분히 들어가므로 평소 밥 양과 동일하게 정해진 양을 섭취한다. 대보름 음식은 대부분 말린 나물을 섭취하게 되므로 충분한 섬유소를 섭취할 수 있다. 다만 조리과정에서 참기름 등을 사용한 볶음요리로 기름을 과다하게 섭취할 수 있으니 조리할 때 기름 양을 신경 써야 한다. 어육류군의 보충을 위해 생선구이나 전 등을 곁들인다면 균형 있는 식단이 될 수 있다. 부럼은 지방 함량이 높아 조금만 섭취해도 열량이 높다. 땅콩 8알(8g)이나 호두 1.5개(8g)는 참기름 1작은술(5g)을 섭취하는 것과 동일한 열량을 낸다. 따라서 부럼의 과도한 섭취는 비만을 유발할 수 있으므로 섭취에 주의를 기울여야 한다.

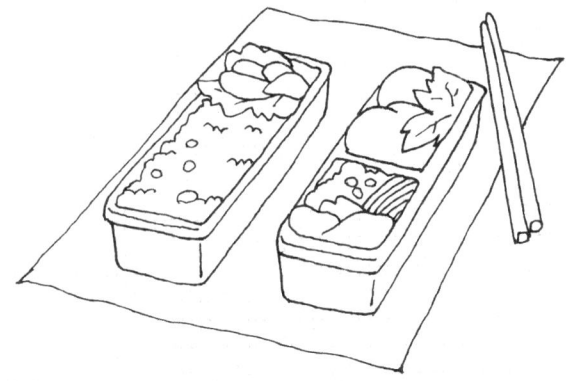

언제 어디서나
건강하게 먹는

도시락

도시락 1

탄수화물 82g　단백질 26g　지방 15g

총 열량
550 kcal

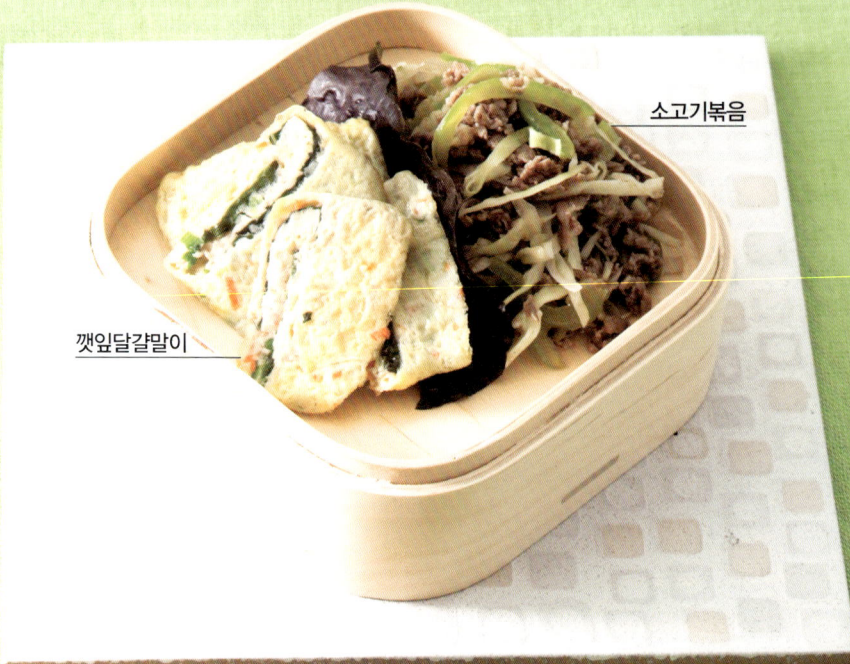

소고기볶음
깻잎달걀말이

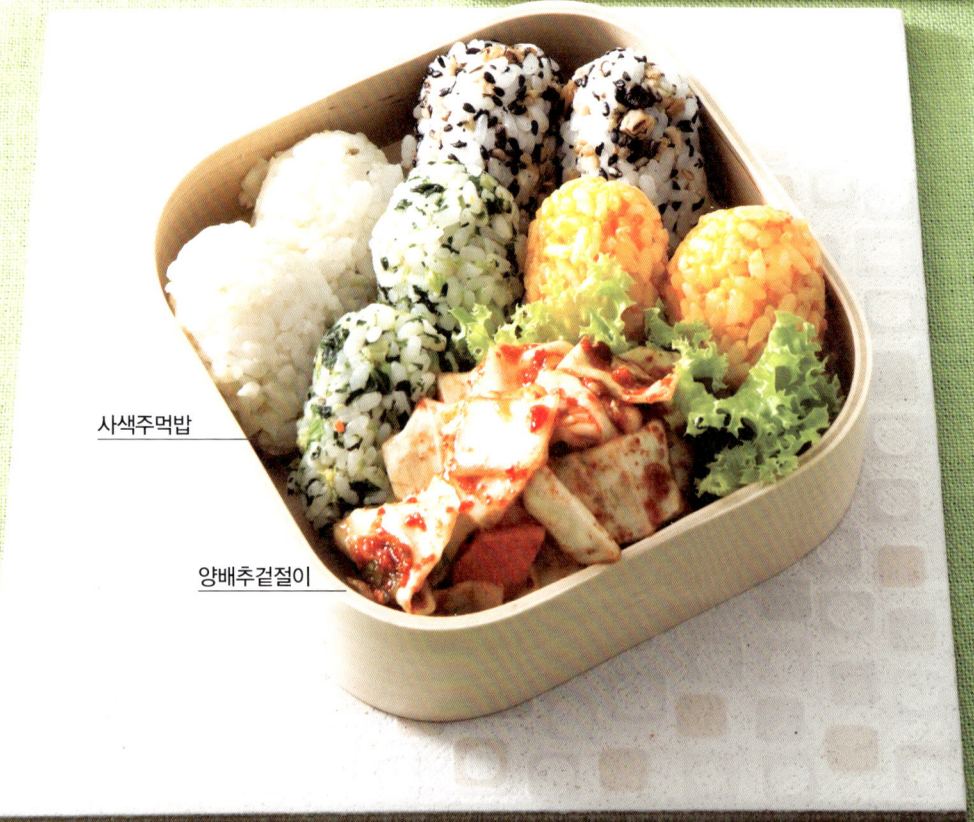

사색주먹밥
양배추겉절이

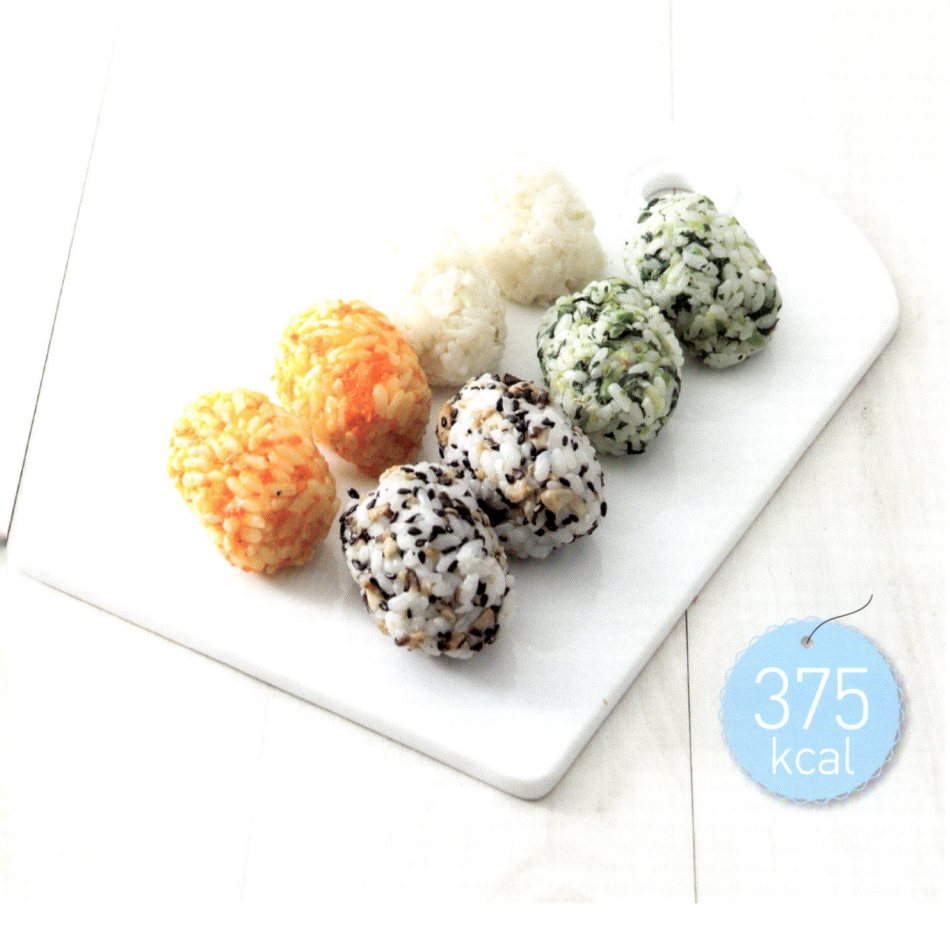

사색주먹밥

주요 영양소
- 탄수화물 ············75g
- 단백질 ···············9g
- 지방 ··················5g

375 kcal

재료
쌀밥 210g(쌀 90g), 식용유 10g, 소금 약간
1색 단호박 20g, 당근 10g **2색** 시금치 20g **3색** 불린 표고버섯 10g, 검은깨 5g
4색 컬리플라워 40g, 통깨 약간 **주먹밥양념** 소금·맛술·참기름 약간씩

만들기
1. 쌀은 씻어 체에 받쳐 30분 정도 둔 다음 고슬고슬하게 밥을 지어 식힌 후 주먹밥양념으로 간을 한다.
2. 단호박은 껍질을 벗겨서 열이 오른 찜통에서 15분 정도 쪄서 식힌 후 으깨고, 당근은 곱게 다진다.
3. 시금치는 끓는 물에 소금을 넣고 데친 후 찬물에 헹구어 물기를 꼭 짜서 다진다.
4. 표고버섯은 불린 후 밑동 부분을 잘라내고 다진다.
5. 컬리플라워는 한 잎씩 떼어서 끓는 물에 소금을 약간 넣고 데친 후 찬물에 헹궈 물기를 뺀 후 다진다.
6. 팬에 식용유를 두르고 단호박과 당근을 볶고, 시금치, 표고버섯, 컬리플라워를 각각 볶아낸다.
7. 볶은 표고버섯은 검은깨를 섞는다.
8. 밥을 나누어 각각의 색이 나도록 준비한 4색 재료로 주먹밥을 만든다.

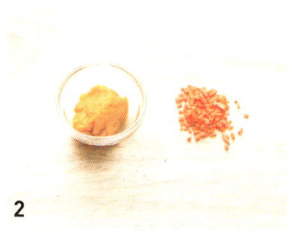

2

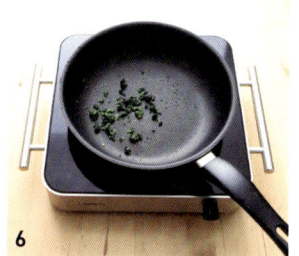

6

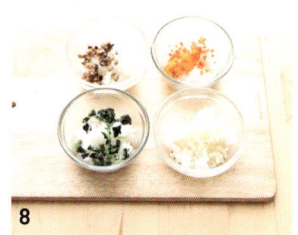

8

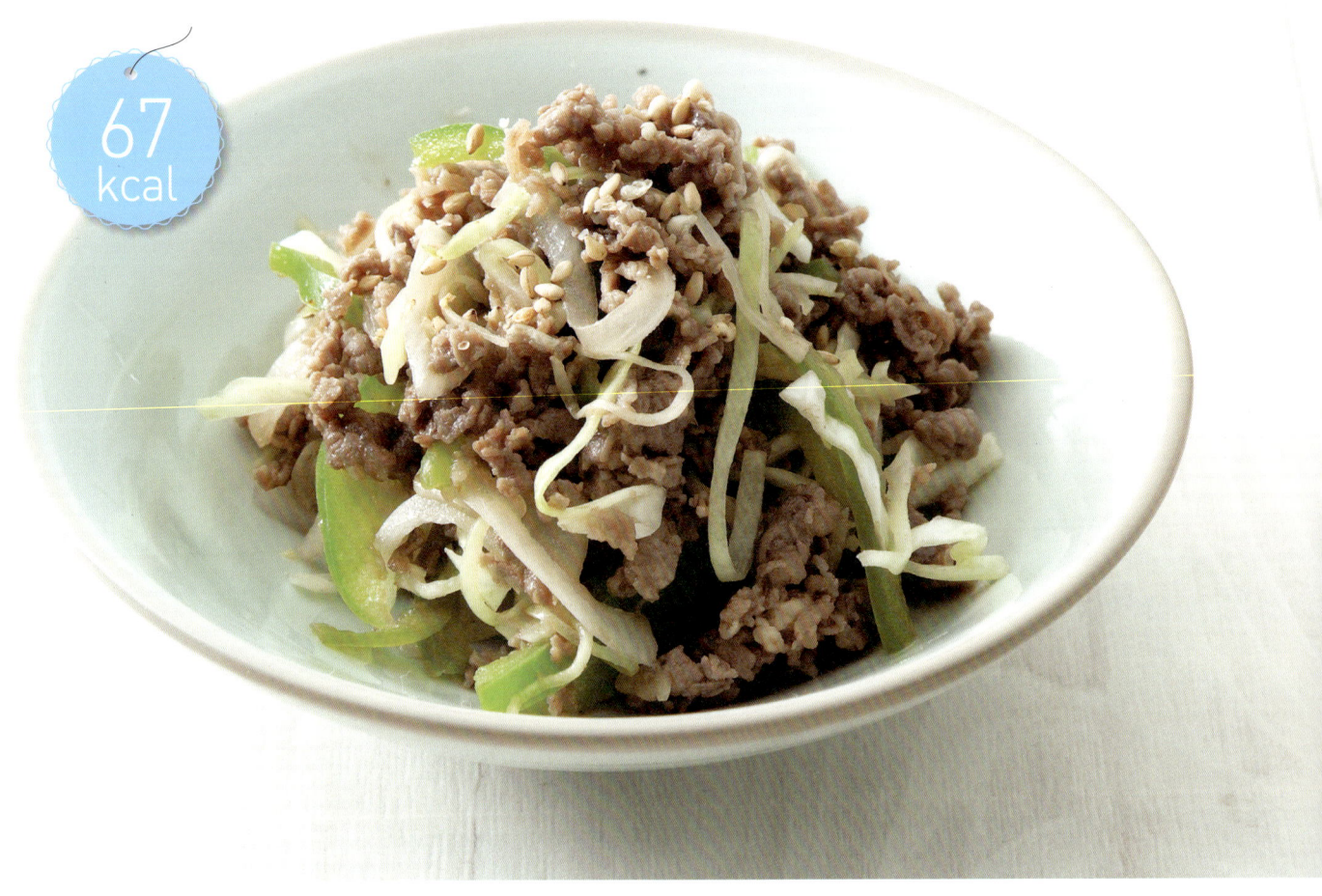

67 kcal

주요 영양소
탄수화물 ············ 2g
단백질 ··············· 8g
지방 ················· 3g

소고기볶음

재료
소고기 40g, 청피망 · 양배추 · 양파 각 5g씩, 식용유 약간
소고기 밑간 소금 · 다진 마늘 · 후춧가루 약간씩
볶음양념 진간장 3g, 맛술 3g, 다진 마늘 · 통깨 · 참기름 약간씩

만들기
1 소고기는 소고기 밑간 재료로 양념하여 30분간 재워둔다.
2 청피망, 양배추, 양파는 채 썬다.
3 팬에 식용유를 두르고 소고기, 청피망, 양배추, 양파 순으로 볶다가 볶음양념 재료를 넣고 간을 맞춘 다음 불을 끈다.

깻잎달걀말이

주요 영양소
탄수화물 ⋯ 1g • 단백질 ⋯ 8g • 지방 ⋯ 6g

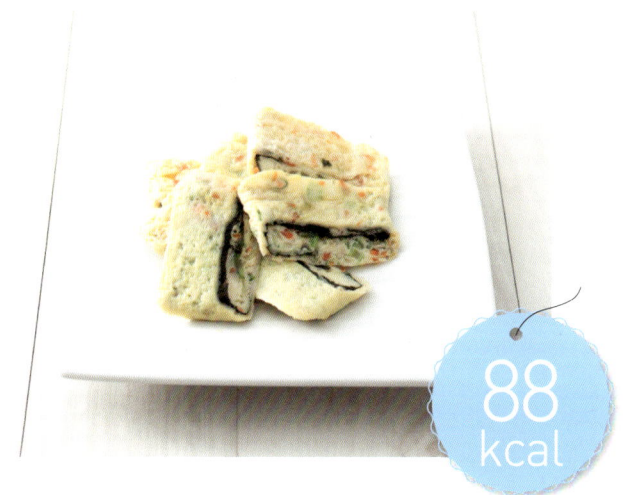

88 kcal

재료
달걀 55g, 깻잎 5g, 양파 · 당근 · 실파 약간씩,
소금 · 후춧가루 약간씩, 식용유 약간

만들기
1 깻잎은 깨끗이 씻어 모양대로 준비한다.
2 양파, 당근은 다지고, 실파는 송송 썬다.
3 볼에 달걀을 풀고 양파, 당근, 실파를 넣고 소금, 후춧가루로 간을 맞춘다.
4 팬에 식용유를 두른 후 3의 달걀물을 붓고 깻잎을 모양대로 펴서 올린다.
5 달걀이 어느 정도 익으면 모양이 부서지지 않게 돌돌 말아 준다.

양배추겉절이

주요 영양소
탄수화물 ⋯ 4g • 단백질 ⋯ 1g • 지방 ⋯ 1g

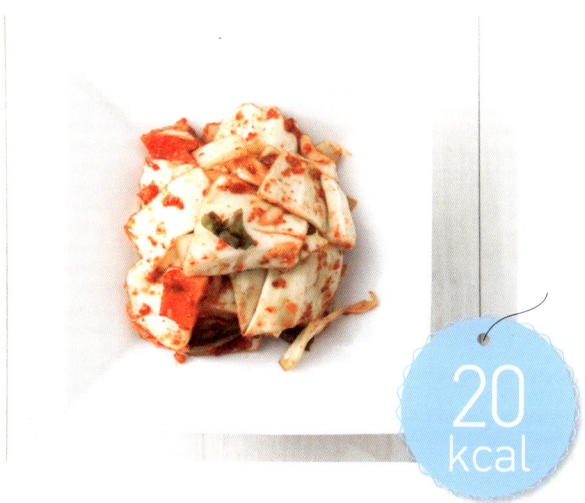

20 kcal

재료
양배추 20g, 양파 5g, 당근 5g, 대파 약간
양념 간장 1.5g, 멸치액젓 1g, 아스파탐 0.5g,
고춧가루 · 참기름 · 통깨 약간씩

만들기
1 양배추는 한입 크기로 썰고, 양파, 당근, 대파는 채 썬다.
2 볼에 1의 재료를 넣고 분량의 양념 재료를 넣고 고루 버무린다.

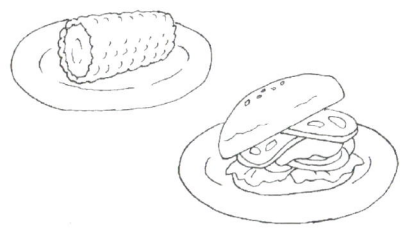

도시락 2

- 탄수화물 77g
- 단백질 31g
- 지방 13g

총 열량 556 kcal

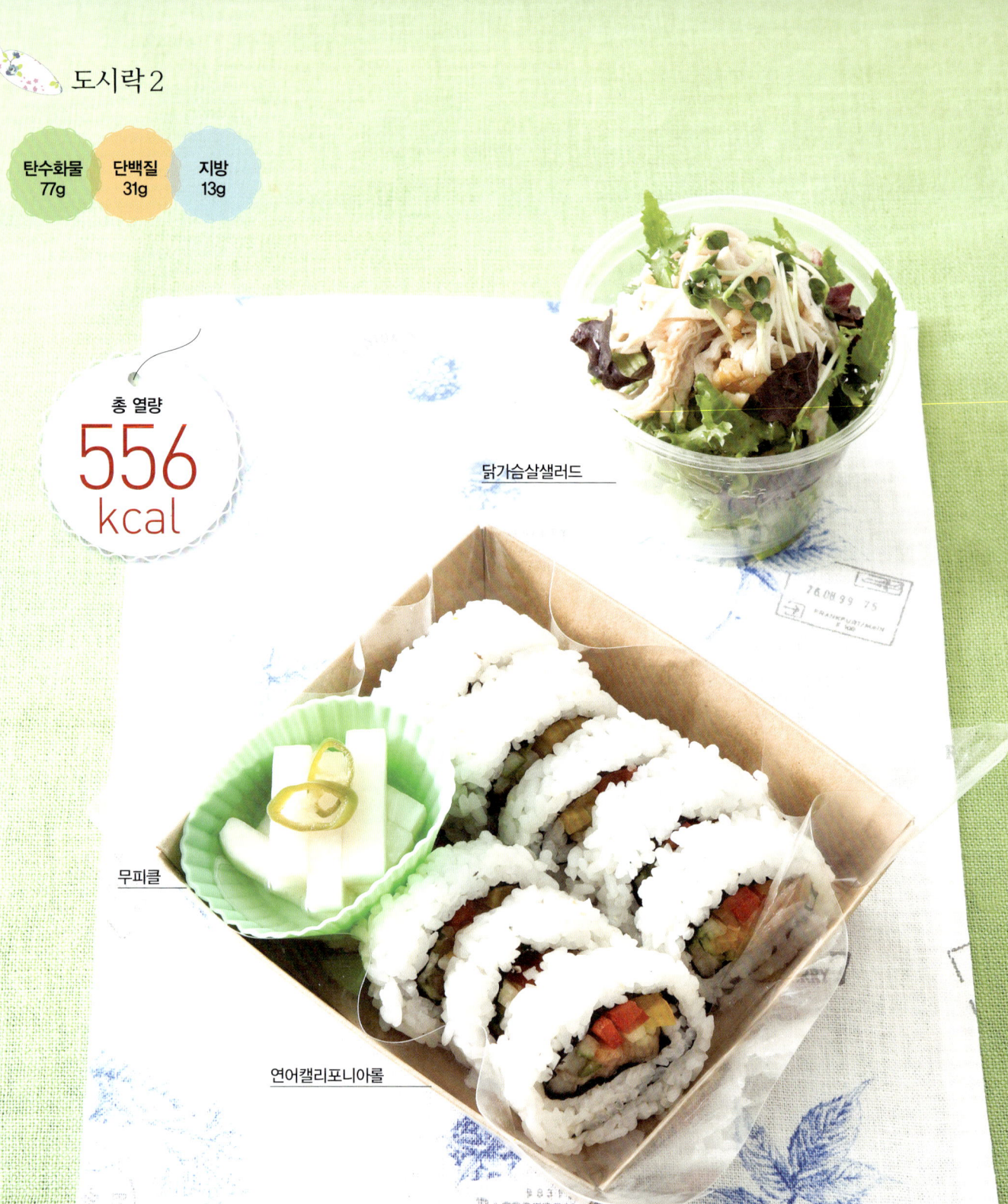

닭가슴살샐러드

무피클

연어캘리포니아롤

연어캘리포니아롤

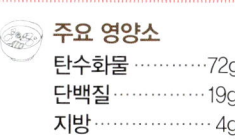

주요 영양소
탄수화물 ··········· 72g
단백질 ············· 19g
지방 ················ 4g

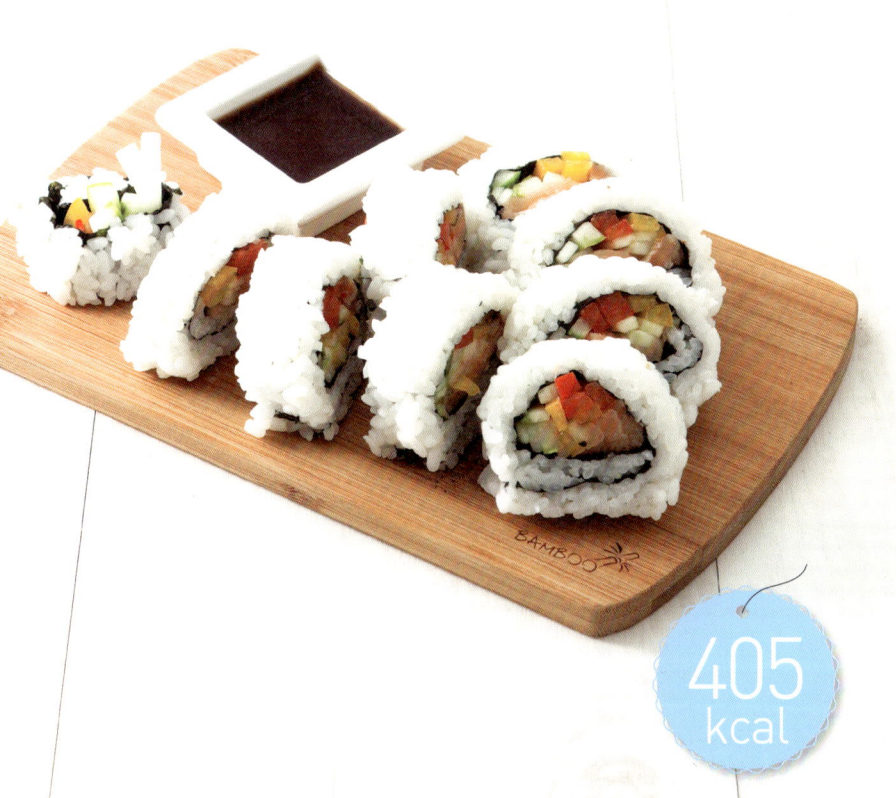

405 kcal

재료
쌀 90g, 연어 50g, 오이 30g, 노랑 파프리카 10g, 주황 파프리카 10g, 김밥 김 1장
초밥양념 식초 12g, 아스파탐 0.6g, 소금 0.6g
소스 간장 5g, 생강즙 8g, 아스파탐 0.5g, 양파즙 30g, 다시마국물 30㎖, 맛술 10g

만들기
1 밥에 분량의 초밥양념 재료를 넣고 섞어 초밥을 만든다.
2 오이, 파프리카는 채 썬다.
3 김에 초밥을 올리고 김을 뒤집어 연어, 오이, 파프리카를 넣어 돌돌 말아준다.
4 연어캘리포니아롤을 먹기 좋은 크기로 썬다.
5 분량의 소스 재료를 섞어서 곁들여낸다.

··· **조리 포인트** ···
양념장이나 소스에 다시마국물을 넣어 만들면 더욱 깊은 맛을 낼 수 있다. 다시마국물은 건다시마 5g, 가다랑어포 2g, 물을 넣고 끓인 후 체에 걸러서 만든다.

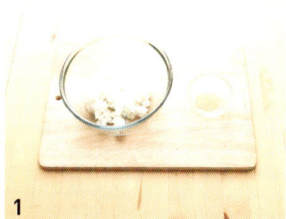
1

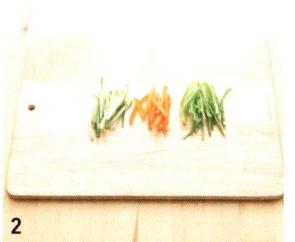
2

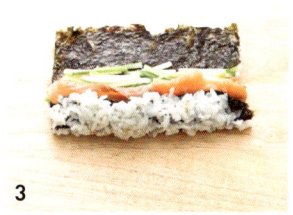
3

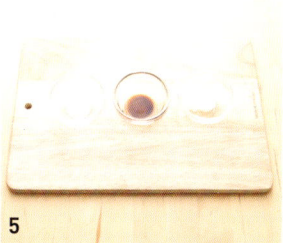
5

닭가슴살샐러드

주요 영양소
- 탄수화물 ············ 4g
- 단백질 ············· 12g
- 지방 ··············· 9g

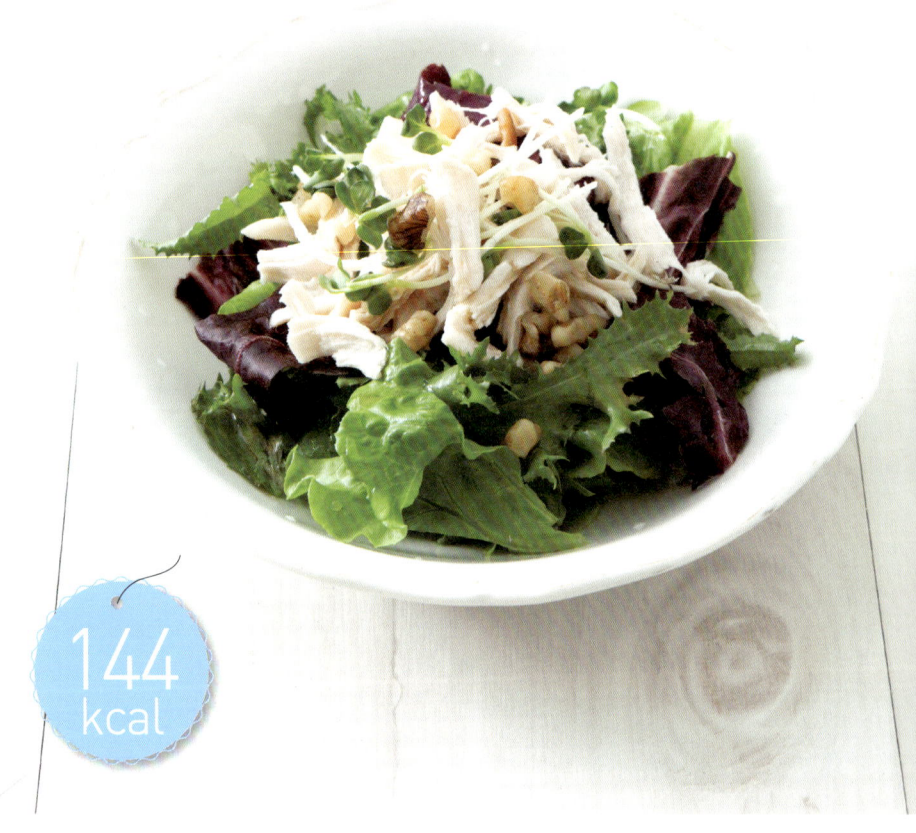

144 kcal

재료
닭가슴살 40g, 식용유 약간
닭가슴살볶음 양념 캐슈넛 8g, 간장 5g, 청주 5g, 아스파탐 0.5g
샐러드 채소 양상추 20g, 치커리 10g, 라디치오 10g, 무순 약간
매실드레싱 매실원액 5g, 올리브유 5g, 소금 0.2g

만들기
1 닭가슴살은 끓는 물에 삶은 다음 찢는다.
2 팬에 식용유를 두르고 찢어놓은 닭가슴살을 볶다가 닭가슴살볶음 양념 재료를 넣고 간을 맞춘다.
3 양상추, 치커리, 라디치오는 손으로 먹기 좋은 크기로 찢고, 무순은 준비한다.
4 볼에 분량의 매실드레싱 재료와 샐러드 채소를 넣고 고루 무친다.
5 그릇에 샐러드를 담고 닭가슴살볶음을 올려 마무리한다.

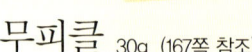

무피클 30g (167쪽 참조)

주요 영양소
탄수화물 ··· 1g • 단백질 ··· 0g • 지방 ··· 0g

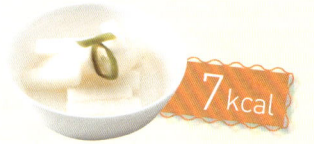

7 kcal

도시락 3

탄수화물 64g | 단백질 30g | 지방 20g

총 열량
554 kcal

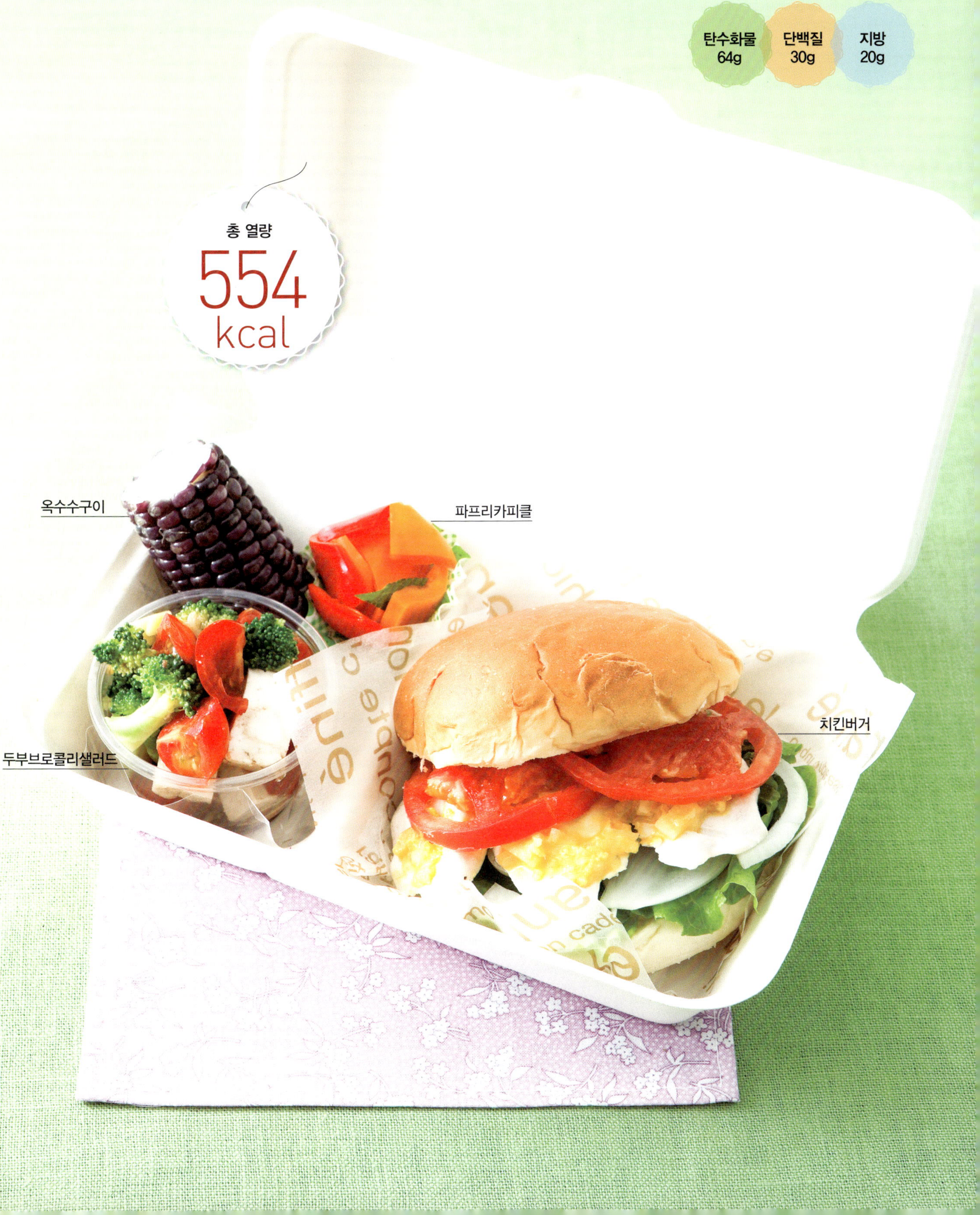

옥수수구이

파프리카피클

두부브로콜리샐러드

치킨버거

치킨버거

주요 영양소
탄수화물 ·········· 37g
단백질 ············· 21g
지방 ················ 11g

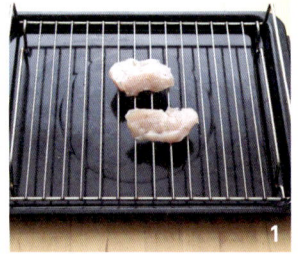
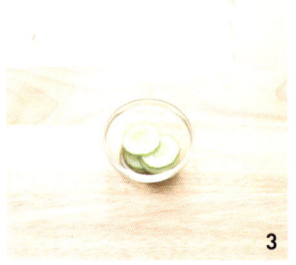
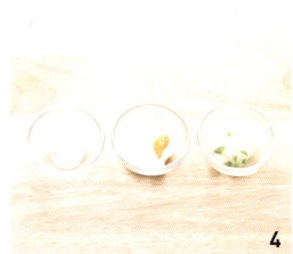
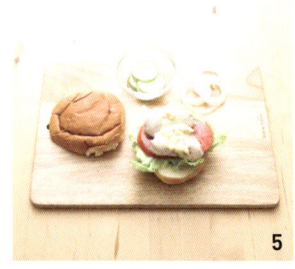

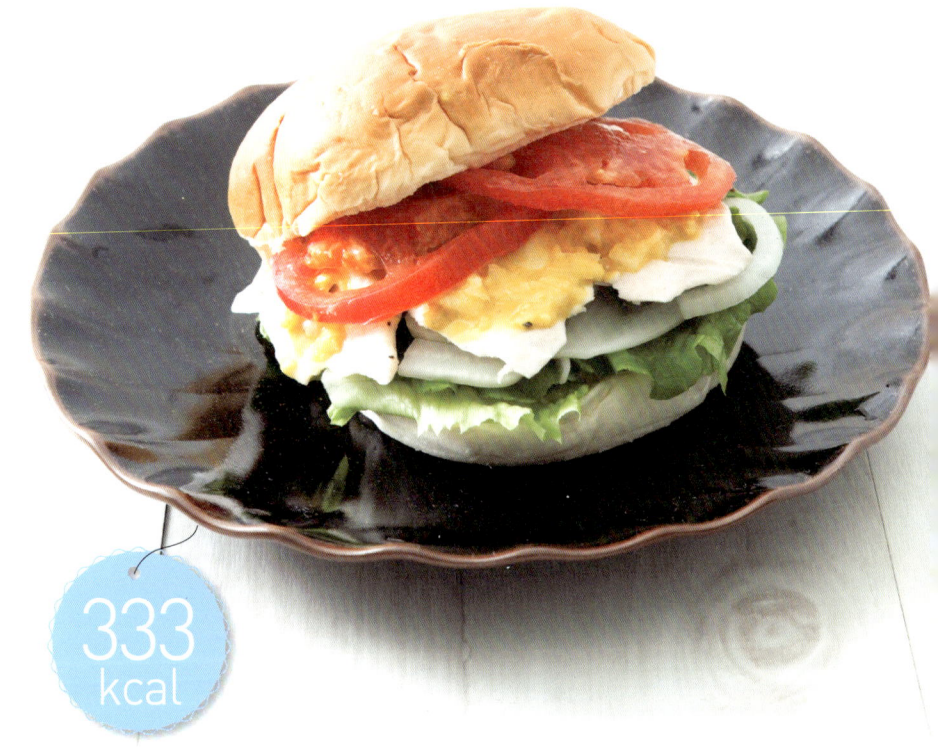

333 kcal

재료
햄버거빵 70g, 닭가슴살 60g, 로메인 상추 10g, 토마토 30g, 양파 10g, 오이 10g, 버터 3g
닭가슴살 밑간 소금·후춧가루 약간씩
오이피클 식초·아스파탐 약간씩
머스터드소스 머스터드 10g, 마요네즈 5g, 샤워크림 5g, 다진 양파 10g, 다진 셀러리 5g, 아스파탐 0.5g

만들기
1 닭가슴살은 소금, 후춧가루를 뿌려 200도의 오븐에서 10분 정도 굽는다.
2 로메인 상추, 토마토, 양파는 얇게 썬다.
3 오이는 동그랗게 썰어 오이피클 재료로 재워 즉석 피클을 만든다.
4 분량의 머스터드소스 재료를 섞어서 소스를 만든다.
5 햄버거빵에 버터를 바르고 준비한 닭가슴살, 로메인 상추, 토마토, 양파, 오이를 올린 후 머스터드소스를 올려 치킨버거를 만든다.

두부브로콜리샐러드

 주요 영양소
탄수화물 … 2g • 단백질 … 5g • 지방 … 6g

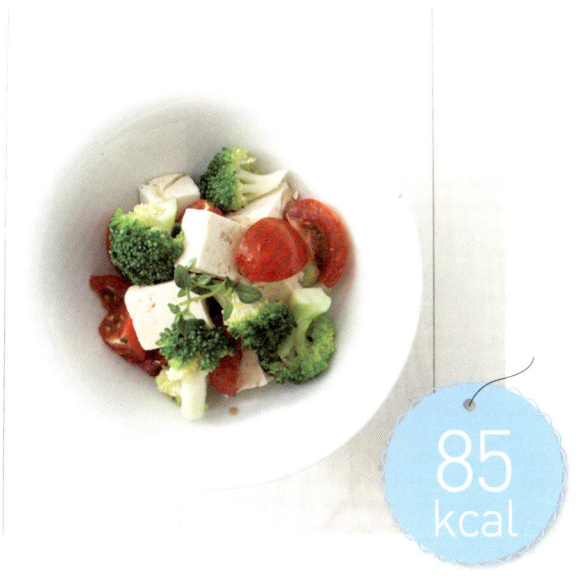

85 kcal

재료
두부 40g, 홍피망 10g, 브로콜리 30g
비네거드레싱 발사믹식초 15g, 엑스트라버진 올리브유 5g

만들기
1 두부와 홍피망은 깍둑썰기 하고, 브로콜리는 한 송이씩 잘라 준비한다.
2 볼에 비네거드레싱 재료를 넣어 섞고 두부, 홍피망, 브로콜리를 넣고 고루 섞는다.

옥수수구이

 주요 영양소
탄수화물 … 23g • 단백질 … 4g • 지방 … 3g

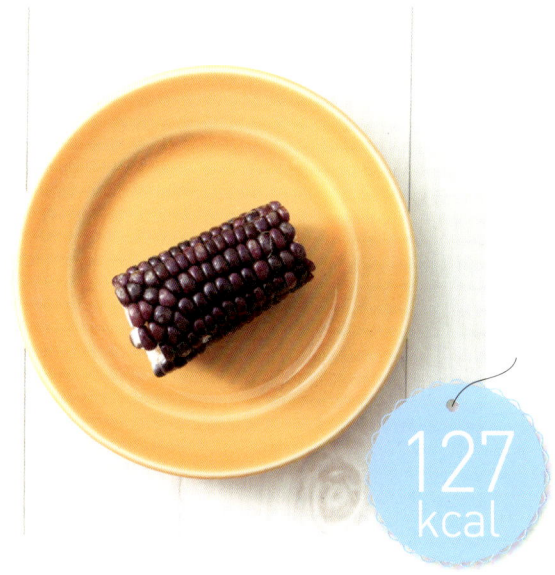

127 kcal

재료
찰옥수수 70g, 올리브유 3g

만들기
1 옥수수를 깨끗이 씻어 물기를 닦아내고 표면에 올리브유를 바른다. 팬에 올려 굴려가며 타지 않게 잘 익힌다.

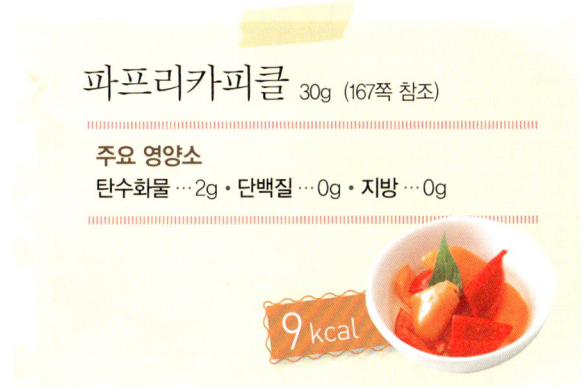

파프리카피클 30g (167쪽 참조)

주요 영양소
탄수화물 … 2g • 단백질 … 0g • 지방 … 0g

9 kcal

도시락 4

탄수화물 75g
단백질 25g
지방 6g

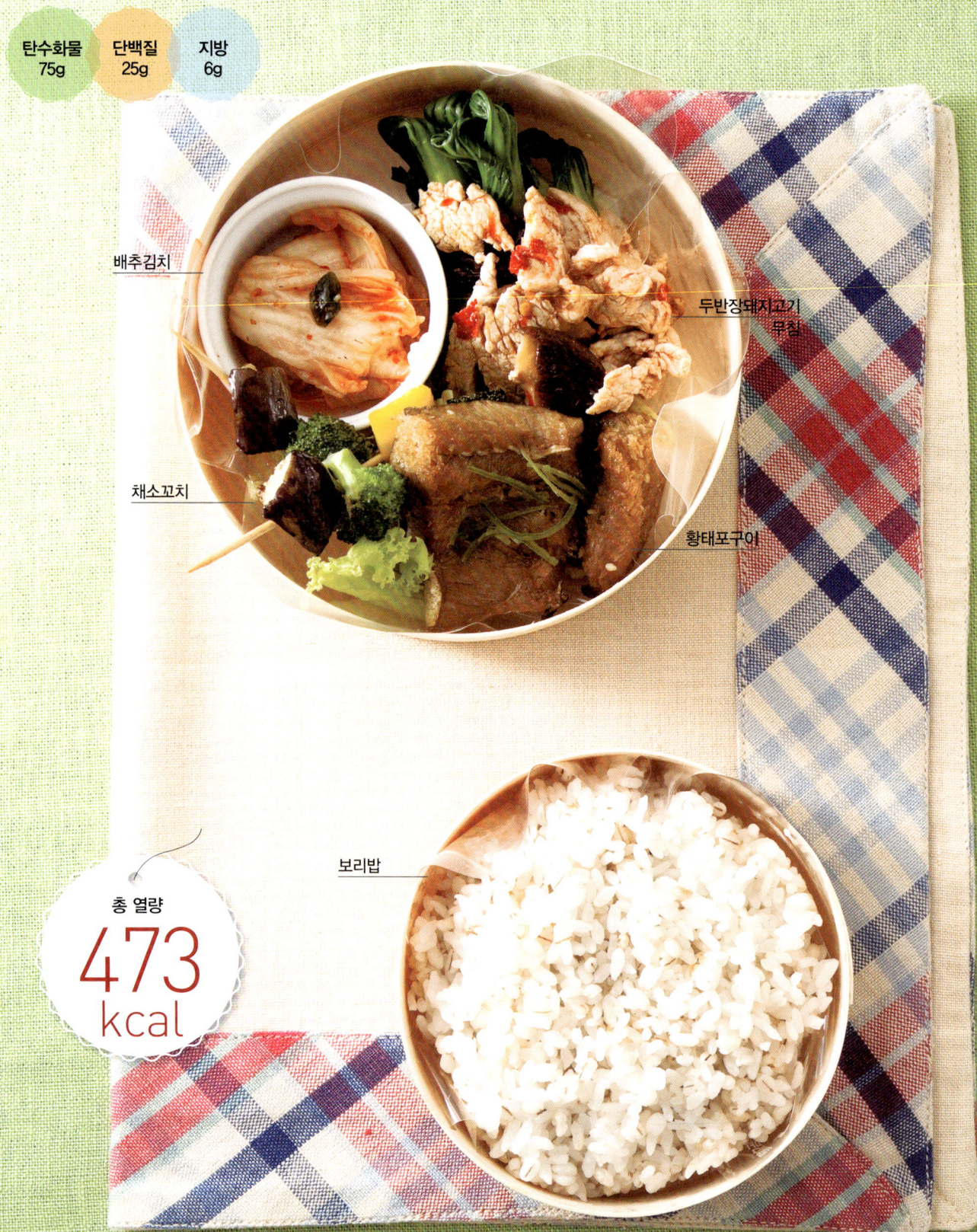

배추김치
채소꼬치
두반장돼지고기무침
황태포구이
보리밥

총 열량
473 kcal

두반장돼지고기무침

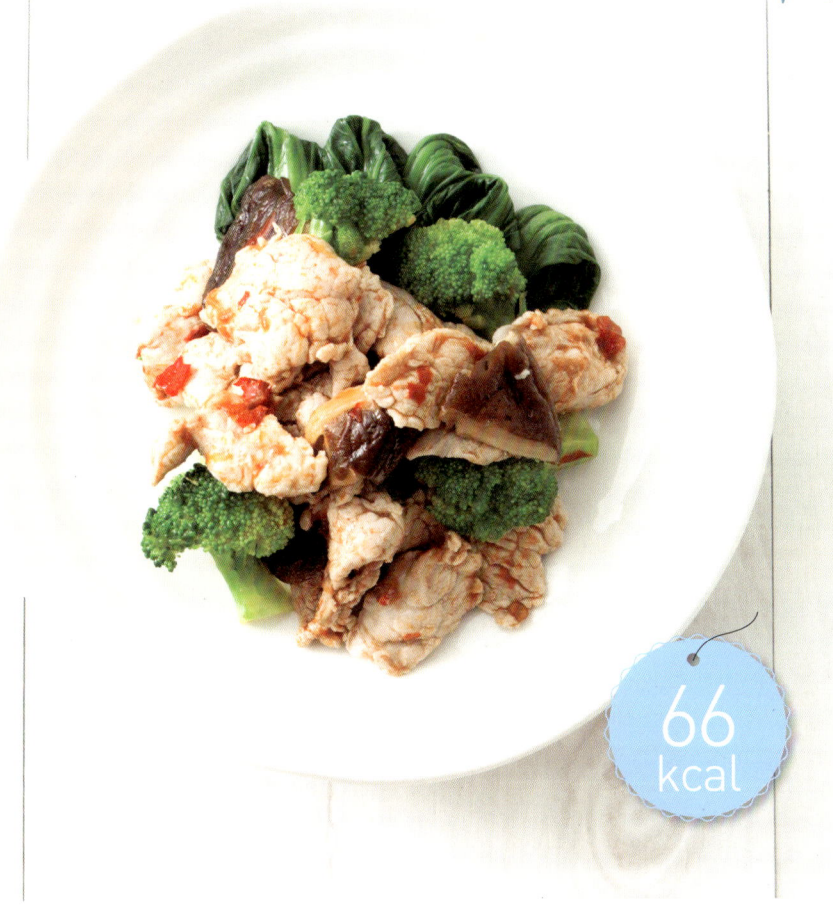

주요 영양소
- 탄수화물 ··········· 1g
- 단백질 ············· 8g
- 지방 ··············· 3g

66 kcal

재료
돼지고기 안심 40g, 청경채 12g, 표고버섯 12g, 브로콜리 15g, 생강 약간
양념장 두반장 5g, 맛술 0.5g, 아스파탐 0.2g, 생강 약간

만들기
1. 돼지고기는 물에 담가 핏물을 제거하고 생강과 함께 삶아 5×5×0.3cm 크기로 썰어 놓는다.
2. 청경채는 한 잎씩 떼어내어 끓는 물에 데친다.
3. 표고버섯은 별 모양으로 칼집을 넣어 끓는 물에 데친다.
4. 브로콜리는 끓는 물에 데친 후 2cm 크기의 송이로 떼어서 준비한다.
5. 분량의 양념장 재료를 섞어 두반장 양념장을 만든다.
6. 썰어놓은 돼지고기를 양념장에 넣어 버무린다.
7. 데쳐놓은 채소들을 접시에 깔고 양념장에 버무린 돼지고기를 얹어낸다.

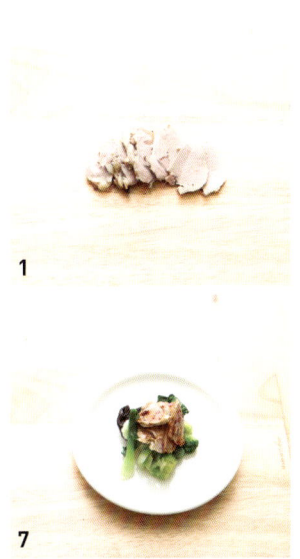

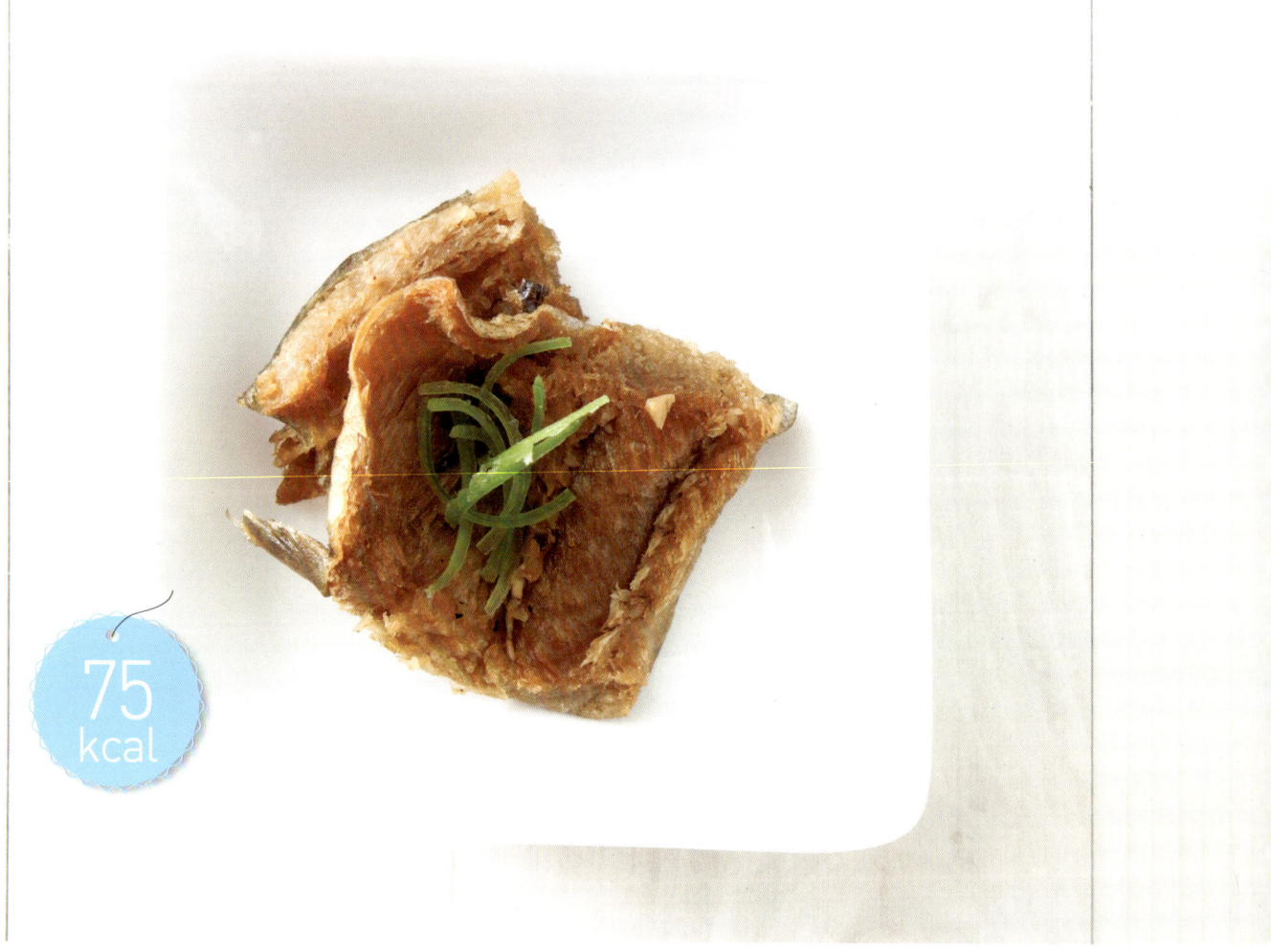

75 kcal

주요 영양소
탄수화물 ············ 1g
단백질 ············· 9g
지방 ··············· 2g

황태포구이

재료
황태포 15g, 식용유 약간
구이양념 간장 10g, 다시마국물 20㎖, 다진 마늘·다진 생강·참기름·아스파탐·통깨·후춧가루 약간씩

만들기
1 황태포는 나무방망이를 이용하여 도마에 올려놓고 두드린다.
2 볼에 분량의 **구이양념** 재료를 넣고 고루 섞은 다음 황태포를 넣고 2시간 정도 재운다.
3 팬에 식용유를 두르고 재운 황태포를 올려 앞뒤로 노릇노릇하게 굽는다.

······ **조리 포인트** ······
양념장이나 소스에 다시마국물을 넣어 만들면 더욱 깊은 맛을 낼 수 있다. 다시마국물은 건다시마 5g, 가다랑어포 2g, 물을 넣고 끓인 후 체에 걸러서 만든다.

보리밥

주요 영양소
탄수화물 ···69g · 단백질 ···6g · 지방 ···0g

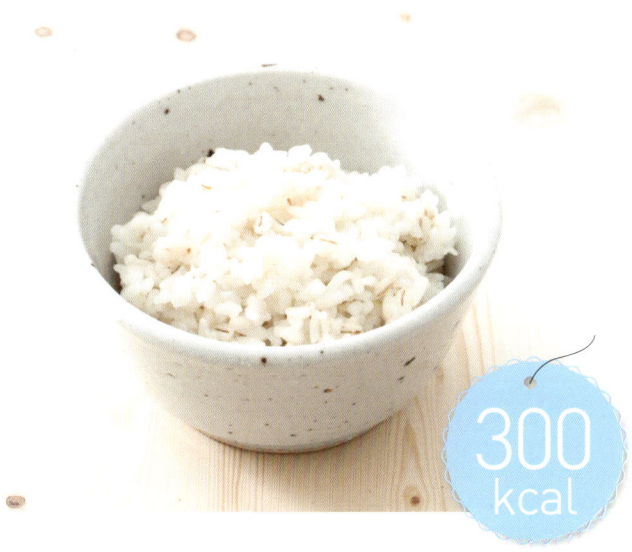

300 kcal

재료 _ 210g
쌀 80g, 보리쌀 10g, 물 적당량

만들기
1 쌀과 보리쌀은 씻어서 20분 정도 불린다.
2 불린 쌀에 물을 부어 고슬고슬하게 밥을 짓는다.

채소꼬치

주요 영양소
탄수화물 ···2g · 단백질 ···1g · 지방 ···1g

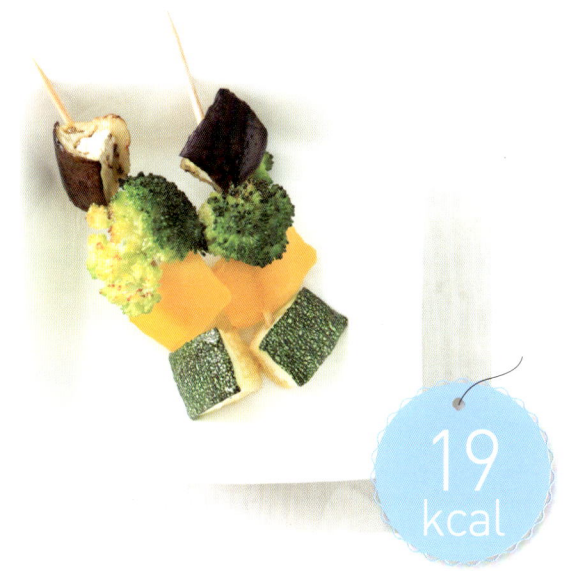

19 kcal

재료
가지 15g, 주키니호박 10g, 파프리카 10g, 브로콜리 10g, 올리브유 약간

만들기
1 가지, 주키니호박, 파프리카, 브로콜리는 먹기 좋게 한입 크기로 썰어 꼬치에 하나씩 꽂는다.
2 팬에 올리브유를 두르고 1의 꼬치를 올려 앞뒤로 노릇노릇하게 구워낸다.

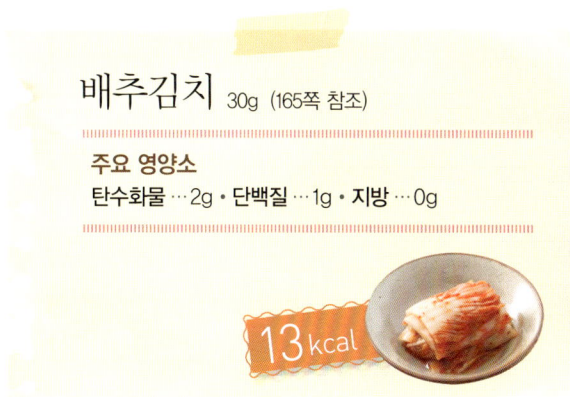

배추김치 30g (165쪽 참조)

주요 영양소
탄수화물 ···2g · 단백질 ···1g · 지방 ···0g

13 kcal

도시락 5

- 탄수화물 83g
- 단백질 25g
- 지방 11g

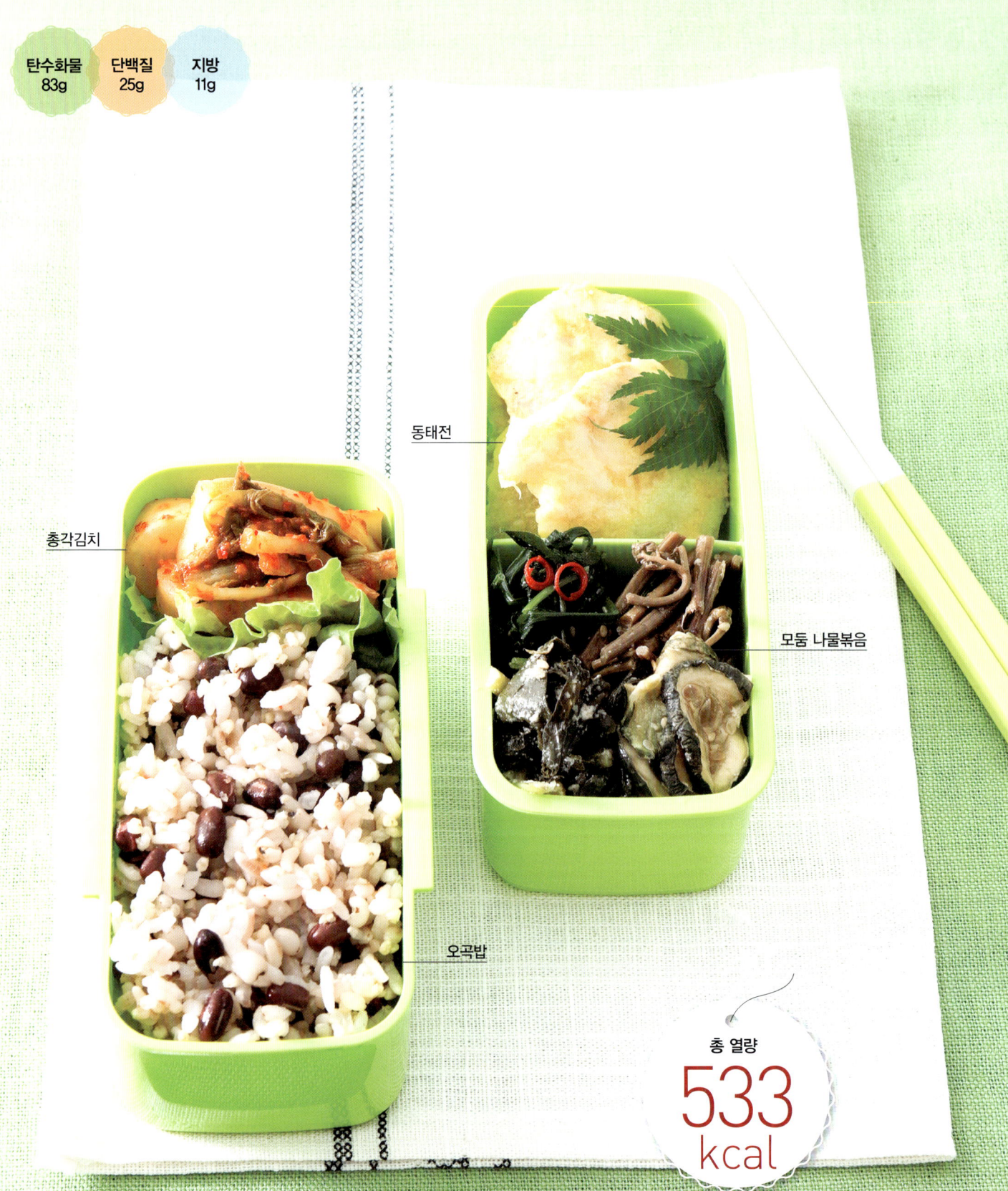

- 총각김치
- 동태전
- 모둠 나물볶음
- 오곡밥

총 열량
533 kcal

모둠 나물볶음

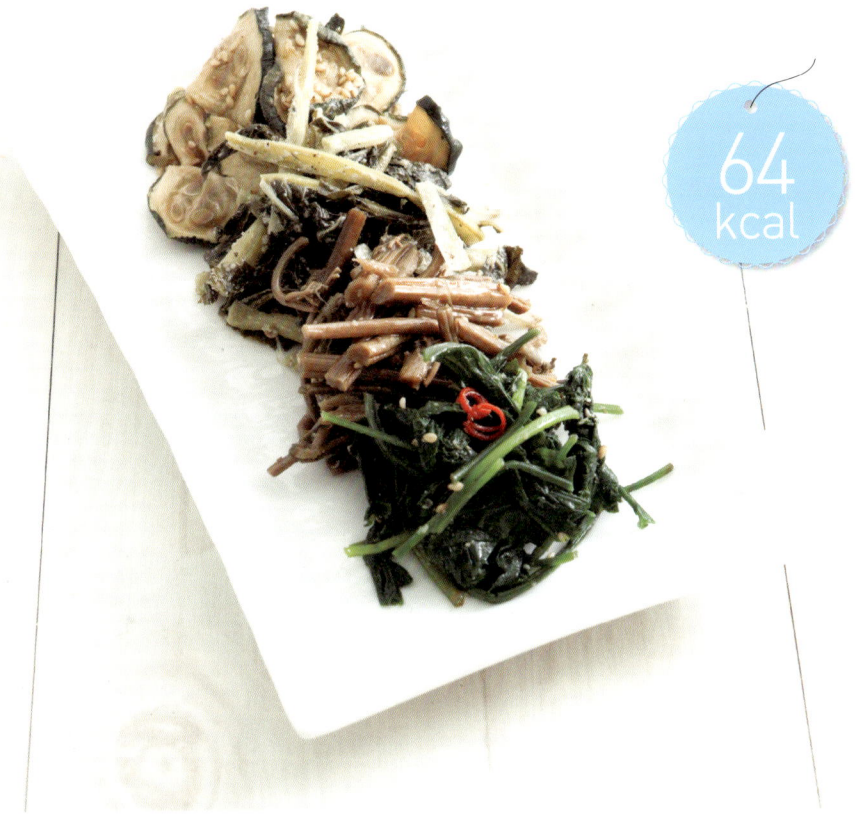
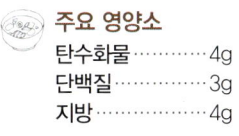

주요 영양소
탄수화물·········4g
단백질············3g
지방···············4g

재료
데친 취나물 20g, 데친 시래기 20g, 불린 호박 20g, 고사리 20g, 들깨 약간, 식용유 적당량
양념1 진간장 5g, 소금 1g, 다진 마늘 약간   **양념2** 들기름·통깨 약간씩, 채 썬 홍고추 약간

만들기

건취나물볶음
1 물에 불려 깨끗하게 손질한 취나물은 소금물에 살짝 데쳐 찬물에 헹궈 물기를 짠 후 양념1을 넣고 버무린다.
2 팬에 식용유를 두르고 취나물을 볶다가 약불로 줄인 후 뚜껑을 덮어 뜸을 들인다.
3 뜸이 들면 양념2를 넣고 마무리한다.

시래기들깨볶음
1 시래기는 소금물에 푹 데쳐 찬물에 헹궈 물기를 짠 후 양념1을 넣고 버무린다.
2 팬에 식용유를 두르고 시래기를 볶다가 약불로 줄인 후 뚜껑을 덮어 뜸을 들인다.
3 뜸이 들면 들깨와 양념2를 넣고 마무리한다.

건호박볶음
1 물에 불려 깨끗하게 손질한 호박은 소금물에 살짝 데쳐 찬물에 헹궈 물기를 짠 후 양념1을 넣고 버무린다.
2 팬에 식용유를 두르고 호박을 볶다가 약불로 줄인 후 뚜껑을 덮어 뜸을 들인다.
3 뜸이 들면 양념2를 넣고 마무리한다.

고사리볶음
1 물에 불려 깨끗하게 손질한 고사리는 소금물에 살짝 데쳐 찬물에 헹궈 물기를 짠 후 양념1을 넣고 버무린다.
2 팬에 식용유를 두르고 고사리를 볶다가 약불로 줄인 후 뚜껑을 덮어 뜸을 들인다.
3 뜸이 들면 양념2를 넣고 마무리한다.

오곡밥

주요 영양소
탄수화물 ···69g • 단백질 ···6g • 지방 ···0g

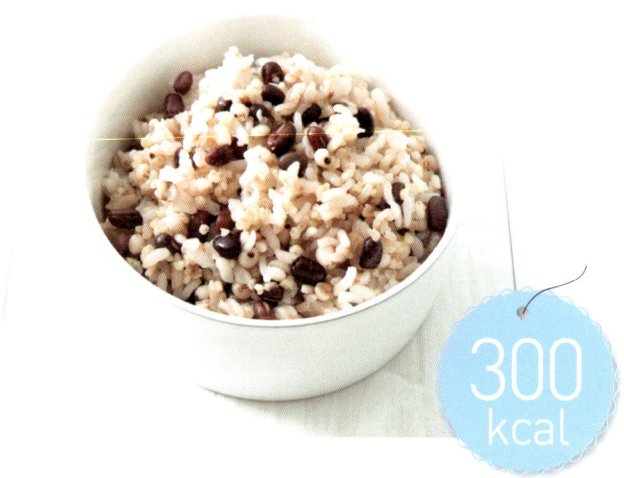

300 kcal

재료 _ 210g
쌀 50g, 찹쌀 20g, 팥 10g, 차조 5g, 율무 5g, 물 적당량

만들기
1 팥은 삶아 첫물은 버리고 다시 물을 부어 부드럽게 익힌다.
2 쌀, 찹쌀, 차조, 율무는 씻어서 20분 정도 불린다.
3 불린 쌀에 팥과 팥 삶은 물을 부어 밥을 짓는다.

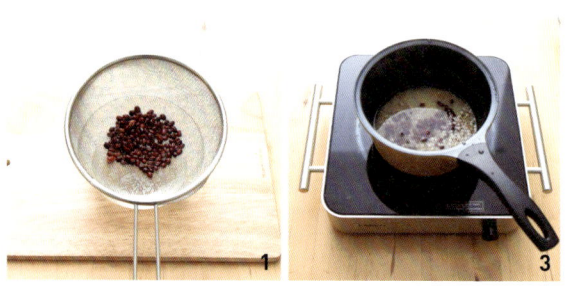

동태전

주요 영양소
탄수화물 ···8g • 단백질 ···15g • 지방 ···7g

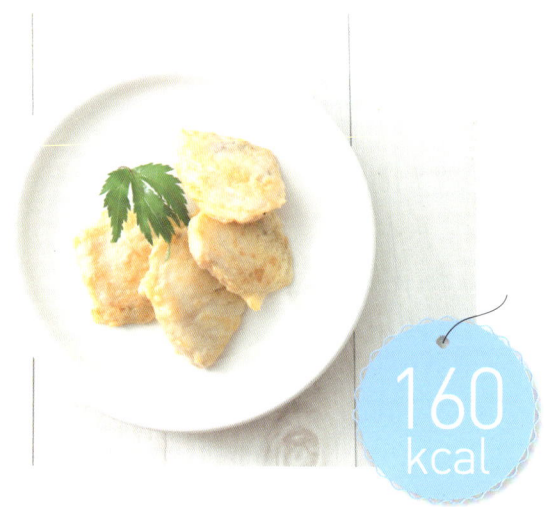

160 kcal

재료
동태살 73g, 밀가루 10g, 달걀 30g, 식용유 5g
동태 밑간 소금 · 후춧가루 약간씩

만들기
1 동태살은 동태 밑간 재료로 밑간하여 30분 정도 재워둔다.
2 밀가루를 입히고 달걀옷을 입힌 동태를 식용유를 두른 팬에 앞뒤로 노릇하게 부친다.

··· **조리 포인트** ···
밀가루에 전분을 섞으면 동태살이 잘 부서지지 않아 깔끔하게 전을 부칠 수 있다.

총각김치 30g

주요 영양소
탄수화물 ···2g • 단백질 ···1g • 지방 ···0g

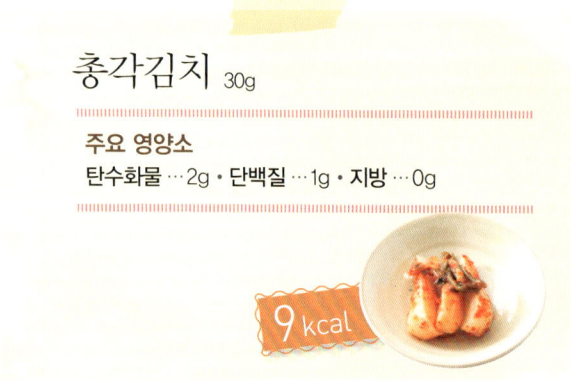

9 kcal

도시락 6

총 열량
499 kcal

탄수화물 88g 단백질 26g 지방 5g

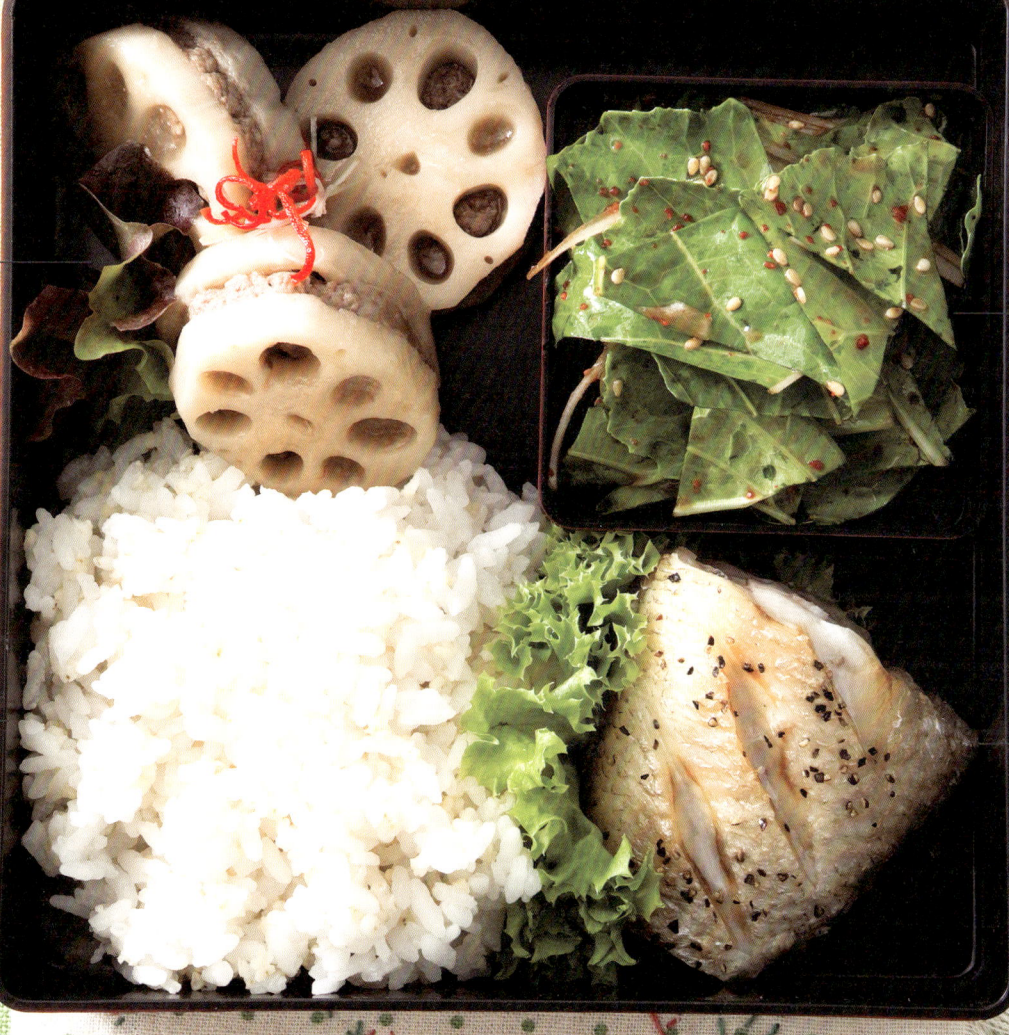

- 소고기 연근조림
- 케일겉절이
- 차조밥
- 적어구이

차조밥

 주요 영양소
탄수화물 … 69g • 단백질 … 6g • 지방 … 0g

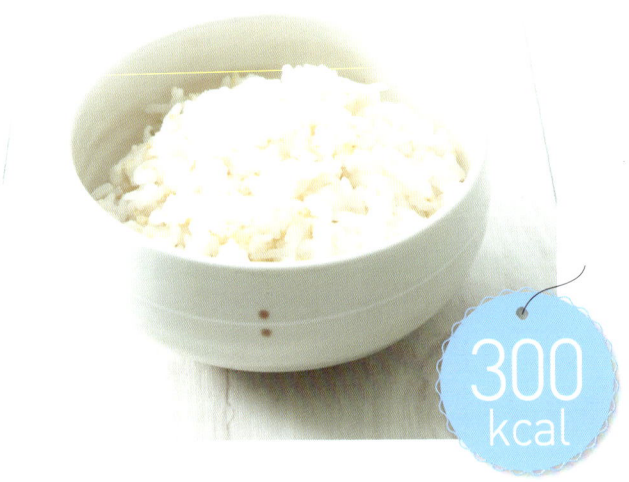

300 kcal

재료 _ 210g
쌀 80g, 차조 10g, 물 적당량

만들기
1 쌀과 차조는 씻어서 20분 정도 불린다.
2 불린 쌀에 물을 부어 고슬고슬하게 밥을 짓는다.

적어구이

 주요 영양소
탄수화물 … 0g • 단백질 … 8g • 지방 … 2g

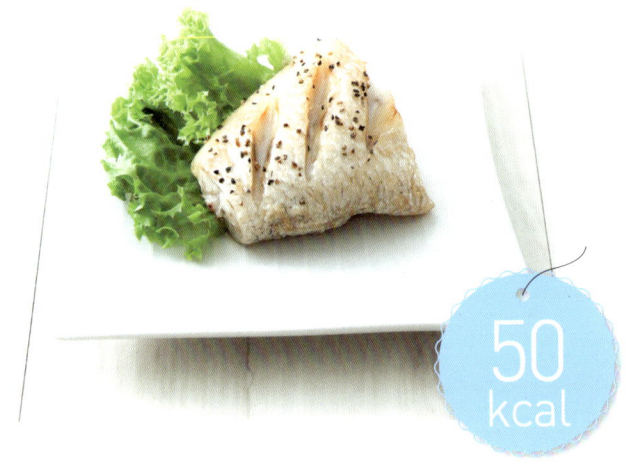

50 kcal

재료
적어 50g, 소금 · 식용유 약간씩

만들기
1 적어는 비늘, 내장, 지느러미를 제거하고 배 안쪽의 검은 부분을 떼어내 쓴맛을 없앤 다음 적당한 크기로 토막을 내고 끓는 물을 끼얹는다.
2 적어는 소금으로 밑간하여 간이 배면 키친타월로 물기를 닦아낸다.
3 팬에 식용유를 두르고 적어를 올려 앞뒤로 노릇노릇하게 구워낸다.

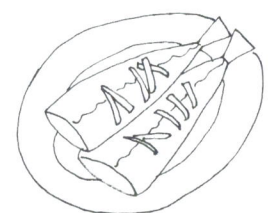

소고기연근조림

주요 영양소
탄수화물 … 18g • 단백질 … 11g • 지방 … 2g

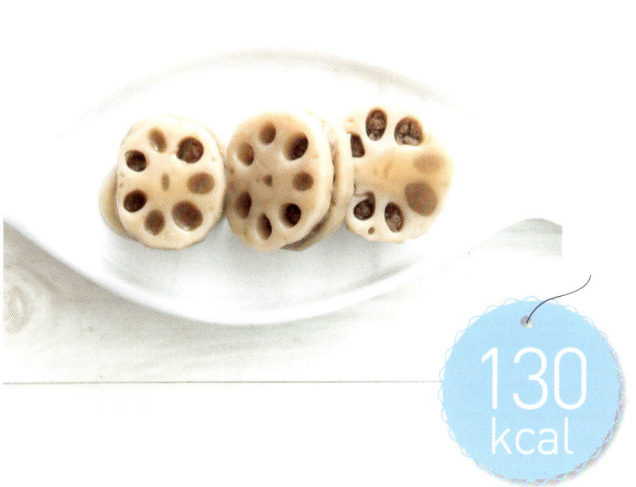

130 kcal

재료
소고기 다짐육 40g, 연근 80g
소고기 밑간 다진 양파 10g, 맛술 5g, 소금 0.3g, 후춧가루 약간
조림장 간장 12g, 다시마국물 200㎖, 맛술 7g, 발사믹식초 4g
다시마국물 건다시마 5g, 가다랑어포 2g, 물 적당량

만들기
1 소고기는 소고기 밑간 재료로 양념하여 30분 정도 재워두고, 연근은 모양을 살려 0.5cm 두께로 썬다.
2 연근과 연근 사이에 재워둔 소고기를 넣고 샌드 모양을 만든다.
3 냄비에 분량의 다시마국물 재료를 넣고 끓인 후 체에 걸러 다시마국물을 준비한다.
4 냄비에 조림장 재료와 2의 연근샌드를 넣고 끓이다 끓으면 약불로 줄여서 15분 정도 조린다.

케일겉절이

주요 영양소
탄수화물 … 1g • 단백질 … 1g • 지방 … 1g

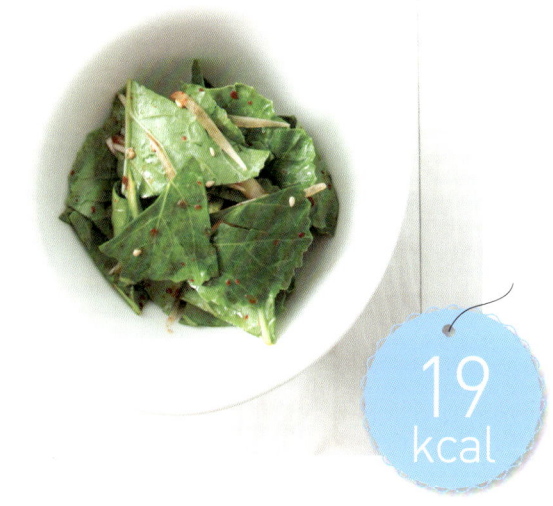

19 kcal

재료
케일 20g, 양파 5g
양념장 간장 1.5g, 아스파탐 0.5g, 고춧가루 · 참기름 · 통깨 약간씩

만들기
1 케일은 한입 크기로 썰고, 양파는 채 썬다.
2 볼에 케일과 양파를 넣고 분량의 양념장 재료를 넣어 고루 버무린다.

도시락 7

- 탄수화물 76g
- 단백질 23g
- 지방 8g

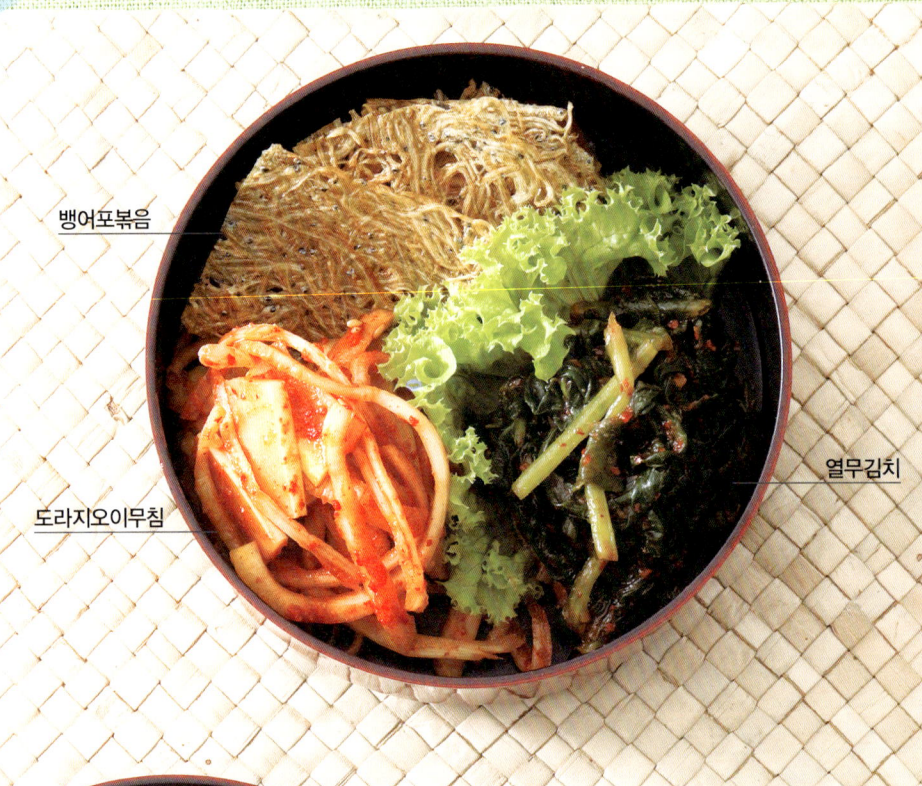

뱅어포볶음
도라지오이무침
열무김치

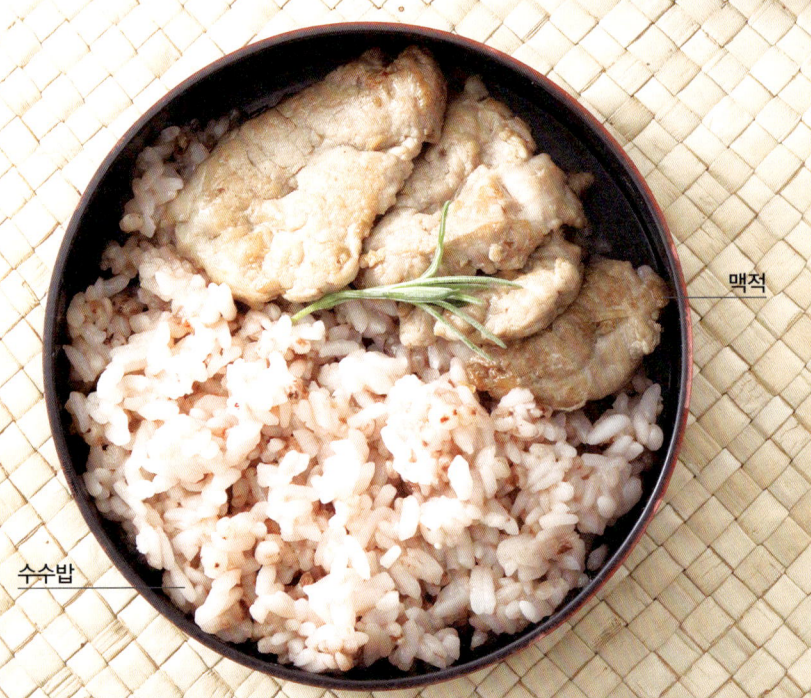

맥적
수수밥

총 열량 **477** kcal

맥적

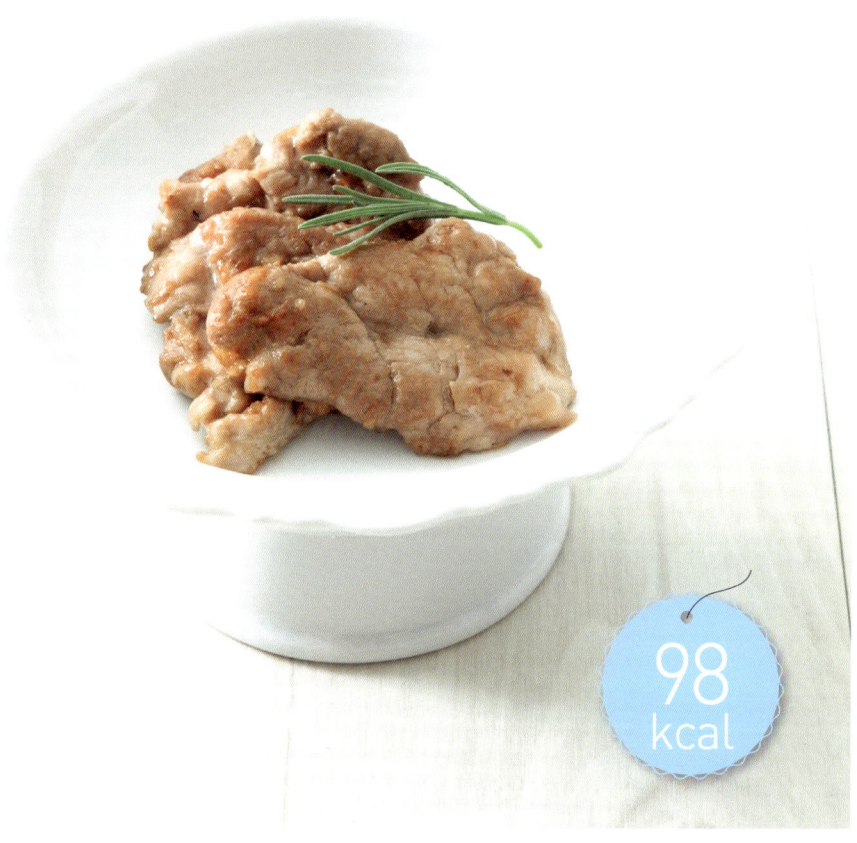

주요 영양소
- 탄수화물 ············ 1g
- 단백질 ············· 12g
- 지방 ··············· 4g

98 kcal

재료
돼지고기 등심 65g
돼지고기 밑간 생강즙·후춧가루 약간
양념 간장 5g, 맛술 3g, 아스파탐 0.2g, 다진 마늘·참기름 약간씩

만들기
1 돼지고기는 칼등으로 두들겨 돼지고기 밑간 재료로 밑간을 한다.
2 분량의 양념 재료를 섞어서 양념을 만들어 돼지고기를 1시간 정도 재운다.
3 석쇠나 그릴에 양념에 재운 돼지고기를 앞뒤로 노릇노릇하게 익힌다.

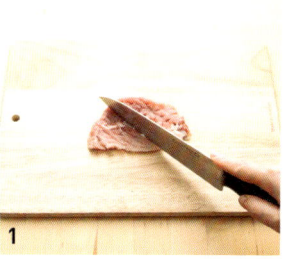
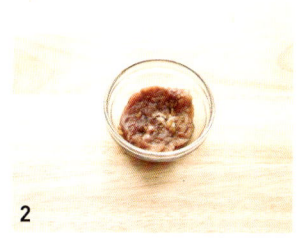

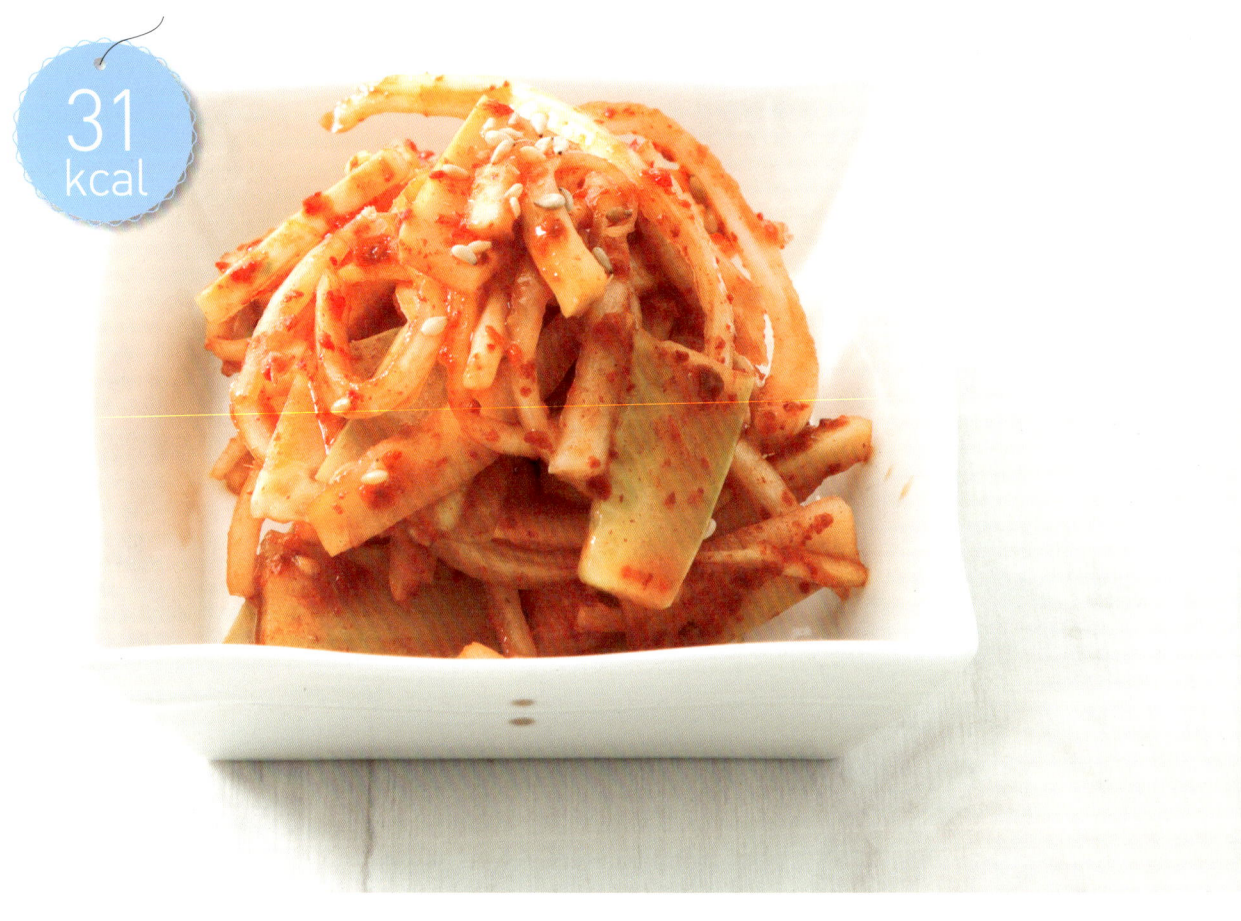

31 kcal

주요 영양소
탄수화물 ·········· 5g
단백질 ············ 1g
지방 ············· 1g

도라지오이무침

재료
도라지 20g, 오이 20g, 굵은 소금 약간
무침양념 식초 3g, 소금 0.3g, 아스파탐 0.2g, 고춧가루 · 다진 마늘 · 참기름 · 통깨 약간씩

만들기
1 도라지와 오이는 굵은 소금으로 껍질을 문질러 깨끗이 씻어서 준비한다.
2 도라지는 껍질을 벗긴 다음 채 썰어 소금물에 한 번 헹궈 쓴맛을 제거한다.
3 오이는 길게 반으로 자른 다음 어슷 썬다.
4 볼에 도라지와 오이를 담고 무침양념을 넣어 고루 무친다.

수수밥

 주요 영양소
탄수화물 ⋯ 69g • 단백질 ⋯ 6g • 지방 ⋯ 0g

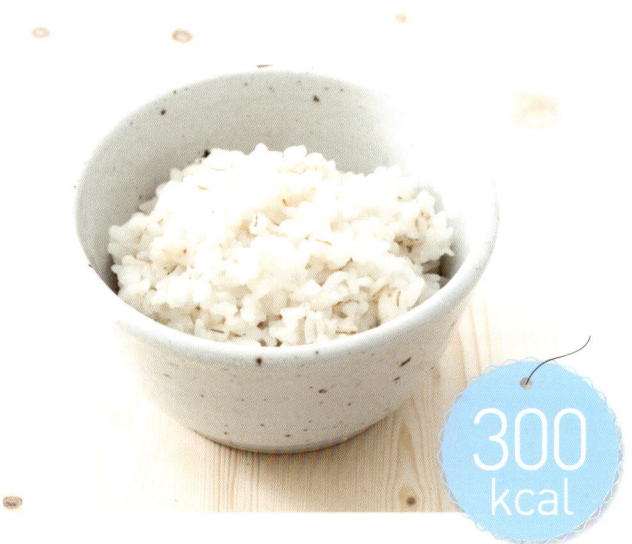

300 kcal

재료 _ 210g
쌀 80g, 수수 10g, 물 적당량

만들기
1 쌀과 수수는 씻어서 20분 정도 불린다.
2 불린 쌀에 물을 부어 고슬고슬하게 밥을 짓는다.

뱅어포볶음

 주요 영양소
탄수화물 ⋯ 0g • 단백질 ⋯ 3g • 지방 ⋯ 3g

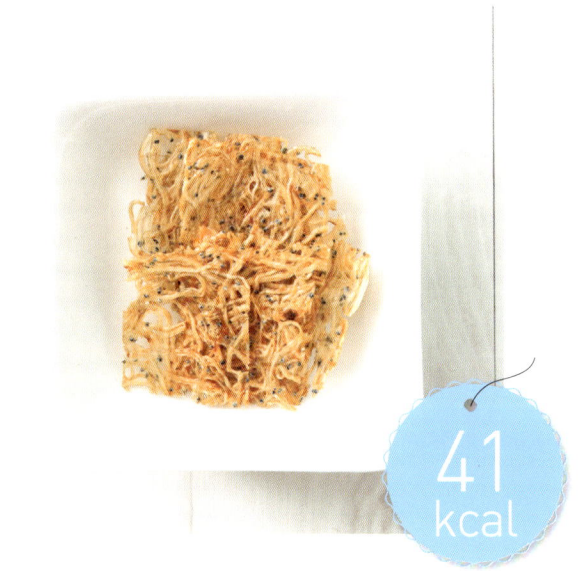

41 kcal

재료
뱅어포 5g, 식용유 3g

만들기
1 팬에 식용유를 얇게 두르고 뱅어포를 올려 노릇하게 앞뒤로 구워 먹기 좋은 크기로 자른다.

열무김치 30g

주요 영양소
탄수화물 ⋯ 1g • 단백질 ⋯ 1g • 지방 ⋯ 0g

7 kcal

··· **조리 포인트** ···
뱅어포에 짠맛이 있으므로 추가 양념을 하지 않는다.

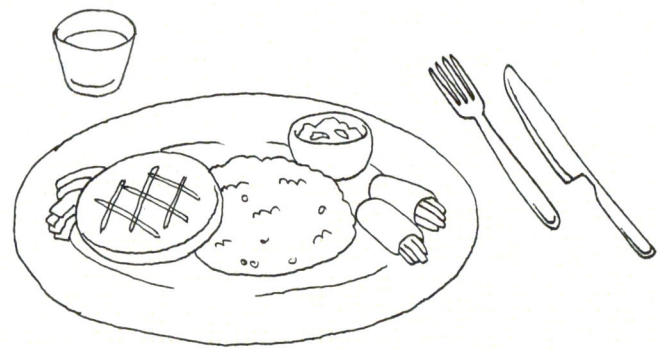

저당지수(Low GI)를
활용한

원 플레이트 요리

원 플레이트 요리 1

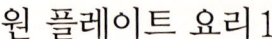
탄수화물 84g 단백질 26g 지방 10g

총 열량
518 kcal

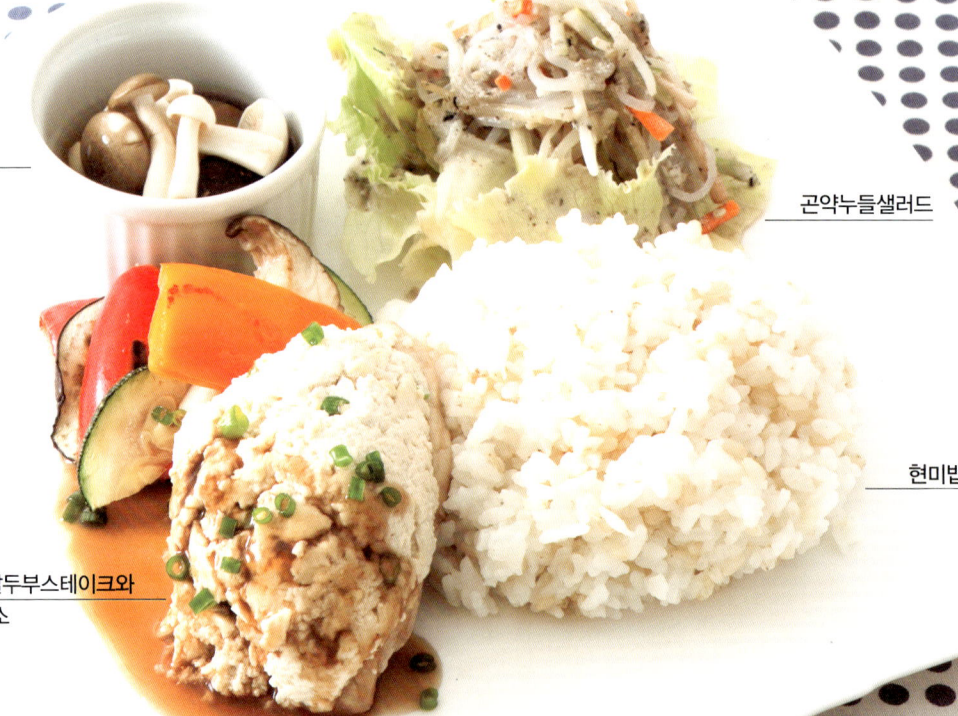

- 버섯피클
- 곤약누들샐러드
- 현미밥
- 닭가슴살두부스테이크와 구운 채소

닭가슴살두부스테이크와 구운 채소

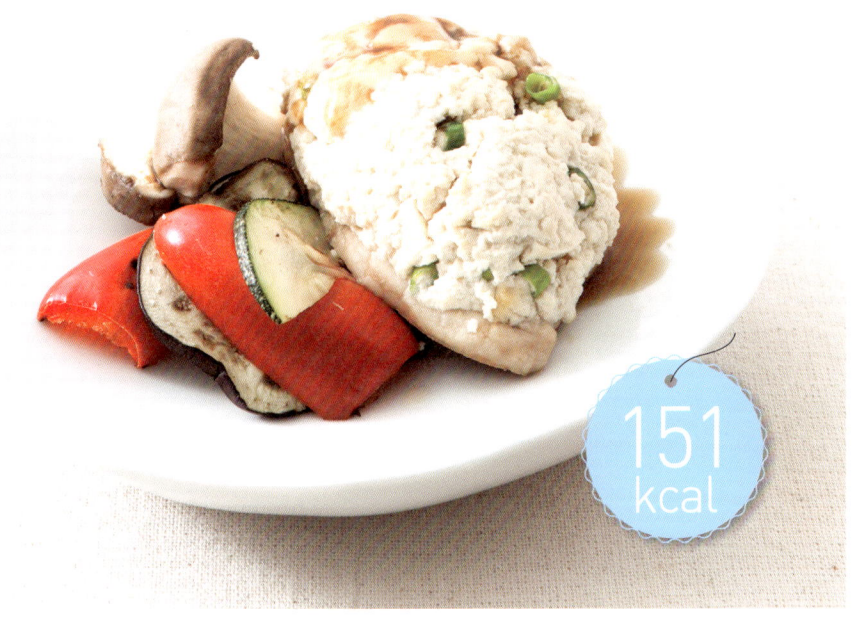

151 kcal

주요 영양소
- 탄수화물 ………… 12g
- 단백질 ………… 18g
- 지방 ………… 4g

재료
닭가슴살 40g, 두부 80g, 주황 파프리카 10g, 홍피망 10g, 주키니호박 10g, 가지 10g, 밀가루·식용유 약간

닭가슴살 밑간 소금 0.2g, 후춧가루 약간
두부 밑간 소금 0.3g, 참기름·실파·후춧가루 약간씩
생강소스 간장 10g, 생강즙 5g, 아스파탐 0.4g, 전분 3g, 맛술 3g, 다시마국물 55㎖

만들기
1. 닭가슴살은 포를 떠서 소금과 후춧가루로 밑간한다.
2. 두부는 으깨어 베 보자기에 싸서 물기를 빼고 두부 밑간 재료로 양념하여 30분간 재워둔다.
3. 재워둔 두부는 동글납작하게 반죽하고, 닭가슴살 한쪽 면에 밀가루를 뿌려 두부와 닭가슴살이 잘 붙도록 한다.
4. 3의 닭가슴살을 220도로 예열된 오븐에서 10분 정도 굽는다.
5. 파프리카, 홍피망, 주키니호박, 가지는 한입 크기로 썰어 식용유를 두른 팬에서 채소를 각각 굽는다.
6. 전분을 제외한 생강소스 재료를 냄비에 넣고 약불에서 은근히 끓인다. 끓어오르면 물에 갠 전분으로 농도를 맞춘다.
7. 접시에 구운 닭가슴살두부스테이크와 구운 채소를 올리고 생강소스를 끼얹어낸다.

· 조리 포인트
양념장이나 소스에 다시마국물을 넣어 만들면 더욱 깊은 맛을 낼 수 있다. 다시마국물은 건다시마 5g, 가다랑어포 2g, 물을 넣고 끓인 후 체에 걸러서 만든다.

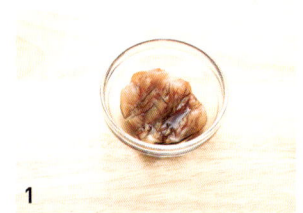
1

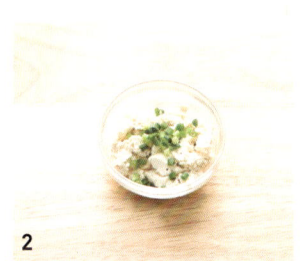
2

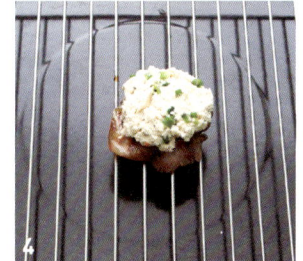
4

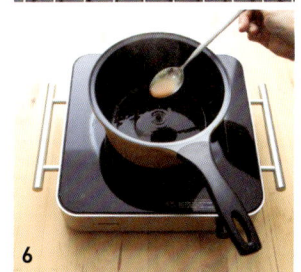
6

현미밥

주요 영양소
탄수화물 …69g • 단백질 …6g • 지방 …0g

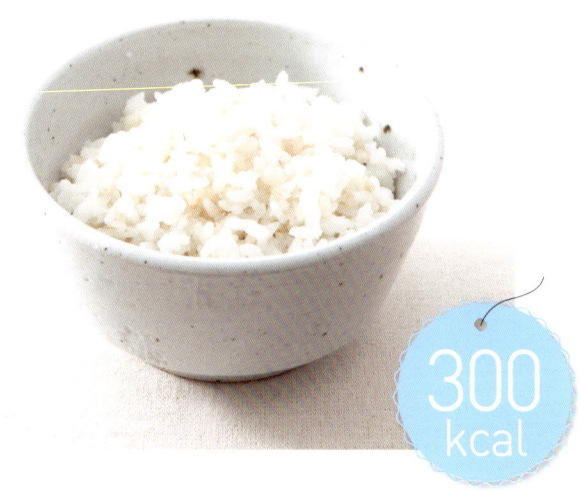

300 kcal

재료 _ 210g
쌀 70g, 현미 20g, 물 적당량

만들기
1 쌀과 현미는 씻어서 20분 정도 불린다.
2 불린 쌀에 물을 부어 고슬고슬하게 밥을 짓는다.

곤약누들샐러드

주요 영양소
탄수화물 …3g • 단백질 …2g • 지방 …6g

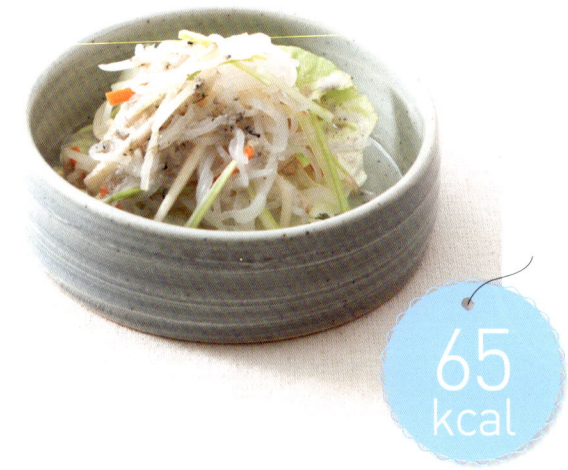

65 kcal

재료
실곤약 30g, 숙주 5g, 양상추 15g, 우엉 2g, 당근 2g, 오이 2g, 느타리버섯 2g, 소금 0.3g, 식용유 3g
잣깨드레싱 잣 2g, 검은깨 1g, 통깨 1g, 소금 0.3g, 두유 10g, 레몬즙 1g, 식초 2g, 아스파탐 0.4g

만들기
1 실곤약과 숙주는 끓는 물에 각각 넣고 살짝 데친 다음 채반에 받쳐 물기를 뺀다.
2 양상추는 손으로 먹기 좋은 크기로 찢는다.
3 우엉, 당근, 오이는 채 썰고, 느타리버섯은 찢는다.
4 팬에 식용유를 두르고 우엉, 당근, 숙주, 느타리버섯, 오이 순으로 볶은 다음 소금으로 간한다.
5 잣은 도마 위에 키친타월을 깔고 칼로 곱게 다진다.
6 볼에 잣깨드레싱 재료를 넣고 실곤약과 4의 볶은 채소를 넣고 고루 버무린다.
7 그릇에 양상추를 깔고 6을 담아낸다.

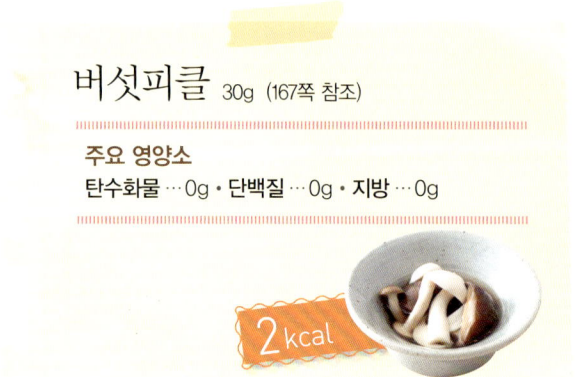

버섯피클 30g (167쪽 참조)

주요 영양소
탄수화물 …0g • 단백질 …0g • 지방 …0g

2 kcal

원 플레이트 요리 2

탄수화물 82g / 단백질 28g / 지방 13g

총 열량
559 kcal

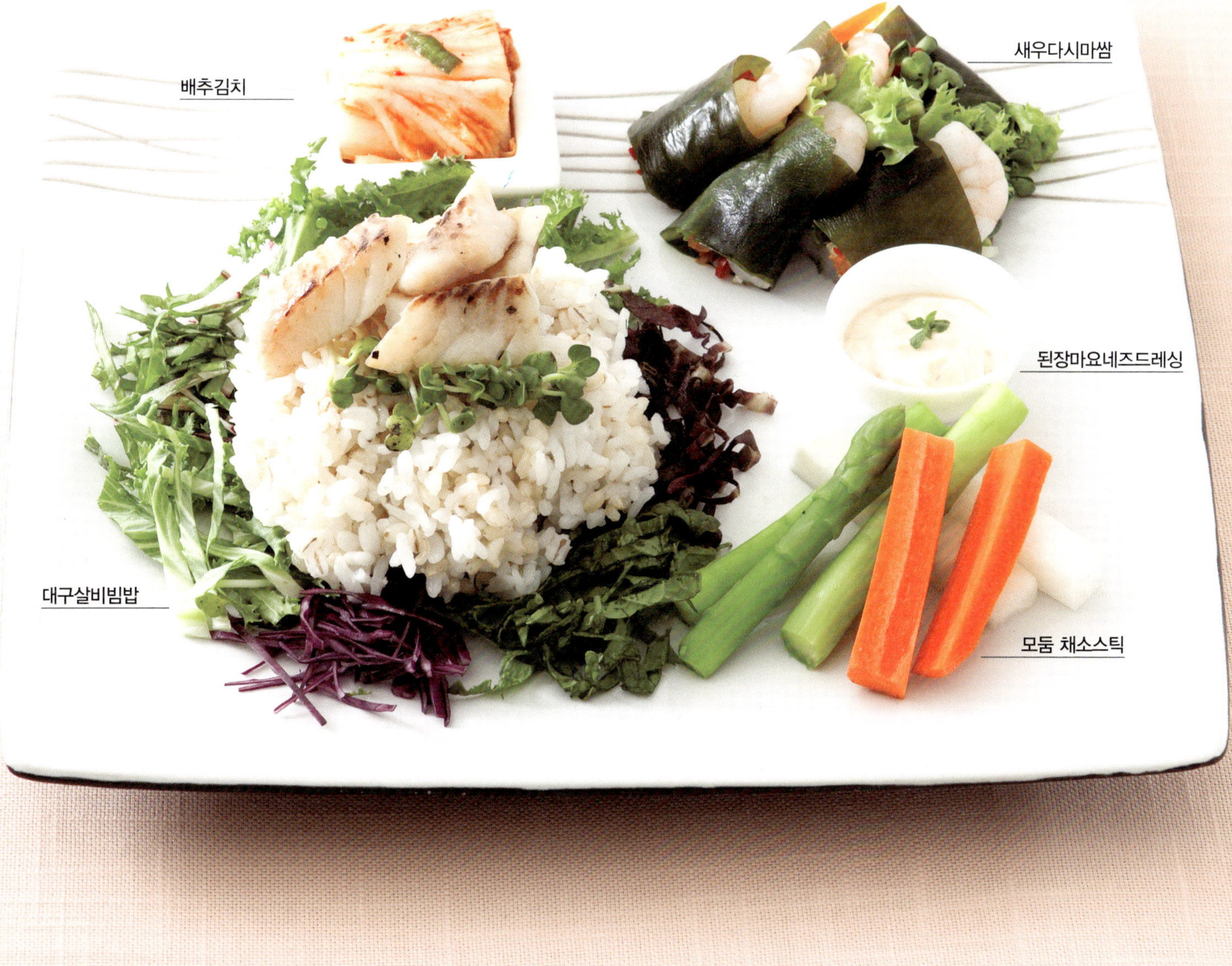

- 배추김치
- 새우다시마쌈
- 된장마요네즈드레싱
- 대구살비빔밥
- 모둠 채소스틱

대구살비빔밥

주요 영양소
- 탄수화물 ············ 73g
- 단백질 ············· 17g
- 지방 ··············· 4g

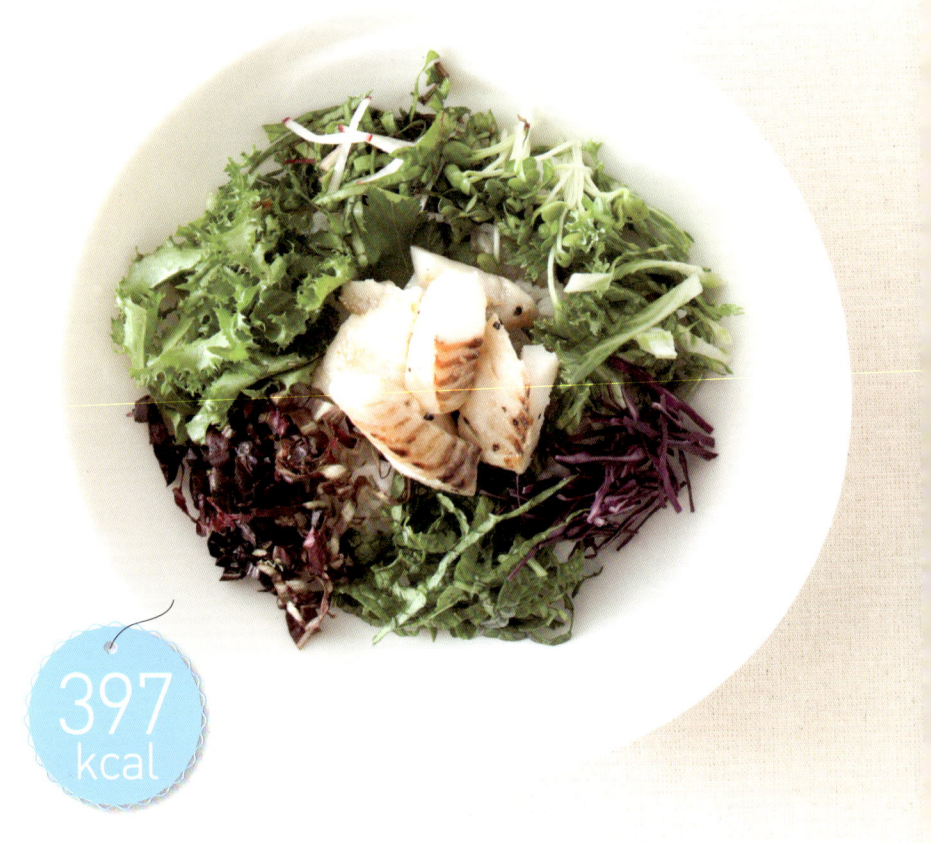

397 kcal

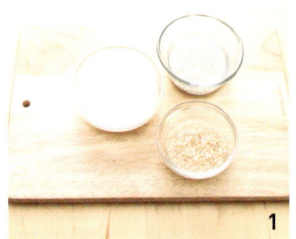

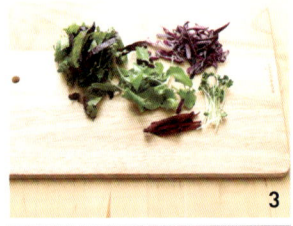

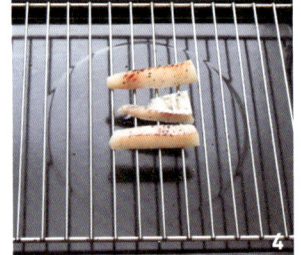

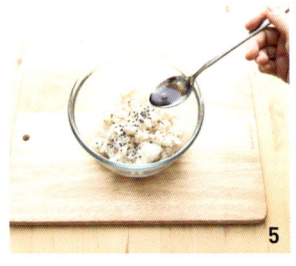

재료
쌀 60g, 현미 20g, 보리쌀 10g, 대구살 50g, 겨자잎 10g, 상추 5g, 레드치커리 5g, 치커리 5g, 비트 15g, 적양배추 10g, 무순 3g, 김 약간
대구살 밑간 소금 0.2g, 후춧가루 약간
밥양념 간장 10g, 참기름 2.5g, 통깨 2g, 흑임자 2g

만들기
1. 쌀, 현미, 보리쌀은 각각 씻은 뒤 20분 정도 불려서 고슬고슬하게 밥을 짓는다.
2. 겨자잎, 상추, 레드치커리, 치커리는 0.5cm 너비로 채 썬다.
3. 비트와 적양배추는 가늘게 채 썰어 물에 담가놓는다. 무순은 깨끗이 씻어서 준비하고, 김은 가위로 가늘게 자른다.
4. 대구살은 1×1×6cm로 썰고 대구살 밑간 재료로 밑간하여 180도의 오븐에서 8분간 굽는다.
5. 잡곡밥에 분량의 밥양념 재료를 넣고 버무려 그릇에 담고, 위에 채 썰어 놓은 모든 채소와 대구살, 무순, 김을 얹어낸다.

조리 포인트
곁들이는 각종 채소는 계절에 따라 제철 채소로 변경해도 좋다.

새우다시마쌈

주요 영양소
탄수화물 … 4g • 단백질 … 8g • 지방 … 1g

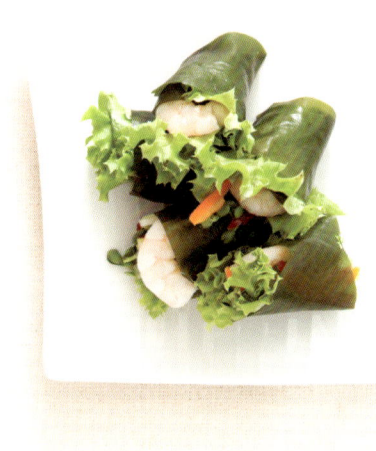

56 kcal

재료 _ 3개
새우 50g, 염장다시마 20g, 상추 10g, 노랑 파프리카 4g, 오이 7g, 홍피망 4g, 무순 2.5g
양념장 고추장 5g, 식초 1.5g, 레몬즙 1.5g, 아스파탐 0.5g

만들기
1 새우는 끓는 물에 데쳐놓는다.
2 염장다시마는 물에 담가 소금기를 뺀 뒤 12×6cm 크기로 썬다.
3 상추, 파프리카, 오이, 홍피망은 0.2cm 두께로 채 썬다. 무순은 씻어서 준비한다.
4 분량의 **양념장** 재료를 섞어 양념장을 만든다.
5 잘라놓은 미역 위에 준비한 채소와 새우, 양념장을 넣고 말아준다.

모둠 채소스틱

주요 영양소
탄수화물 … 3g • 단백질 … 2g • 지방 … 8g

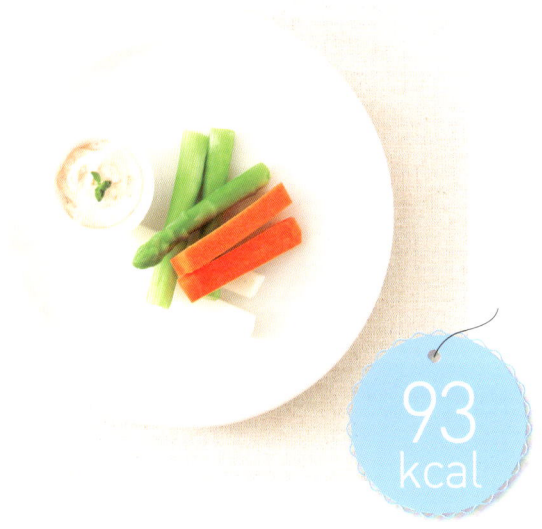

93 kcal

재료
아스파라거스 15g, 무 15g, 당근 15g
된장마요네즈드레싱 된장 5g, 마요네즈 10g, 잣 2g, 레몬즙 1g

만들기
1 아스파라거스는 5cm 길이로 썬다.
2 무와 당근은 아스파라거스와 비슷한 크기로 썬다.
3 잣은 도마 위에 키친타월을 깔고 칼로 곱게 다진다.
4 볼에 **된장마요네즈드레싱** 재료를 넣고 고루 섞어 채소스틱에 곁들여낸다.

배추김치 30g (165쪽 참조)

주요 영양소
탄수화물 … 2g • 단백질 … 1g • 지방 … 0g

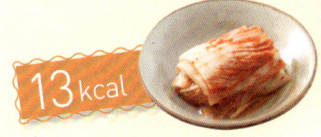

13 kcal

원 플레이트 요리 3

탄수화물 85g · 단백질 25g · 지방 7g

총 열량
504 kcal

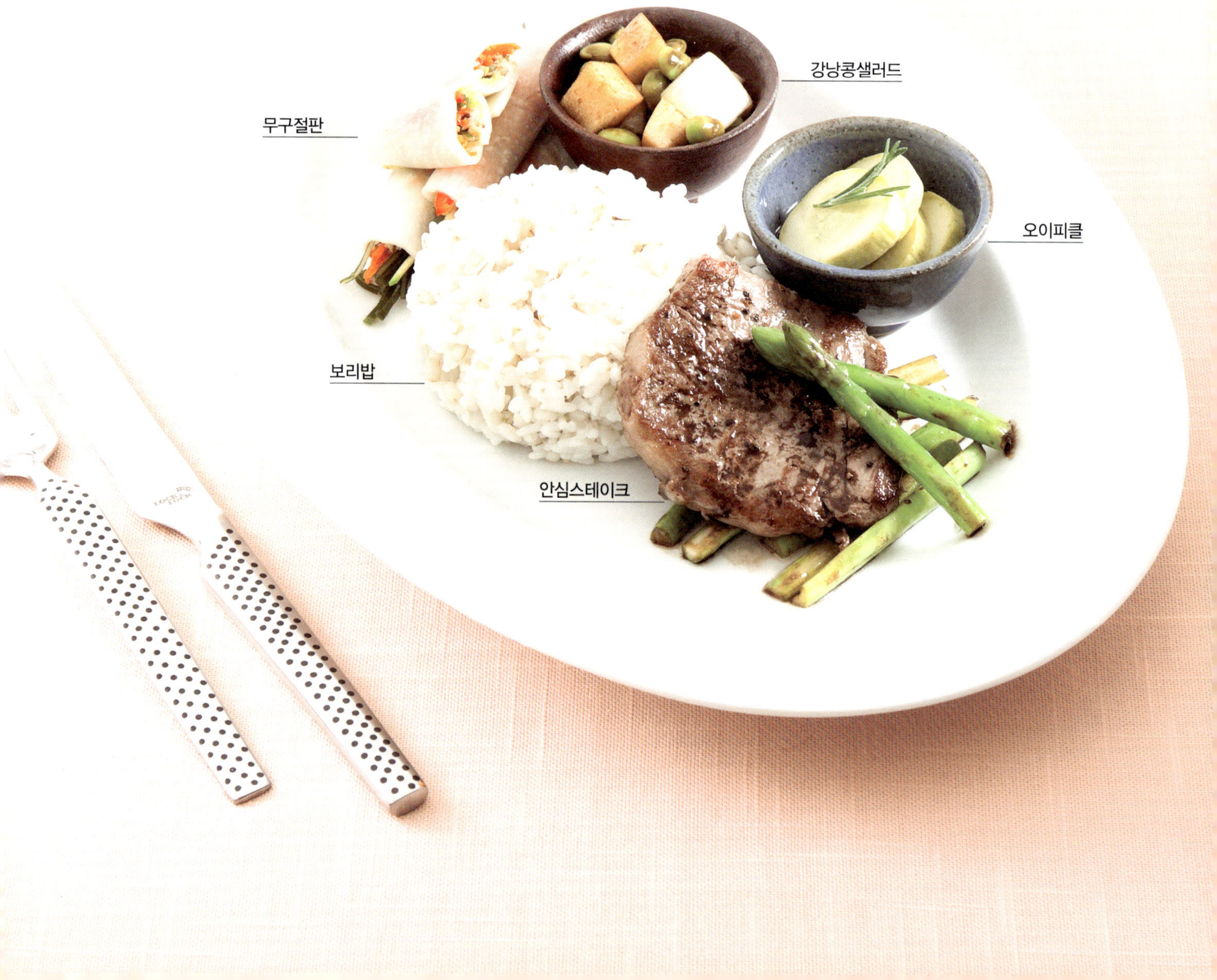

- 강낭콩샐러드
- 무구절판
- 오이피클
- 보리밥
- 안심스테이크

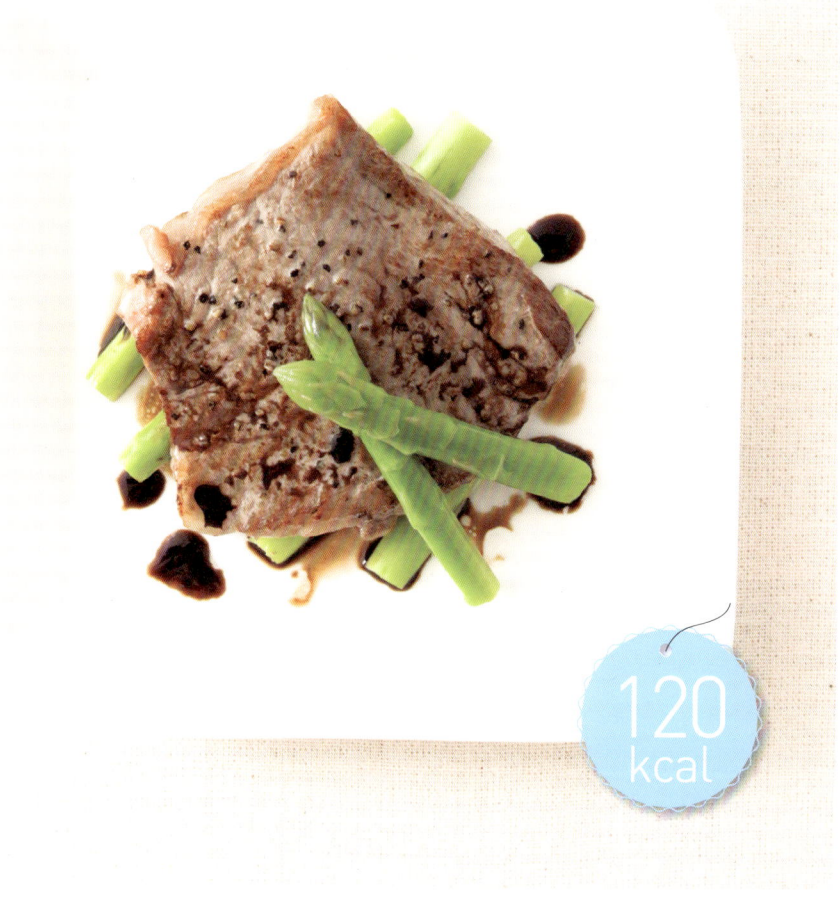

안심스테이크

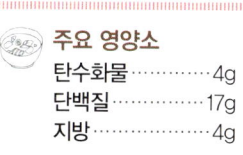

주요 영양소
탄수화물 ············ 4g
단백질 ············· 17g
지방 ··············· 4g

120 kcal

재료
소고기 안심 80g, 아스파라거스 30g, 올리브유 약간
소고기 밑간 소금·후춧가루 약간
스테이크소스 적포도주 20g, 발사믹식초 20g, 다진 양파 5g

만들기
1 소고기는 소고기 밑간 재료로 밑간하여 1시간 정도 재워둔다.
2 달군 팬에 소고기를 앞뒤로 구워낸다(Medium은 5분 정도).
3 아스파라거스는 섬유질을 제거하고 올리브유를 두른 팬에 살짝 구워낸다.
4 냄비에 분량의 스테이크소스 재료를 넣고 약불에서 20분 정도 조린다.
5 접시에 구운 소고기와 아스파라거스를 올리고 소스를 끼얹어낸다.

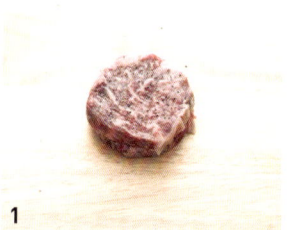
1

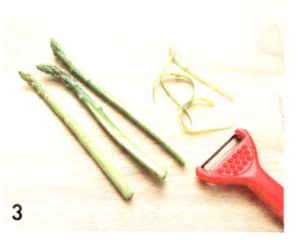
3

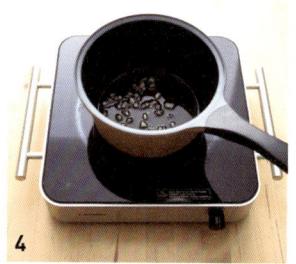
4

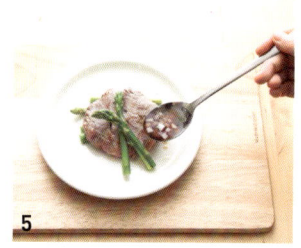
5

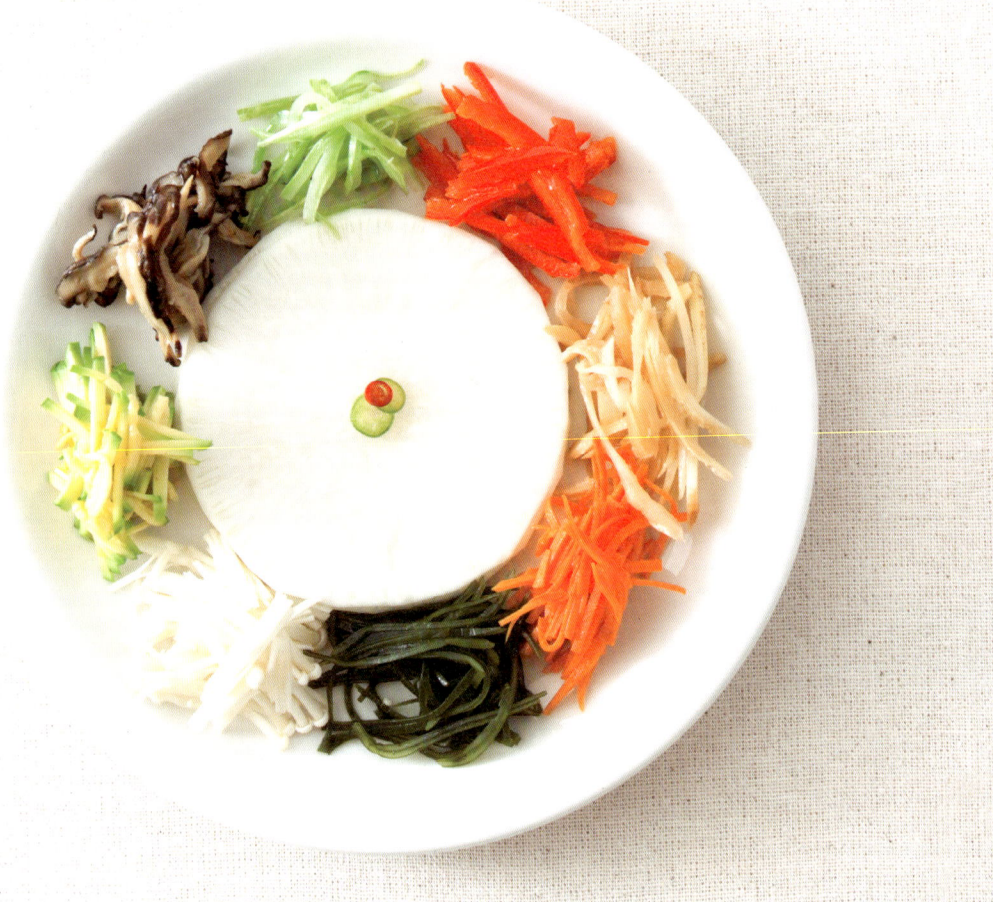

주요 영양소
탄수화물 ············ 4g
단백질 ················ 1g
지방 ···················· 0g

무구절판

재료
무 40g
표고버섯·당근·오이·도라지·팽이버섯·애호박·다시마·홍피망 각 5g씩, 식용유 약간
초절임양념 167쪽 초절임양념2 만들기 참조

만들기
1 무는 얇게 통썰기 하여 초절임양념에 하루 정도 재운다.
2 표고버섯은 기둥을 떼고 곱게 채 썰고, 당근은 곱게 채 썬다.
3 오이는 돌려 깎기하여 채 썰고, 도라지는 방망이로 두드려서 곱게 찢는다.
4 팽이버섯은 기둥을 떼고, 애호박, 다시마, 홍피망은 곱게 채 썬다.
5 팬에 식용유를 두르고 2~4의 재료를 각각 볶는다.
6 그릇 가운데에 무초절임을 올리고, 준비한 채소를 보기 좋게 돌려 담는다.

보리밥

주요 영양소
탄수화물 …69g • 단백질 …6g • 지방 …0g

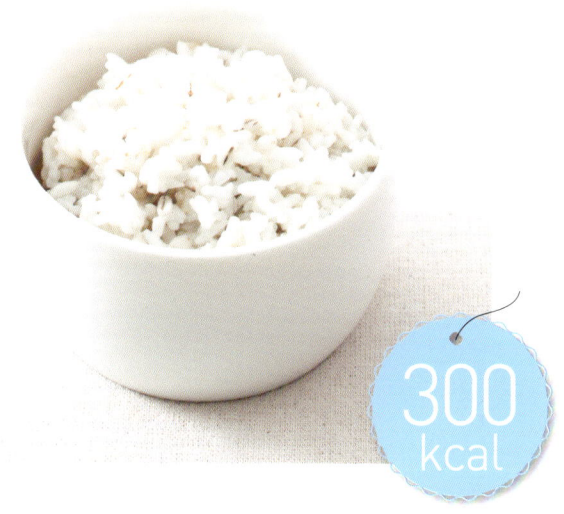

300 kcal

재료 _ 210g
쌀 80g, 보리쌀 10g, 물 적당량

만들기
1 쌀과 보리쌀은 씻어서 20분 정도 불린다.
2 불린 쌀에 물을 부어 고슬고슬하게 밥을 짓는다.

강낭콩샐러드

주요 영양소
탄수화물 …7g • 단백질 …1g • 지방 …3g

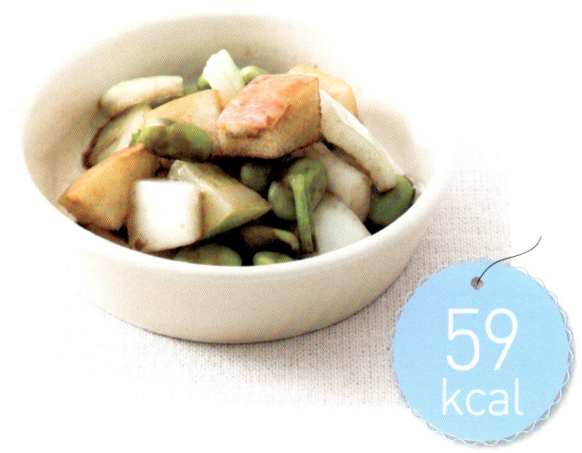

59 kcal

재료
강낭콩 10g, 사과 20g, 셀러리 20g, 양파 10g
드레싱 발사믹식초 10g, 엑스트라버진 올리브유 3g, 소금 0.3g, 아스파탐 0.2g

만들기
1 강낭콩은 반나절 정도 물에 불려 끓는 물에 넣고 푹 삶는다.
2 사과, 셀러리, 양파는 네모지게 썬다.
3 볼에 분량의 드레싱 재료를 넣고 강낭콩, 사과, 셀러리, 양파를 넣어 고루 섞는다.

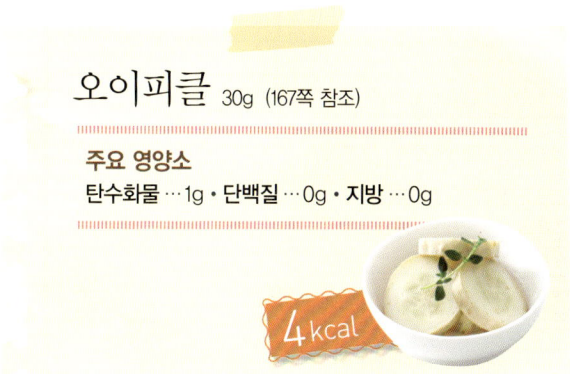

오이피클 30g (167쪽 참조)

주요 영양소
탄수화물 …1g • 단백질 …0g • 지방 …0g

4 kcal

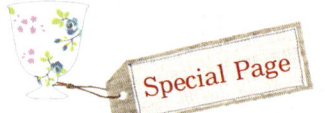 Special Page 음료 만들기

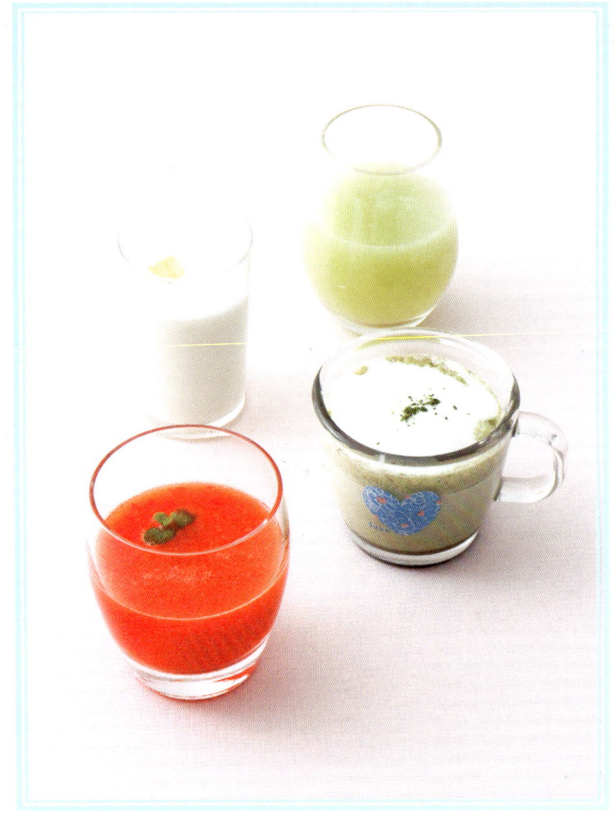

파인애플요구르트   오이참외주스
파프리카배주스   녹차라떼

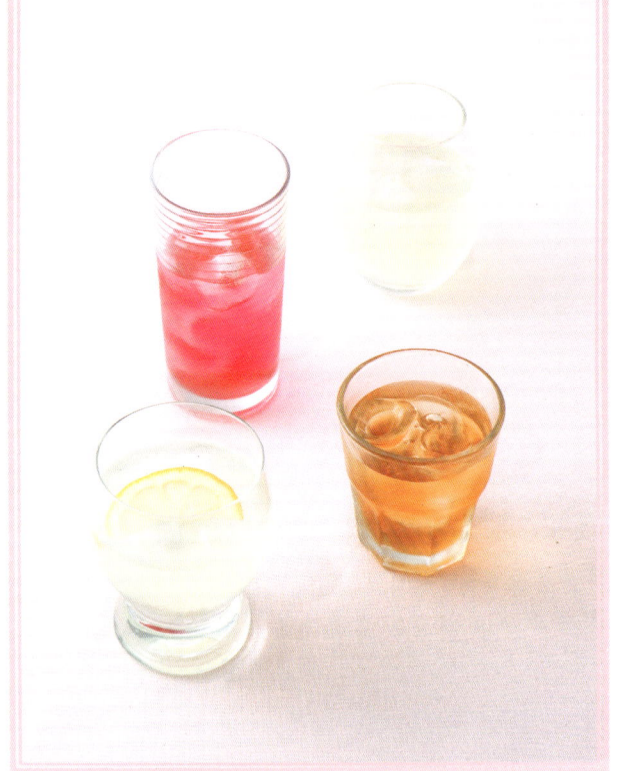

오미자에이드   생강홍차
레몬에이드   아이스티

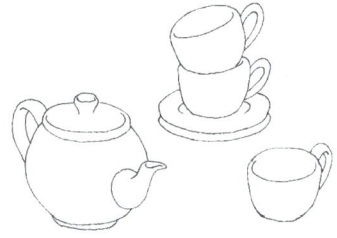

파인애플요구르트

재료
플레인 요구르트 70g, 파인애플 30g, 아스파탐 0.5g

만들기
1. 파인애플은 적당한 크기로 썬다.
2. 믹서기에 플레인 요구르트, 파인애플, 아스파탐을 넣고 곱게 간다.

파프리카배주스

재료
파프리카 50g, 배 50g, 물 100㎖, 아스파탐 1g

만들기
1. 파프리카는 흐르는 물에 깨끗이 씻은 뒤 꼭지를 떼고 적당한 크기로 썬다.
2. 배는 껍질을 벗겨 납작하게 썬다.
3. 믹서기에 파프리카, 배, 물, 아스파탐을 넣고 곱게 간다.

오이참외주스

재료
오이 50g, 참외 50g, 물 100㎖, 아스파탐 1g

만들기
1. 오이는 껍질을 벗겨 통썰기한다.
2. 참외는 흐르는 물에 깨끗이 씻어 껍질을 벗긴다.
3. 믹서기에 오이, 참외, 물, 아스파탐을 넣고 곱게 간다.

녹차라떼

재료
저지방우유 150㎖, 가루녹차 3g, 아스파탐 0.5g

만들기
1. 우유 50㎖를 데워 가루녹차, 아스파탐을 넣고 고루 섞는다.
2. 스팀기를 이용해 나머지 우유(100㎖)를 거품 내어 1에 섞어 잔에 담는다.

> **조리 포인트**
> 파인애플요구르트(78kcal)와 녹차라떼(80kcal)는 비교적 열량이 높으니 간식으로 먹는 우유군 1단위 대신 섭취하는 것이 좋다.

오미자에이드

재료
건오미자 5g, 물 200㎖, 아스파탐 1g, 레몬즙 약간

만들기
1. 건오미자는 말리는 동안 묻어 있던 먼지와 이물질을 물에 씻어준다.
2. 씻은 건오미자를 정량의 물에 담가 우려낸다.
3. 고운 체에 2의 오미자를 걸러내고 아스파탐과 레몬즙을 담아 고루 섞어 잔에 담는다.

레몬에이드

재료
레몬즙 30g, 배즙 20g, 물 150㎖, 아스파탐 0.5g, 얼음 적당량, 레몬 10g

만들기
1. 레몬즙, 배즙, 물, 아스파탐을 고루 섞는다.
2. 컵에 얼음을 담고 1을 부은 다음 레몬을 띄워낸다.

생강홍차

재료
생강 20g, 홍차 티백 1개, 아스파탐 1g, 물 적당량

만들기
1. 생강은 얇게 저며 아스파탐을 뿌려둔다.
2. 뜨거운 물에 홍차를 우려내어 식힌 후 1의 생강을 넣어 마신다.

아이스티

재료
홍차 1g, 물 200㎖, 아스파탐 0.5g, 레몬 10g, 얼음 적당량

만들기
1. 티포트에 홍차를 넣고 물을 부어 끓인다.
2. 물이 끓으면 불을 끄고 홍차가 우러나도록 2~3분간 두었다가 거름망에 거른 다음 식힌다.
3. 컵에 얼음을 담고 2의 식힌 홍차를 따른 후 아스파탐을 넣고 레몬을 띄워낸다.

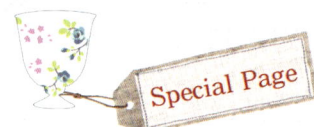

음료 만들기

볶음메밀차

재료
메밀쌀 20g, 물 200㎖

만들기
1 메밀쌀은 깨끗이 씻어 체에 받쳐 물기를 뺀다.
2 메밀쌀을 달군 팬에 넣고 노릇하게 볶는다.
3 볶은 메밀쌀과 물을 냄비에 넣고 끓인다.

사과차

재료
사과 1/2개, 물 적당량

만들기
1 사과는 찬물에 10분간 담갔다 흐르는 물로 깨끗이 헹군다.
2 1의 사과를 4등분 해 씨를 빼고 0.2cm 두께로 저민 뒤 냄비에 넣고 물을 부은 다음 끓인다.
3 사과가 투명해지면 불을 끄고 식힌다.

로즈마리보리차

재료
보리차용 보리 10g, 물 200㎖, 로즈마리 1줄기

만들기
1 끓는 물에 보리차용 보리와 로즈마리를 넣고 30분 이상 우린다.

허브차

재료
신선한 허브(로즈마리, 민트, 타임 등) 2~3줄기, 물 적당량

만들기
1 허브 2~3줄기는 깨끗하게 손질하여 티포트에 넣고 뜨거운 물을 부어 허브 향을 우린다.

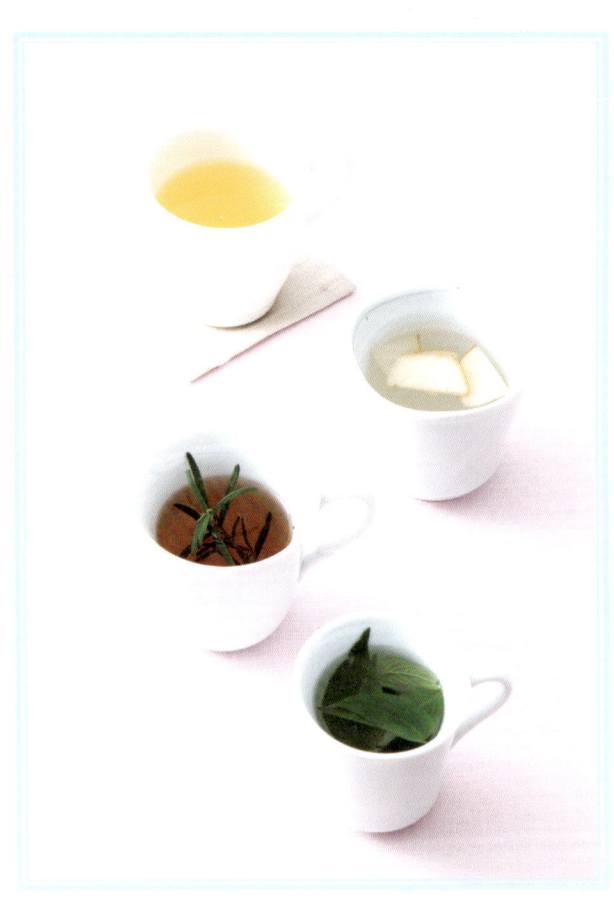

| 볶음메밀차 | 사과차 |
| 로즈마리보리차 | 허브차 |

> **조리 포인트**
> 허브차, 로즈마리보리차, 볶음메밀차는 식혀서 차갑게 즐겨도 좋다. 사과차는 시원하게 마실 때는 아스파탐을 넣고 마셔도 좋다.

간식·음료수·술의 열량

간식

종류	중량(g)	열량(kcal)
나쵸	100	366
머핀	90	212
약식	60	155
찹쌀떡	60	142
치즈케이크	70	225
호떡	70	326
아이스크림	70	130
쿠키류	30	140
스낵과자	30	157
팥빙수(마트판매용)	250	350

음료수

종류	중량(㎖)	열량(kcal)
게토레이(레몬맛)	240	60
미닛메이드 오렌지	240	115
비락식혜	238	130
옥수수염차	180	0
자연은 알로에	180	80
칠성사이다	250	110
코카콜라 라이트	250	0
포카리스웨트	245	65

인스턴트 커피믹스

종류	중량(㎖)	열량(kcal)
오리지날믹스(한국네슬레)	12	55
수프리모(한국네슬레)	11.7	53
오리지날 커피믹스(동서맥심)	12	52
모카골드 마일드(동서맥심)	12	52
맥심 부드러운 블랙	4	0

유제품

종류	중량(㎖)	열량(kcal)
한국야쿠르트	65	50
요플레(딸기)	100	110
메치니코프 사과	150	155
커피우유(서울우유)	200	120
검은콩우유(서울우유)	180	110

패스트푸드

종류	중량(g)	열량(kcal)
햄버거	100	270
치즈버거	120	340
프렌치프라이	90	285
치킨 1조각	105	295
피자 라지 1조각	115	287

술

종류	중량(㎖)	열량(kcal)
막걸리	200	92
맥주	200	74
소주	50	71
위스키	30	95
청주	50	76
화이트와인	100	83
레드와인	100	85

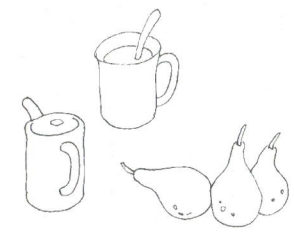

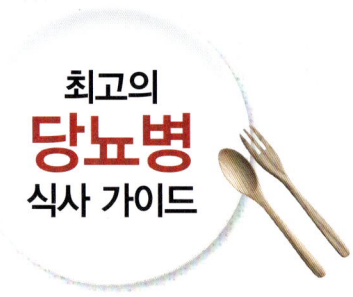